九州出版社
JIUZHOUPRESS

Yoga
Adjustments

瑜伽调整

基本理论
和技巧

[美]

马克·斯蒂芬斯
Mark Stephens
——— 著

矫吉榕
——— 译

Philosophy,
Principles,
and Techniques

献给每一位可持续和具有变革性的瑜伽的参与者。

对《瑜伽调整》的赞誉

　　我经常治疗因练习瑜伽而受伤的人，我了解，许多学生是被一知半解的瑜伽老师误伤的，因此我可以满怀信心地说马克·斯蒂芬斯的最新力作《瑜伽调整》功德无量。它与《瑜伽教学》和《瑜伽序列》构成三部曲，成为那些致力于安全、高效、人性化教学的瑜伽老师的必备丛书。

——莱斯利·卡米诺夫（Leslie Kaminoff）

呼吸计划创始人

《瑜伽解剖学》的合著者

　　无论你是正在接受教师培训的学员，还是刚刚开启教学生涯或拥有丰富经验的老师，马克·斯蒂芬斯的《瑜伽调整》都将是你的无价之宝。正如他的其他作品一样，这本书充满智慧、富有见地、非常诚恳。

——理查德·罗森（Richard Rosen）

皮德蒙特瑜伽教师培训总监

《原始瑜伽》作者

　　马克·斯蒂芬斯的新书令我惊叹不已，它对瑜伽老师和学生来说极为宝贵。随着瑜伽的普及，瑜伽老师也亟待成长，马克给他们准备了这样一本超级指南，帮助他们做出明智、安全、清晰的体式调整，以此增长知识、深化瑜伽体验。通过这样的方式，马克的专业知识带来的益处超出了瑜伽群体，它展示了如何创造健康的环境，让任何人都能自信地练习瑜伽。

——辛迪·李（Cyndi Lee）

纽约 Om 瑜伽创始人

《我会幸福吗》和《瑜伽之身，佛陀之心》作者又一部指导瑜伽老师与学生用安全有效的手法进行调整的不朽之作，我们迫切地需要它。马克·斯蒂芬斯再一次提高了行业标准，推动了当代瑜伽的发展。它是给现在和未来的瑜伽老师的宝贵参考资料。

——甘佳·怀特（Ganga White）

白莲基金会创始人和联合董事

《超越信仰的瑜伽》作者

这本书对瑜伽教学和练习的持续发展做出了重要贡献。手法调整为师生间的交流提供了一个便捷而出色的双向通道。无论是否使用语言提示，手法调整都能够避开抽象的理论，引导良好的正位，从而让学生体验处于平衡、开放、流动和自由中的体式。反过来，调整也有可能是机械的，甚至具有操控性、诱惑性和危害。正因为两种可能性都很大，我们才需要明智地思考手法调整的机制、目的和伦理。斯蒂芬斯的《瑜伽调整》为我们的探究提供了丰富详细的资源。

——理查德·弗里曼（Richard Freeman）

瑜伽工坊总监

《瑜伽之镜》作者

瑜伽的手法辅助就像按摩一样，一次好的体验令人感觉美妙，而且具有治愈作用，而糟糕的体验则可能令人厌恶，甚至痛苦难受。愿这本书激发治愈的触碰！马克，谢谢你让这些知识变得清晰易懂！

——埃里希·希夫曼（Erich Schiffmann）

自由风瑜伽创始人

《瑜伽：进入宁静的精神与练习》作者

我喜欢的是，马克·斯蒂芬斯的新书不仅涵盖了手法辅助的生物力学，范围从技术支持到精微能量导引，还有触碰的力量给不同背景的人带来的内在变化动力和道德观。马克给出了相当实用的见解，包括尊重个人的进程、伤痛、缺陷，以及进入这一领域所必须了解的重要边界，这个领域通常就像具身化体验的催生者一样。马克在书中阐述了他对触碰的体感力量的理解和手法辅助在瑜伽发展中的作用。这本书必将长期为老师们所用。

——希瓦·雷（Shiva Rea）

能量流创始人

《关照心之火》作者

通常我们认为触碰就是一个人与另一个人的接触。在这本书中，斯蒂芬斯提醒我们在调整他人体式之前应先触及自我，并结合自身的瑜伽练习。总的来说，这本书基于符合道德的个人实践的基本要素，聚焦于调整的实际应用。在体式方面，史蒂芬斯提出，老师应当理解"体式的益处、风险、禁忌、预备体式、正位原则、能量动作、常见难点、简化版、辅具使用"。在西方哲学和瑜伽哲学的基础之上，循序渐进的实例贯穿全书，读起来真是一种享受。

——丽莎·沃尔福德（Lisa Walford）

Yoga Works 教师培训课程总监

艾扬格认证高级瑜伽老师

终于出版了，这是我一直期待的书——一本清晰详尽的瑜伽手法辅助指南。马克·斯蒂芬斯让我们了解对学生进行触碰观察和确立触碰目的的指导原则，以及具体的语言提示和相应的手法指导。对于老师，他提出在调整学生时，应确保自身安全扎根，并根据触碰方式使用清晰的术语，以达到最佳效果。此外，对于何时不需要触碰，马克也给出了明确的指导。最吸引人的是一个全面的体式索引，以及语言提示和清晰的照片示范对体式正位的各种手法。不管老师还是学生，我们从没有过这么简明的指南。

——马里昂·麦康奈尔（Marion McConnell）

不列颠哥伦比亚省南奥卡诺根瑜伽学院创始人

对于扩展和加深瑜伽调整、瑜伽体式教学的知识，这是瑜伽老师的必读书目。本书的知识水平和细节呈现都是卓尔不凡的。

——克里斯·考特尼（Chris Courtney）

瑜伽老师

《大象杂志》特约编辑

序　言

那是 1994 年的一天，Yoga Works 瑜伽馆最后一节串联体式晚课，不同行业、不同身材、不同经验的人们沉浸在充满节奏的流动和不断深化的冥想中，共同律动着。在这些身印（mudras）中（从站立体式到后弯体式，然后到扭转体式，再到前屈体式，不断变换），充满手法辅助的智慧引导，练习者随息而动。触碰——构成了我们体验世界的第一种体感——以最直观的方式传递我的语言引导："双腿扎根大地""从根基延伸至脊柱""让肩胛骨紧贴肋骨后侧""沿头顶向上延伸""感受你的心在空间中扩张"。

我们的双手教授体式的基础，协助瑜伽的流动，映照生活的知识和智慧。你的起点在哪儿？去向何处？如何以通达自我中心的方式运动？手法辅助向你揭示有待实现的潜力。就像生活一样，手法辅助有时坚定、有时轻妙，引领我们穿越恐惧，来到那个我们称之为家的地方。

回想当年，马克·史蒂芬斯真是一位了不起的助手，22 年后，我可以很自豪地说，那些马克担任助教的晚课上，流瑜伽不断发展的形式融合具有明显的魔力，我很荣幸能参与这一过程。在这些深夜课程里，城市生活的精神漩涡轻易地臣服于那无声的流动中，我记得教室里的那股能量，我和马克各自站在教室的一边，我们抬头，注视人们随着手法辅助的静谧力量，沉浸在自我体验的满足中。

我的老师是斯里·帕塔比·乔伊斯（Sri Pattabhi Jois）、查克·米勒（Chuck Miller）和埃里希·希夫曼，他们是变革性手法辅助的良师，很高兴能与马克和我的学生分享老师们传授的知识技能。给予辅助既可以是日常教育的基础和支持，也可以是深刻改变生命的过程。回顾过去，马克在我的课堂上吸收了这些知识，现在他将手法辅助的技艺汇编成书，为本书作序，是我对他的祝贺。

马克曾担任另类教育的主管，也是瑜伽馆主，他的学术生涯赋予他勇气、视野和诚实来掌握这些知识，它们错综复杂又清晰透彻。我喜欢马克的新书，它不仅涵盖了手法辅助的生物力学，范围跨越技术支持和精微能量导引，还有触碰的能量给不同背景的人带来的内在变化动力和道德观。马克给出了相当实用的见解，包括尊重个人的进程、伤病、缺陷，以及进入这一领域必须了解的重要边界，而这个领域通常就像"具身化体验的催生者一样"。马克在书中阐述了触碰的体感力量和手法辅助在瑜伽发展中的作用。

就像马克之前那本课程序列编排的书一样，他从不同的瑜伽流派中挖掘多层次的知识，这是真正的成就。我特别欣赏他持续强调在给予有效手法辅助前了解自己身体体式动态的重要性，这包括关键动作、串联（vinyasa krama，练习次序）和禁忌。

马克，谢谢你投入时间和精力，为各地的瑜伽老师效劳。当我写这篇序言的时候，我正在撰写自己的第一本书，切实体会到要把活生生的知识转化成书面形式需要多么伟大的奉献精神。在你的字里行间，我体会到与你共同完成的晚课中相同的感受。你完全投入生活，热爱自己的工作，乐于把瑜伽的全过程融入自己的成长中。祝贺你为瑜伽界贡献了这本书——它必将伫立于老师们的案头。

愿这趟旅程的众生通过瑜伽和天赋来开启具身化的力量，获得觉知、疗愈、支持和融合。

Sarva Mangalam——吉祥圆满。

希瓦·雷，能量流创始人

前　言

　　此书献给致力于教授安全、可持续和具有变革性的瑜伽课程的老师。目前，仅北美的瑜伽老师数量就超过 10 万，而且几乎每天都有新的瑜伽教师培训项目启动，因此，瑜伽老师队伍的增长速度已经超过课程学员的增长速度。虽然有人认为这对那些正在寻求合适老师的学生来说是件好事，但是那些本身可能是瑜伽的初学者或者瑜伽的知识和经验都有限却已为人师的人，他们的核心能力有待考察。曾经大多数瑜伽老师得拜师求学，在极富经验的导师门下当学徒，学习数年甚至数十年，这样的岁月一去不复返了。而且，有些资深导师的指导时间可能有限，因为他们没有跟上瑜伽教学技术和方法的发展和改进，尤其是在其他人共同努力将瑜伽教学提升到一个真正的、广受尊重的，并以高标准的训练和能力为标志的职业后。

　　当我为瑜伽老师写第一本书《瑜伽教学：基本理论和技巧》（*Teaching Yoga: Essential Foundations and Techniques*）的时候，我的重点是为他们提供一本覆盖面广的教科书，涉及瑜伽教学的全部主要元素，包括瑜伽历史和哲学、精微能量和功能解剖学要点、体式课程的一般教学技巧和方法、如何教授呼吸控制法和冥想的技巧、序列设计的基础知识，以及处理特定学生的特殊需求。与此同时，当我仔细观察老师们设计课程的过程并听取他们讨论所面临的最大挑战时，受到了启发，写了第二本书《瑜伽序列：设计变革性的瑜伽课程》（*Yoga Sequencing: Designing Transformative Yoga Classes*）。这一本为瑜伽老师而写的书解决了教授实用瑜伽课程的核心问题：为什么是这个体式，然后是那个体式？书中介绍了设计瑜伽课程的理论、原则和技巧，解释如何组织教学线索，根据学生的广泛需求和意图提供了 67 个模版序列，并为合理设计独特的瑜伽课程提供了相当实用的资源。

　　就在第二本书即将出版之际，威廉·J. 布罗德（William J. Broad）的重磅炸弹，那篇颇具煽动性的文章《瑜伽如何损害你的身体》（"How Yoga Can Wreck Your Body"）出现在了《纽约时报》上。和瑜伽界的许多人一样，我对布罗德的言论做出了迅速、真诚的反应，以书面形式强烈地表达了我的感受：他简直是暗箭伤人。我也直接联系了布罗德，以进一步了解他的担忧和数据来源。他发给我一个有关瑜伽伤害的大型数据库，是由美国国家消费者产品安全委员会（National Consumer Product Safety Commission）的国家电子伤害监测系统（National Electronic Injury Surveillance System，NEISS）编制而成。虽然我发现其中有一些数据包含区群谬误或其他诚信问题，但它却充分地支持了布罗德的基本观点——做瑜伽会损害身体。[1] 仔细看看这些数据，它们被用于布罗德后来的著作《瑜伽的科学》（The Science of Yoga），以及过去 20 年来在大众媒体上发表的许多类似文章中。但是也听听无数瑜伽老师的故事，一些人甚至对于学生最基本的情况都感到困惑，本书的必要性可见一斑。[2]

本书讲的都是体式教学的细节，并给出方法让人们在课堂上能够完成体式和持续的练习。在体式教学中，我们主要依靠三种方法来指导学生：视觉演示、语言提示、触觉提示。从某种程度上说，作为老师，你只要清楚地了解自己要向学生传达什么，以上三种方法都能够有效地引导学生调整和完善他 / 她的动作，令他 / 她的练习更加安全、可持续和具有变革性。安全、可持续、变革性，是本书的主要真言（mantra）。在这里，我们着眼于这些方法的平衡、恰当运用，解析它们在指导特定体式时独特的关联性。

作为瑜伽老师，我们的目标是在学生的个人练习中给予指导和启迪，最终引领他们找到各自最好的老师——内在之师，跟随其坚持一生的习练。这就涉及老师与学生之间开放、清晰、尊重的关系。老师的角色不是给予强硬的调整以纠正姿势形态，也不是帮助学生超出他们的能力范畴。我们充其量只是见多识广、鼓舞人心的向导，倘若你能了解学生的练习意图、身体条件和生活情况，或许还有一些更伟大的事物激励你以有意义的方式分享这项练习，那是最理想的了。

在我自己的瑜伽学习和发展之路上，我非常幸运拥有多位颇具洞见的老师，他们对练习瑜伽以及瑜伽教学的艺术和科学的深度投入不仅能感染他人，同时也是本书介绍的基础知识的重要来源。我的第一位瑜伽老师埃里希·希夫曼教导我如何在体式中将手法调整与正位原则、能量动作关联起来。查克·米勒（Chuck Miller）教导我如何在阿斯汤伽串联体式中给予辅助。我曾跟随贾丝明·利布（Jasmine Lieb）实习 6 个月，她和我分享了对刚入门的学生和有各种身体障碍的学生的敏锐观察，这些源自因德拉·德维（Indra Devi）对她的训练、她个人的实践和物理治疗背景。20 世纪 90 年代初，在阿斯汤伽瑜伽课堂、艾扬格讲习班和她本人的先锋流瑜伽课程邂逅希瓦·雷之后，我开始在她的课程、工作坊和静修中担任助理，她在这些活动中揭示了一些极度鼓舞人心的方法，让老师可以传授与生命的季节和律动交错的练习。还有许多人通过他们的讲习班启发我，使我进一步发展了自己的技能和见解，把它们综合、拓展、提炼，以及呈现在本书中，他们是：科菲·布西亚（Kofi Busia）、蒂姆·米勒（Tim Miller）、丽莎·沃尔福德（Lisa Walford）、多纳·霍利曼（Dona Holleman）、罗德尼·伊（Rodney Yee）、朱迪思·拉萨特（Judith Lasater）、拉曼南德·帕特尔（Ramanand Patel）、理查德·弗里曼、帕特里夏·瓦尔登（Patricia Walden）。还有过去15年来我的手法调整讲习班的参与者们和我美妙的学生们，他们也一直是我印象最深刻的老师。感谢所有人!

在撰写本书的过程中，我又一次享受到与北大西洋图书公司的员工一起工作的快乐，他们中的许多人都在瑜伽之路上，或者在探索意识和转变方面与我有着相同的精神。在我考虑其他想法时，道格·赖尔（Doug Reil）鼓励我全身心地投入到这个项目中，并提供了一些建议帮助我完成本书。我的项目编辑莱斯利·拉尔森（Leslie Larson）督导了从手稿到出版成书的整个过程。克里斯托夫·丘奇（Christopher Church）再一次使我的写作更加清晰、连贯。苏珊娜·艾伯森（Suzanne Albertson）美妙的封面和内页设计，不言而喻。

感谢多位朋友、同事和教师同行对我的原稿提出宝贵意见：安妮·塔普（Anne Tharpe,）、丹尼尔·斯图尔特（Daniel Stewart）、达伦·曼恩（Darren Main）、伊莉斯·奥莉芬特（Elise Oliphant）、甘加·怀特、乔安娜·贝卡扎（Joanna Bechuza）、卡伦·邓恩（Karen Dunn）、马克斯·塔扬（Max Tarjan）、梅根·伯克（Megan Burke）、梅琳达·布奇（Melinda Bukey）、理查德·罗森、肖恩·朗（Sean Lang）、萨拉·芬尼（Sarah Finney）和托德·图胡克（Todd Tuholke）。

感谢我的几位学生和教师培训的毕业生耐心地担任体式照片模特：艾米·雄（Amy Hsiung）、安德利亚斯·卡尔（Andreas Kahl）、安妮·萨普（Anne Tharpe）、埃里卡·亚布拉哈米安（Erika Abrahamian）、詹妮弗·伦格（Jennifer Lung）、玛西亚·查兰德（Marcia Charland）、麦克斯·陶尔扬（Max Tarjan）、米歇尔·纳克洛维兹（Michelle Naklowycz）、纳迪亚·刘易斯（Nadia Lewis）、帕特·陶（Pat Tao）、雷·查兰德（Ray Charland）、萨曼莎·雷·布泽（Samantha Rae Boozer）、肖恩·兰（Sean Lang）、香农·麦奎德（Shannon McQuaide）和汤姆·辛普金斯（Tom Simpkins）。感谢詹姆斯·文纳（James Wvinner）拍摄了所有体式和手法调整的照片。

感谢戴安娜·范·艾克（DiAnna Van Eycke）、梅琳达·布奇（Melinda Bukey）、迈

克尔·斯蒂芬斯（Michael Stephens ）、詹妮弗·斯坦利（Jennifer Stanley ）、迈克·罗金（Mike Rotkin ）、詹姆斯·文纳（James Wvinner ）、拉尔夫·奎因（Ralph Quinn ）、希德达（Siddha ）和派（Pi ）的大力支持，如果没有他们，这本书不可能问世。

目 录

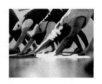

第二部分　应　用

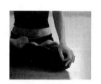

第三部分　发　展

第一部分
基　础

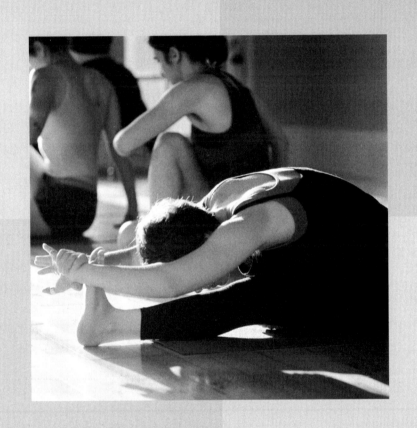

第一章
瑜伽调整的理论和感悟

　　瑜伽的崇高本质之一，便是深化和精进个人练习的无限可能。人们在努力和放松的边缘游走，在臣服与掌控之间寻求平衡，在自我了解与自我转变中敞开心扉。这条觉醒之路是没有尽头的，它引领我们走向更为清晰的意识，更为圆满和伟大的幸福。瑜伽的风格和方法无穷无尽，甚至对瑜伽的定义也不尽相同，这为地球上的七十亿人提供了丰富的练习方式，随时随地人们都可以选择最适合自己的方法来探索这项古老仪式，以最健康、清醒的方式生活。这是一场迷人、神秘又充满挑战的征程，当我们逐渐在生活中的不同价值观与意图间找到平衡时，最终它会揭示每个人内在最深层的美。如果在这条道路上，一个人成为老师——瑜伽之路的向导——那么，自我练习和指导他人相辅相成，瑜伽修行的果实将更加丰硕。

　　做瑜伽时，最好的老师是鲜活的内在。每一次呼吸、每一个姿势、每一个瞬间、每一次转换，内在之师都在给予指引。呼吸的音调、质感、节奏与身心产生的无数感觉相融后，提示你专注何处、如何做动作。[1]没有通用的正确方法或技巧，也没有一套固定规则，没有单一目标或绝对权威，只有练习者置身其中的内心和灵魂，向内倾听，完全打开意识的大门，接近那些美妙的品质。即使你在其中找到了更持久的社会联系或精神存在，它仍是一种个人的修行。[2]

　　然而，以他人为师和教授瑜伽依然有着不可估量的价值。尽管学生可在持续、细化的练习中发展觉知，使得体式由内而外更易理解、更轻松做到且更能长期保持，逐渐更清晰地领悟对自己有效的序列，但是几乎每个人都体验过跟随一位训练有素、经验丰富的老师练习。即使他 / 她仅在姿势正位和能量动作方面对我们进行指导，我们的瑜伽练习也能变得更安全、更有益。老师还会在诸多方面予以指导，例如：呼吸技巧与质量、专注力、动作的修改和变化、同类别和跨类别体式的序列，以及适应特殊情况的调整，像虚弱、紧张、关节过松、孕期和相关的生理和心理病变。换句话说，老师很重要。问题是，我们怎样才能教得最好？

作为瑜伽老师，我们会选用各种技能来指导学生，包括散发精神魅力逐渐掌握课堂的氛围、进行动作示范、使用语言提示，甚至用故事和比喻来启发他们。这些技能来自我们不断的学习和实践，同时挖掘我们所有的内在储备。随着时间的推移和在老师之路上的坚守，我们的知识和技能得到不断的发展融合，使得我们有能力为现场的学生提供个性化的指导，而不是用千篇一律的教学形式把同一套理论机械地应用在所有学生身上。

作为老师，学习和进步是永无止境的。正如古希腊哲学家亚里士多德所说："知道得越多，才发现自己不知道的更多。"[3] 你参加的培训、学习和教学越多，你越会意识到可以应用到实践中的知识和智慧的浩瀚无边。当我们能够更多地了解和欣赏学生时，这一点变得尤为清晰。如果想要在练习中给学生更好的指导，了解和欣赏他们是不可或缺的。为了更好地理解，让我们看看练习本身和教学的基本要素与感悟。

独特学生，差异教学

每个人练习瑜伽都独一无二。虽然我们都是人类，但这一点就是我们一致性的终点，因为人类是一个美丽多样的物种，有着不同的遗传禀赋、人生经历、生活方式、物质条件和意图。考虑一下这些人生差异的例子：

- 35 岁的母亲，有两个孩子，舞蹈背景，做过前十字韧带修复手术，金融分析师，长时间久坐。
- 23 岁的天体物理学研究生，孕妇，运动能力正处于巅峰，患双相障碍。
- 54 岁的尼姑，持续练习瑜伽 30 年，骨质疏松症晚期。
- 20 岁的大学生，胸椎有明显的右侧凸。
- 61 岁刚退休的软件工程师，有多年的负重训练经验，肌肉极度紧绷，乳腺癌康复中。
- 41 岁的新晋瑜伽老师，没有伤病，喜欢在学生面前炫耀自己的身体能力。

　　欢迎来到瑜伽老师的现实世界。如果你打算教公共课，那么做好准备迎接各色学生，他们有不同的身体状况和意图：认真的学生，把瑜伽作为生活必需以抚平创伤；周末专属的运动战士；追求灵性的人和怀着强烈宗教信仰的人；认为信仰非理性的人。不同年龄段，不同兴趣，不同哲学观和不同状况。

　　考虑到学生之间的巨大差异，在教学过程中要以全部学生都可以接受的风格针对特定情况加以说明。（理想的学生会选择适合自己的课程，但别指望他们，做好大杂烩的准备。）所以，在讨论手法指导和调整（以及其他指导方法）之前，还应说明其他要素，以确保学生的练习符合其实际生活。

瑜伽练习与指导的核心

　　恕我直言：在瑜伽练习中我们都是从自己的起点出发——这和别人眼中你的位置以及你误认为自己所在的位置是不同的。许多老师对学生的能力和兴趣有先入为主或片面的认识，而学生本身往往高估或低估自己当前的能力。老师怎样才能更好地弄清现实呢？要通过指导学生找到能够反映他们自身价值、意图和状况的练习，即使这些都可能发生变化。

　　理想的情况是，在每场练习中，都能把几个基本要素传达给学生，对于新学生，要给予更明确的指导。[4] 其中最重要的一点是，尽管许多人竭力促成，但瑜伽绝不是一种比较性的练习，也不是竞技性的练习。[5] 带着这种基本的理念去探索，瑜伽练习将更为安全、可持续和具有变革性。这种理念是瑜伽的基本价值，反映了经常被引用的《帕坦伽利瑜伽经》对体式的唯一评论："sthira, sukham, asanam"——意为稳定、舒适、专注当下（asanam 源于词根 as，意思是"坐下，安坐"，我解释为基于当下，全然专注即刻的体验）。把这些作为我们在练习中坚持培养的品质是有帮助的。值得注意的是，帕坦伽利并没有描述任何体式练习，后者是在几百年后开始发展的，最终演变为哈他瑜伽，哈他瑜伽在近 75 年里的发展比过去几千年的发展更快。[6] 尽管如此，我们在已经证实的哈他瑜伽最早的典籍——15 世纪的《哈他瑜伽之光》（*Hatha Yoga Pradipika*）中发现了古典瑜伽蕴含的感悟。书中，斯瓦米·斯瓦塔玛拉玛（Swami Swatmarama）告知瑜伽修行者们要有"热情、毅力、辨别力、坚定不移的信念和勇气"才能"给瑜伽带来成功"和"获得身心的稳定"。后来，斯瓦塔玛拉玛（1985, 54, 67, 132）提到"练习体式时不感到疲惫"，暗示了帕坦伽利早先强调的稳定和舒适的平衡。

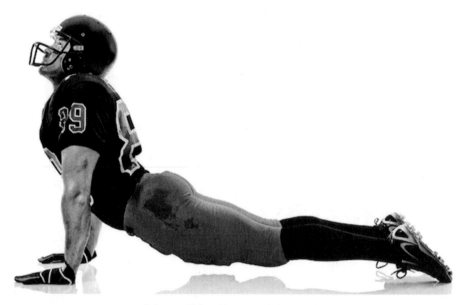

瑜伽是一种个人练习，而非竞技运动

为了探究这一点，假设我们站在垫子前端开始练习（记住，无论练习者最初是坐立、仰卧，还是其他姿势，理想情况下都是培养相同的观念、品质和感悟）。这种站立姿势可以称为山式。在这个过程中，我们尽可能保持稳定、舒适、专注于当下的状态——想象一座山！——从而更自然地打开一种深化的平衡感和静谧感，而这种感觉可以用另一个梵语词很好地表达出来：samasthihi（字面意思是"平等的站立"）。对于一些学生来说，这个简单的姿势已经有点挑战性了，特别是要保持几分钟，或者当学生身体状况不佳时，如常见的体态不良、晚期妊娠、多发性硬化、长短腿、身体虚弱。通过练习，特别是恰当的正位和能量动作调整后，学生们会发现在这个姿势中更容易找到和保持 samasthihi 的感觉。如果你所做的只是继续站立并进入更深的静谧状态（坐着或仰卧），这就更多的是一种冥想练习。但在这里我们主要是讲述体式练习，有觉知的呼吸和专注当下是它最好的探索方式（作为体式练习的基本要素，我们将在下面进一步讨论二者的相互影响）。[7]

说到体式中的体验，在保持体式时我们或许不再感到任何明显的效果或努力，可能只是停留在那儿、处在其中，或打开了一个体式的变体，或过渡到另一个体式，需要付出更大的努力找到稳定和舒适的状态，使其变得同样稳定、舒适和专注当下。但是，如果我们总是以毫不费力的方式来练习，那么我们可能会错失瑜伽的强度和多样性带来的深度觉醒和改变的机会，还可能错失真正练习哈他瑜伽的机会。哈他瑜伽是以自律（tapas）进行的最深层、最持续的瑜伽练习，通过一次次呼吸、一个个体式、一场场练习，日复一日，充分展现我们的最佳能力，在边缘探索中，不断发现其中的奥秘。通过锲而不舍的练习（abhyasa）我们得以坚持；全心全意地投入到练习中，进行更深层次的体验和反思，随每一次呼吸敞开心扉，从体验中学习。

这涉及在练习中去接近可能性的边缘，这是乔尔·克莱默（Joel Kramer）用优美丰富的语言描述的方法，他是当代瑜伽革新的先驱，对 20 世纪六七十年代的瑜伽发展产生了重要影响。当我们开始进入体式时，会感觉到一些事情开始发生，这就是克莱默（1977）所说的"初始边缘"（我称之为"啊哈时刻"）。[8] 继续，我们来到另一个"边缘"，身心开始出现疼痛、不适，或者只是受到阻碍无法扩大活动范围（我称之为"呃呃时刻"）。在坚持不懈的练习中，我们要在"啊哈"之外，又与"呃呃"有足够距离，来"挑动边缘"，使得自己有空间慢慢地、耐心地探索细微精妙的意念动作。随着呼吸，边缘开始移动——我们打开了更多的空间，创造更可持续的舒适感，因此更容易让觉醒的能量贯穿身心。如果紧贴边缘或操之过急，就没有时间和空间留给这种以感觉为基础的精进和觉醒。相反，我们很可能会因此受伤，加重不健康的习惯，或者在练习中精疲力尽。

在瑜伽练习中，除了全身心地投入和在边缘探索中寻求精进与更多可能，帕坦伽利还提出了另一个必要的品质 vairagya——不执着。在实践不执着时，我们对练习要持有一种开放的心态，迎接一切可能，自发而又自律，超越对体式呈现或其他静态的、预设的目标的追求，去认识内心更深层的意念——或许是健康、满足、幸福。因此，坚持不懈（abhyasa）和不执着是相互关联的要素，共同促成安全、可持续和具有变革性的瑜伽练习，令我们舒适而稳定地进步。它们共同向我们揭示了一个最基本的瑜伽原则：重要的不是你走多远，而是怎么走。

提示学生在体式中保持坚持不懈和不执着的平衡态度，有助于确保他们在练习中既能得到支持，又不会有对成就的期待。在教学过程的各个方面传递这样的态度，包括给予触觉提示，让学生更加自然地找到他们的内在之师，学会运用身体感觉的强度和呼吸的节奏来引导自我练习。

实际上，在这一使得瑜伽可持续且具变革性的平衡方法中，呼吸是一个必不可少的要素。奇怪的是，尽管哈他瑜伽的经典著作中首要强调的是呼吸控制法（pranayama，*pra* 意为"产生"，an 意为"呼吸"，ayama 的组合意为"扩张"，yama 意为"控制"），但呼吸控制法练习——基本的瑜伽呼吸——在许多现代瑜伽课程中很少被关注。[9] 和体式练习一样，呼吸控制法的练习也需要循序渐进、稳定、舒适地进行。[10] 尽管如此，任何人还是都可以安全地练习柔软、温和、微妙的乌伽依（ujjayi，意为"振奋"）呼吸法，包括初学者、孕妇、有血压问题的人、体弱者和患其他病症的人群。呼吸本身滋养我们的细胞和我们的整个生命。乌伽依轻柔的声音帮助我们在呼吸中保持觉知，培养一吸一呼间顺畅、平衡、稳定的流动，为我们进入、贯穿和退出体式的动作提供即时的反馈。因此，它是感受和培养体式练习中能量平衡的最佳标尺。如果呼吸紧张，那么我们可以确认练习者已经脱离了稳定与舒适状态。与其把呼吸硬塞进体式以及体式中和体式间的动作，不如在完整的呼吸中进行我们的练习。我们将看到，这同样是指导练习的基本要素之一。当我们快要从练习瑜伽转向瑜伽教学时，所有这些练习所需的品质都将成为老师之路的基石。

要把这些练习中的要素生动地体现在教学技术和方法中，关键是对待学生的方式，要帮助他们更稳定、舒适、愉快地发展自我练习。其中一个方面是我们如何编排课程。在瑜伽教学中，理想方式是将特定体式以弧形结构排序，使它们容易进入、安全、可持续，从而具有更深刻的变革性。[11] 练习过程中，动作由简到繁很有帮助，这样通常能在热身的同时将注意力集中在即将深入探索的部位。用预备体式打开和稳定顶峰体式中使用最多的肌肉和关节，当练习者探索更深度、更复杂的顶峰体式时，便能更深入地唤醒具身智慧。

这一方法反映了串联（vinyasa krama，vinyasa 意为"以特定方式安排"，krama 意为"阶段"）的概念，指的是有效的动作顺序。串联的本质是一种循序渐进的智慧，有意识、有条不紊地探索和发展，通过坚持不懈和不执着的结合，以稳定、简单的方式进步。为了让练习更为全面，我们还要加入 pratikriyasana（反体式，prati 意为"相反的"，kriya 意为"动作"），这样的安排系统地、创造性地解决了进入挺尸式之前的所有紧张问题，并辅以修复体式的练习。随着每一次呼吸，我们在练习中不断发展。

从自我练习到指导他人

练习瑜伽时，我们会遇到各式各样的体式。在尝试完成它们时，我们已经体验到一些感觉。如果练习者是在做瑜伽而不只是锻炼身体，那么我们的呼吸是充满觉知的，并且会运用呼吸来精进每个体式的探索。有意识地呼吸，将更多的觉知带入身心，最好就像专注时所升起的感觉那样，调整我们的动作和姿势，使其更加稳定、舒适并专注当下。因此，呼吸在与身心共舞、相互影响，越来越多地成为我们整体存在的一部分。这是自始至终整合与觉醒的基本练习，它是瑜伽体式练习的核心。在这个过程中，我们可以尝试不同的呼吸技巧、位置和演示方式，去探索它们的各种作用，包括内心的对话和反应——如同越来越清晰的镜子，反映我们的深层品质。

在与学生交流中，启发他们的方法有很多，我们可以采用讲解、示范、触碰，甚至吟唱的方式唤起他们的精神充分参与这种反省和具有潜在变革性的练习，让他们能应用体现了稳定和舒适、坚持不懈和不执着原则的最佳方式来探索瑜伽练习。在特定环境下组合这些方法进行教学时，最理想的情况是既能反映我们个人的感悟，又能体现我们对学生如何根据自己的意图和感悟进行充分探索和学习的最好理解。诚然，人们的学习方式与霍华德·加德纳（Howard Gardner，1993）所说的"多元智能素质"密切相关，它有很大的个体差异。有些学生善于通过语言信息学习，而别的学生需要看到直观的演示才能让身心"领会"。还有一些通过触觉或动觉学习的学生：需要感觉到才能充分地理解。在瑜伽课上，学习体验包括观念、情感、身体和精神多种元素，这些学习方式一直都在发挥作用。

与此同时，一个人的学习效果不只取决于他/她的智力或直觉的总和。相比某种特定的学习方式而言，动机、个性、情绪、身体健康和个人意志对一个人如何学习、从哪儿学习、何时学习往往起着更重要的作用。这

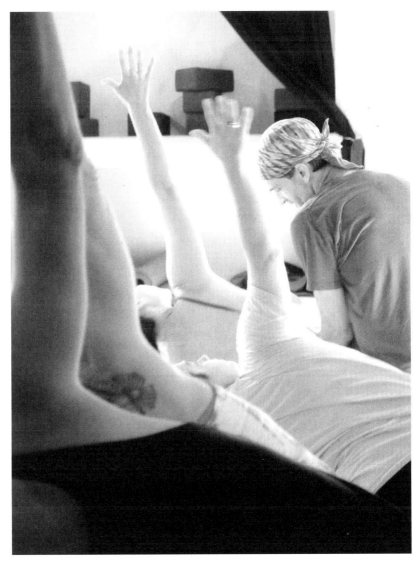

尽管最好的瑜伽老师是学生自己鲜活的内在，外在的老师还是能够帮助学生发现内在的老师

表明有效的瑜伽教学应当关注这些差异，同时在与学生的互动中理解和尊重学习方式的多样性。通过手法教学，我们能够超越语言和直观演示的限制，引导、完善和支持他们的练习，使之进步。换句话说，个人状况、意图和学习方式的多样性也指明了教学方法需要丰富多彩和细致入微。

手法指导

运用手法去强调和细化你试图用语言或直观演示来传达的东西，会对学生理解和吸收你的教学内容产生大不相同的效果。（当我们讨论手法调整、手法指导、手法辅助、手法触碰的时候，"手法"一词既是泛指，又有特定的意义。它泛指触觉引导，可能包含手、手臂、肩、躯干、髋、腿和脚；特指双手。如果没有特别标明，书中提及"手法"时均为泛指。）随着更清晰、更全面的交流，学习层次越发深入，瑜伽的承诺——健康、完整、觉醒——也逐渐更充分地实现。因此，触碰可以直接、亲身地与学生即时连接，是一种简单、坦率、具体地和学生交流的有效方法。[12]

在体式教学中，语言和身体演示往往是在教学开始和结束时使用的重要方法。当结合精确、可靠的触碰提示后，这些方法能够传递更多的信息：

- 让口头表达或演示的正位提示更清晰易懂；
- 突出能量动作；
- 让学生感受到老师的支持；
- 将觉知带到身体无意识的部位；
- 帮助稳定、适应或加深体式；
- 协助在安全界限内增加活动范围；
- 帮助老师进一步了解学生的整体情况；
- 在师生间建立一种更加信任和开放的联系；
- 在某些感受强烈的时刻给予关怀的支持。

虽然触碰是教授和学习瑜伽最有效的工具，但是它也最有可能出现问题。触碰指导应当帮助学生发展安全、可持续、具有变革性的练习，一旦出错，就可能造成身体或精神上的伤害。清晰可靠的手法提示，可以让其他指导学生的方式更清晰易懂，但错误的手法提示会干扰学生，让他们无法进入和完善体式。给予适当的触碰，学生将学会信任他们的内在之师，但过多的触碰会令学生过度依赖外部的指导，在瑜伽练习时分心，与自律背道而驰。手法指导还可以成为灵感、欢乐和开放的源泉，但如果老师的触碰带有偏见，或僭越了个人边界，就可能产生不适、导致创伤或破坏学生对瑜伽的憧憬。

触碰提示的主要目的是帮助学生精进他们的瑜伽练习，这是一个培养健康、自我发现和自我变革的个人过程。然而，瑜伽练习毕竟是一个内在的过程，最好的方式是跟随呼吸与觉知的引导进行练习。[13] 作为老师，给予学生最好的帮助是让他们学会倾听内心的声音，尊重自己的内在之师，只在学生需要且能够受益的情况下，提供手法指导。做好这一点，要从接受这个理念开始——你的教学对象是做体式的人，而不是姿势本身。[14]

姿势是理想形态的静态表现形式，是模特为了向外界传达信息而对着摄影机摆出的动作。它们经过后期处理，绝非真实。相反，体式是有生命的、个人的，它们是有生命的人在身心圣殿中探索、生活和发展的表达。当我们用心灵的智慧去欣赏一个学生时，会自然

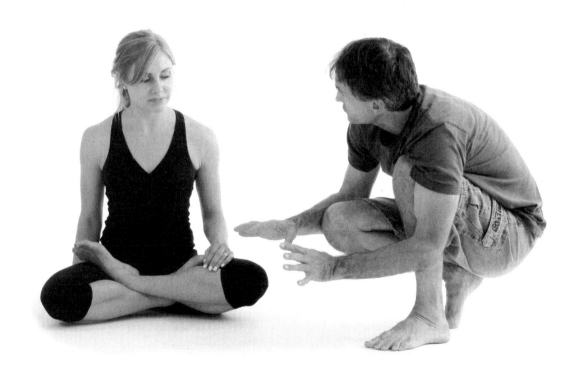

谨记，你的教学对象是学生，而不是姿势

地看到他／她在练习中显现的内在美。以此为起点，我们可以更自然地站在老师的角度，让学生的瑜伽在空间中完全绽放——甚至将获得的灵感用于每一个学生的每个体式的基本结构、姿势和情绪，令他们展现出各自的独特之美。

在给予触碰提示时，我们帮助他们找到更加稳定的根基，令身体正位更加安全舒适，并鼓励他们深入探索，同时让他们保持呼吸与身心的连接，以此为主要的指导。我们要做的是学生们旅程中的向导，而这段旅程不论是身体、情感、心理，还是精神的追求，都是由每个学生自己决定的。当我们以这样的态度与学生交流、

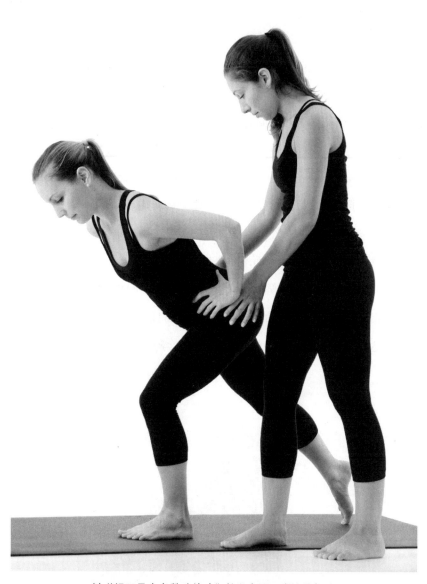

触碰提示是大多数哈他瑜伽教学中不可或缺的部分

加以引导时，便赋予学生力量，使他们能够深入自己想要的练习，也进一步澄清师生关系，巩固开放、豁达的瑜伽体验。在这样的关系中，瑜伽老师提升了互动的品质，而这种互动是学生练习瑜伽的环境以及自我感觉的重要组成部分，老师与学生共同经历变革。让我们退一步，以便更清晰地深入这个问题。

使用触碰的瑜伽类型

在哈他瑜伽的众多传统和类型中，触碰的作用各不相同。在克里帕鲁瑜伽（Kripalu）、萨瓦鲁帕瑜伽（Svaroopa）、凤凰崛起瑜伽（Phoenix Rising）、维尼瑜伽（Viniyoga）和其他以治愈和理疗为主的瑜伽中，触碰指导与支持是一个基本的工具。[15]触碰在阿斯汤伽瑜伽、艾扬格瑜伽和大部分流瑜伽中的应用也很广泛，但在热瑜伽（Bikram）、健身瑜伽（YogaFit）和另外几种类型中甚少出现。

虽然，无论是否使用触碰指导和支持，老师都可以教授任何类型的瑜伽，但是大部分瑜伽老师认识到了瑜伽世界的不断发展、交叉和多元化，他们发现自己的方法将不断演变，随着教学之路持续前行，给予学生适当有效的调整日益成为瑜伽教学中重要的一环。

触碰、身心学和自我变革

不管是从《薄伽梵歌》《帕坦伽利瑜伽经》《哈他瑜伽之光》等古代文献中寻求瑜伽的意义和目的，还是从更为现代的来源中寻求指导和灵感，唤醒更清明的觉知、培养更清晰的存在和更美好、健康的生活，都是亘古不变的。站在神话中的摩诃婆罗多战争的沙场边缘，阿朱那王子由于误解了他的存在本质而被束缚在无为之中。在寻找法（dharma）的过程中，他的觉知变得更加清晰，从而能够更有意识、更加直率地采取行动。[16]帕坦伽利提出了相似的观点，认为人类烦恼（klesha）的根源在于对根植于困惑身心的本质无知（avidya，无明），他提出了八支分的改善方法，其中包括：德行、自我约束、体式、呼吸控制法、制感（pratyahara，解除外在杂念）和通过冥想进入极乐（samadhi，三摩地）。1100年后，在14世纪中叶，斯瓦塔玛拉玛精心设计了一套特定的自我净化养生法，以特定顺序练习休式（他描述了15个，大部分为坐姿）、呼吸控制法、契合法和收束法，旨在增进健康，减少精神上的混乱，并向解脱（moksha）敞开胸怀。

远在另一个世界，希腊哲学家柏拉图像他的老师苏格拉底一样，恳切地寻求"（身心）之间均等和健康的平衡"。苏格拉底为了锤炼身心以顺应当时身体力行的哲学实践，接受过舞蹈训练，他说："任何公民都不应疏于身体训练……一个人老了，却没有见过自己身体所能展现的美与力量，这是多么可耻的事啊！"[17]苏格拉底断言："每个人都知道，即使思考——这个最少依靠身体的过程中，身体不健康也会导致严重的错误。"这充满与古典瑜伽二元论一致的观点，认为物质世界是一个幻象（在《吠陀经》和《奥义书》中称为"maya"，在柏拉图的思想中称为"理想形式"），但我们仍然在其中找到了路径，通过身心整合、明辨和转化练习获得更加清晰、自由、快乐和美好的生活。

在这儿我们将简要地深入一些哲学及具身问题，你会发现它们会给我们的主题——指导练习——带来更多的启发。西方哲学随后的发展大都否定物质领域的重要性。[18]然而，到19世纪后期，人们开始认识到，具身智慧在理解一个人的经验和改善他/她的生活方面发挥着重要的作用。即使符合西方二元论的传统——意识的本源位于人体之外，实用主义哲学家和先锋心理学家威廉·詹姆斯（William James，1976，86；1890，306—311）也肯定了身体对意识的普遍影响和思想、情感的身体维度。在他看来，我们的经验确实会体现出来，而实用主义哲学和心理学的改善计划——让生活更美好——必须解释情感和思想是如何不可分割地交织在我们身体组织中，并体现在身体姿势和语言上的。

美国哲学家和教育家约翰·杜威（John Dewey，2008a，29—30）借鉴了詹姆斯的思想，并进一步主张以经验的方式整合身心，认为这是"我们能对文明提出的最实际的问题"。在二元论思想和各种神学预定论所主导的精神和哲学世界中，一切皆由自主的我或超自然力量显现，杜威为其提供了一种整体视角，大胆地开辟了一条不同的道路。他主张即使我们的生活现实受到习惯（习惯在传统瑜伽哲学中被解释为"samskaras"，是前世遗留并体现在我们的存在整体中的）的强烈制约，我们在生活中依然拥有真正的选择。杜威（2008b，21—22）写道："习惯，是对某种活动的需求"，它的倾向是"我们自身更加亲密、基本的部分，而非模糊笼统、有意义的选择"。

换句话说，杜威继承并超越了詹姆斯的观点，后者认为尽管受包括社会力量的环境制约，精神和情感生活依旧通过把意识完全置于身心中得到体现。杜威提出反思性的身体意识，这种意识能够通过刻苦努力而不断

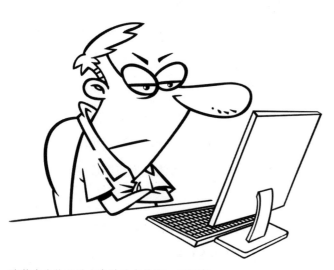

达菲先生住的地方离他的身体有一段距离。

——詹姆斯·乔伊斯《都柏林人》

发展。[19] 他呼吁"有意识的练习"，不是追求某种原始存在的理想化概念或对我们当前存在的超越，而是在此时此地存在的现实中。杜威对此的日常探索，是由著名的技巧大师弗雷德里克·M. 亚历山大（Frederick M. Alexander）传授的，他的探索集中在识别和释放身心中习惯性、不健康、自我限制的模式。

这里我们走的是一条不同的道路：21 世纪的哈他瑜伽。瑜伽作为一种变革性练习，它的整体性体现在练习者的意识发展中。哈他瑜伽——这一名称涵盖众多风格、类型和流派——是对更全面、更和谐、更健康的生活的充分唤醒和深入整合。也就是说，瑜伽是唤醒我们作为有生命的人的练习，它发生在呼吸与身心同在的时刻。对许多人来说，这可能成为一条永恒的灵性道路，它"进入"（一体性观点）或"连接"（二元论观点）一种超越身心的意识或无限性，也许是（或许不是）一条超越的道路。对于其他人来说，即使不是专门描述瑜伽，这也意味着完全唤醒活着的精神和现实、探寻意义，正如马克·约翰逊（Mark Johnson，1989，10）所言："没有生物参与环境，也不会有体验的流动。"约翰逊（1989，271—278）提出，人类的思想和体验并非本质上是一种错觉，或以某种方式"与世隔绝"，而是通过"现象性身体"（不是世俗的简化为生物功能的身体，而是身心合一的整体）表达"具身化、经验的意义"。[20] 做瑜伽让我们有机会在全部现实世界生活中直接体验和培养这种整体性。

将这一方法与瑜伽的练习和教学联系起来，会利用身心学（somatics）的概念。身心学一词源自希腊语 soma，意思是"活着、有意识、有形的人"。身心学认为人类在本质上是整体的存在，而不是西方哲学和医学以及东方精神哲学和形而上学普遍认为的身心割裂，这种割裂把意识源头置于人类肌体之外。在威廉·詹姆斯和威廉·赖希（Wilhelm Reich）开创性工作的基础上，身心学领域已经发展出一套丰富的整体身心觉知训练，包括费登奎斯方法（Feldenkrais Method）、哈纳身心教育（Hanna Somatic Education）、意念运动法（Ideokinesis）、身心平衡法（Bodymind Centering）、姿态整合法（Postural Integration）、罗芬疗法（Rolfing）和特拉格方法（Trager Approach）。[21] 与杜威练习亚历山大技巧一样，这些方法和其他的身心训练方法一样，都始于同一个设想：情感和精神体验都是具身化的，而不是只存在于大脑的灰质或以某种形式与身体分离。具身化的情感和精神负担反过来被视为导致或加剧身体功能障碍或病症的原因，阻碍了赖希所称的"生命力"（Life Force）的完整内在显现，这个呼吸概念类似瑜伽中的普拉纳（prana）。事实上，身心学在很大程度上与瑜伽作为一种自我转变的练习一致，它始于一种观念，认为精神羁绊（瑜伽中的

samskaras）阻碍了清晰意识（瑜伽中的三摩地）的顺利觉醒。

从身心学的角度来看，自我转变必须释放积累的紧张，从而以逐渐整合人生的方式，将具身化的体验更充分地带到人的意识中。身心学的典型技巧是手法，包括释放深度紧张的深层组织操作。这种方法大部分是对身体的特定区域进行物理刺激或操作，以突出应激反应，在这个过程中交感神经系统——战斗或逃跑反应系统——被激活。运用特定的呼吸技巧——有些类似于乌伽依呼吸法、圣光调息和风箱式呼吸法，然后个人逐渐把更精微的意识带入身心的整体感受，随着副交感神经系统被激活，进入更深的平静之中。

回顾瑜伽练习与教学

现在让我们回到瑜伽练习和教学上来。身心学领域主要关注情感创伤及相关治疗。当代瑜伽界大多回避这类工作，将瑜伽视为崇高或浪漫的运动。瑜伽起源于自我向更清晰的意识或精神体转变而进行的练习，并且始终聚焦于此，对于一些人来说，这是为了超越芸芸众生。《帕坦伽利瑜伽经》中这样陈述："citta vrtti nirodaha"（让心的波动平静），这些波动被视为无法认清个人真实存在的无名之源，因此是存在性痛苦的直接原因。[22] 然而帕坦伽利的瑜伽之法除了坐姿以外不涉及任何体式，他提供的是一门瑜伽心理学，首先描述了头脑混乱的状态，然后是一系列的活动——一套瑜伽技法——用来培养清晰、健康的头脑。正如之前讨论的，几百年后，哈他瑜伽修行者精心设计了一个结合体式、呼吸技巧和契合法的系统，旨在用更简单的方式实现相同的目标，尽管是沿着一条更为全面整合呼吸与身心的道路，借此令清晰的意识绽放，但还是与帕坦伽利的方法殊途同归。

瑜伽体式练习的美妙之处，在于每一个体式都令身体的紧张和其他感觉更为明显。仔细观察我们还会发现，不同的体式会激起不同的情绪和心理反应；同一体式，当以特定的方式、时间练习，或处于不同环境中练习时，往往对你的精神产生独特的影响。每个体式影响呼吸的方式也不同，尽管这些差别可能十分细微。当我们感受到体内的呼吸时，我们会明白自己能够有意识地将呼吸带入身体，有意识地引导呼吸到达紧张或受限的部位，并从内部体验到呼吸是如何转变身体感觉、情绪感受和精神觉知的。

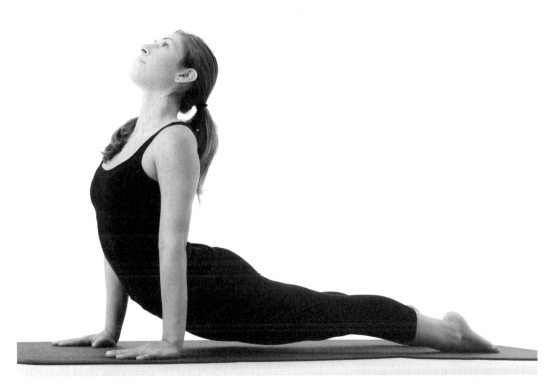

在上犬式中由胸口呼吸

　　古代瑜伽典籍用鞘层（kosha）模型解释这一点，在这个模型中，普拉纳——我们通过呼吸培养的生命力量——是将身与心统一的中介力量（古印度数论派哲学中的"vayu tattva"，意为息风）（Gambhirananda，1989）。在这里我们不是从假设身与心以某种方式分离出发，而是将身心作为一个既有的整体来进行练习。由于身心的内在本质和社会文化条件的局限，使得我们可能不相信或感受不到这种整体性。[23] 在练习中，某个体式会突显身体特定部位的紧张，当我们有意识地把呼吸引到那个部位时，我们就有机会唤醒那里的觉知。我们以这样的方式去做 840 000 个体式——《哈他瑜伽之光》里提及的数字，旨在表明体式的无穷尽——逐渐唤醒我们整体存在的觉知，令既有的具身意识觉醒和扩张，即使它相对隐秘、恍惚或困惑。

　　作为一名瑜伽老师，在指导学生时，你有机会支持他们发展这些意识。如前所述，触碰提示让许多人学习起来十分轻松，因此更容易感受瑜伽和其他觉醒练习的变革潜力和效果，这使触碰成为一种值得运用的教学资源。有些独特个体的具身智慧是以特定方式表现出来的，这使得他们几乎不可能独立找到安全、有效、可持续的方式进出体式，更不用说清晰的意识了，不仅无法趋向完整和变革，反而经常导致自限性姿势和生活习惯的固化。

神经肌肉系统产生的部分内在自我感知（本体感觉功能）通常是不准确的，使我们对运动和空间定位的宏观动觉出现偏差。[24] 当学生学习更有意识地将呼吸带入身心时，明确的指令和恰当的触碰能够帮助他们发展和完善动觉。让有意识的呼吸沁入身心，再辅以老师简明的触碰，或许学生便能够唤醒更深刻、更清晰的自我觉知。你作为一名引导者——瑜伽老师——应在练习中给予学生支持，令他们终身受益。

教学与触碰的道德规范

学生在练习瑜伽时追求的目标不同，还会不断更新，瑜伽老师的作用就是启发他们，为他们提供明智的指导。如果老师的课程安全、有益，学生便能重新探索和体验身心，奇迹也开始发生。新的感知升起。有意识的呼吸成为获得觉知的高效手段。身心变得越发清晰、强大，情绪平静，内心敞开，精神升华。练习者感觉更好了——更加鲜活，充满生机。

师生关系会对人们在瑜伽和生活中如何设定和培养自己的目标产生深刻的影响。任何影响都会被触碰放大。[25] 的确，在进行手法调整时，人与人之间亲密的身体接触需要首先考虑伦理和个人情况。每个人对身体亲密接触的体验都不同。同样的调整会被有的学生接受，但对另外的学生可能就是侵犯。对有的学生来说很舒服的调整却可能引发其他学生深度的情感创伤。同样的方式今天对一个学生很适合，但第二天或另一个时刻可能就不适用了。

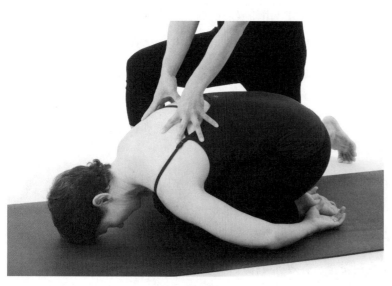

在婴儿式中抚慰学生

在进行身体提示时，以《帕坦伽利瑜伽经》中的道德戒律为起点，从不伤害（ahimsa）和真实（satya）开始非常切合实际。触碰指导时秉承不伤害的理念，真诚地对待自己知道和不知道的信息，以及触碰的目的。和通常的教学一样，重要的是分享和传授要基于真实的理解、爱心和尊重。如果你不明白学生在体式中的状况，那么你还没准备好对他触碰提示。在体式中观察和理解学生的知识与技能——至少对功能解剖学、风险、体式禁忌有基本的了解——会让你在进行身体提示时清晰地传达意图，这样你将更有效地给学生恰当的提示，帮助他们深入练习。

亲密的触碰也会引起关于梵行（brahmacharya）的反应，梵行即制戒（yama），在现代被大致译为"正确使用能量"或"节制"，但它在古典瑜伽和一些当代瑜伽的弃绝修行中的原意是"禁欲"——毫无歧义。关于性、瑜伽和师生之间的性关系，有各种各样的观点。一个极端是坚持禁欲，尤其是在弃绝流派，这可能解决师生间的性吸引问题（但经常不会解决）；另一个极端是几乎完全允许老师对学生进行性吸引，就像约翰·弗莱德（John Friend，2006，92）在他的《阿奴萨拉教师培训手册》（Anusara Teacher Training Manual）中给出的明显有问题的引导："当你和学生之间产生了相互的性吸引，先等待几星期，再付诸行动。"

正如埃丝特·迈尔斯（Esther Myers）所强调的，许多学生、老师，或双方同时都会很自然地产生性感觉，导致吸引、移情和投射的感觉，或加强现有的感觉。迈尔斯（2002，3）注意到："虽然今天大多数瑜伽老师并没有选择禁欲，但是为人师表的道德实践要求我们与学生相处时应当遵守梵行。当我们本着这样的态度指导学生时，我们能更好地靠近任何学生，通过身体的能量清晰传递充满慈悲的关怀，毫无混乱、干扰，或其他不适宜的想法或感觉。"如果出现这样不适宜的想法或感觉，那就意味着，是时候走开，重新审视你与学生密切接触的意图和目的了。如果你发觉学生产生了这样的感觉，请考虑与之保持更大的距离，只进行那些你确信学生能够正确理解的调整，作为练习的辅助，而不是个人兴趣或欲望的表达。

这些考虑和感悟都源自外部指导公认的权威文献，并被瑜伽联盟（Yoga Alliance）和其他专业瑜伽组织在伦理声明中强调。但是，正如唐娜·法里（Donna Farhi，2006，18）明智地提醒我们那样，为了把道德标准用于现实关系，道德标准的运用必须从人的内核出发，使人正确理解特定情况下的道德。她以拥抱为例，对比一个悲伤、要求被拥抱的学生和一个表现出暧昧和性兴趣的学生。当内核足够强大和明晰，人们就能参考外部规范、准则和标准，做出正确的决定。虽然这些标准对建立群体共识很重要，后者有助于老师和学生相互理解，并进行负责任和被接受的互动，但事实是我们离这种共识还很远，最终，内在价值观将凌驾于外部规则之上。

如上所述，我们都以不同的方式体验他人的触碰。重要的是要认识到，许多学生对触

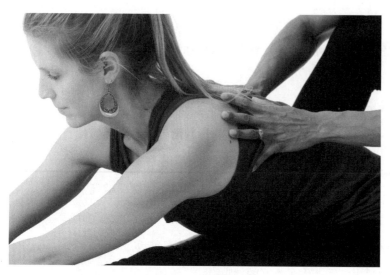

触碰本质上是亲密的

碰的体验深受创伤的影响，这些学生中的许多人是把瑜伽作为一种疗愈方式，令他们更平衡、更快乐地生活。对于一些学生来说，任何形式的触碰都可能会让他们感到不适、受侵犯或受创伤，这可能会导致被压抑的、来自创伤经历的情绪重新浮现。[26] 正如下一章我们将讨论的那样，这强调了一个基本原则：所有瑜伽老师在触碰学生之前都应先征得许可。

　　当我们在本书后文重新审视这些和其他道德问题时，重要的是回顾和反思你在练习和教授瑜伽时接受触碰调整的体验和给予触碰调整的实践。今天，越来越多的瑜伽老师将哈他瑜伽应用于治疗身体和情感的综合创伤，这一点就显得越发重要了。在一些人看来，触碰在治疗和转变的过程中是必不可少的；对另一些人来说，它可能是疼痛或创伤的源头。就像瑜伽练习本身一样，在给予体贴、适当的身体指导和保持清晰、尊重的界限之间找到并保持平衡是一个终身的过程，它会随你作为老师和练习者的意识不断进化。

内在之师

　　有一个关于佛陀的故事。他在觉悟后不久，步行穿越乡间，来到一个小村庄，村民们感受到了他身上有难以置信的能量。出于好奇，他们大着胆子走到佛陀经过的那条路上，想看看他们感觉到的是什么。一个村民小心翼翼地走近佛陀，问他："你是神吗？"佛陀回答说："不。"另一个人被他的光芒吸引，问道："你是巫师还是魔法师？"佛陀又回答："不是。"因为他看起来很像一个人，又一个人问道："你是人吗？"佛陀又说："不。""那你是什么？"另一个村民问道。佛陀回答说："我觉悟了。"

　　这又把我们带回到本章开始的主题。在练习瑜伽的过程中，我们逐渐觉醒，对最深、最隐秘的自我有了更清晰、更真实的认知。佛陀是如何觉醒的？通过理解。瑜伽也是一样：最好的老师是鲜活的内在。练习的大部分是为了倾听这位内在之师，聆听和尊重内在的教导。许多灵性探索者为开悟而寻求外在的导师。一种常见的指导是让他们去圣地转山。当学生回来后还未开悟，依旧提问时，老师会一遍遍地重复自己的指导，而学生也会一遍遍地照着去做。转山并不是绕着山走，而是走入内在。最终，有人会进入内在，有人不会。根据瑜伽教学的方式，其中包括恰当有效的手法调整，我们最好帮助每一位学生找到和尊重他／她的内在之师，从而培养学生在练习中安全并可持续地发展。

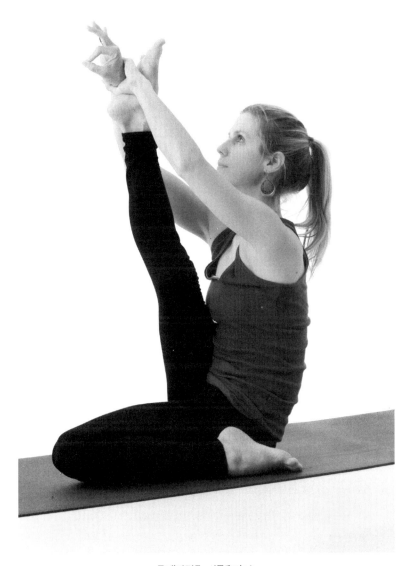

聚焦凝视，调和内心

第二章
手法教学的七大原则

　　明确的意图和目标、稳定一贯的自我练习、丰富的经验、至少了解瑜伽的常识、不断学习功能解剖学和基础的病理学、理解自己所教体式相互关联的要求和作用以设计合理的练习序列，这些是瑜伽老师能够为学生的瑜伽练习提供透彻指导的条件。而有些老师由于误解或漫不经心，在瑜伽教学过程中往往很随意，因而造成不清楚和混乱，反之，还有一些老师在每节课中对每个学生都死板地套用通用或预设的方法。其实，我们都能够学习和精进自己的知识与技能，我们从所学所感领悟到如何最好地探索和精进瑜伽，使之成为安全、可持续、具有变革性的体验，将这些领悟创造性地应用到教学中，我们的教学会逐渐变得清晰和高效。这是老师作为瑜伽指导者的必经之路。

　　就像有原则地编排体式序列，而不是随机教学，是课程平衡和完整的基本要素，理想的做法是根据明确的原则来指导体式，这些原则包括该为谁提供调整，调整的具体目标是什么，应给予怎样的调整，何时、何地、采用何种技巧最适合提供和给予这些调整。如果这些指导原则不符合个人对瑜伽更宏观的理解，或是个人关于以触碰作为支持和指导的媒介的观点，或是个人瑜伽教学的价值和原则，调整者可以不予执行，但至少应该考虑这些指导原则。这里我们开始讲解手法调整的七个基本原则，以及它们的应用方法。

手法调整七大原则

原则 1：传授你所知的

原则 2：征得许可再触碰

原则 3：目的明确

原则 4：随息而动

原则 5：关注生物力学安全

原则 6：教授体式基本要素

原则 7：稳固根基

原则1：传授你所知的

做一个可靠、优秀的瑜伽老师，最重要的是传授你所知道的内容，而非传授你不知道的。作为一种手法调整的原则，它包含你应当对体式的要素有清晰的了解，能够保证每个独特的学生练习时更安全、更容易。虽然不是必需，但了解体式的各种变体相当有用。如果你对变体没有充分的理解，则不应教授。

传授你所知的，始于通过多年的练习、合理的培训和深入的学习来了解体式。一个人能够做某事，并不意味着他/她对这件事有根本的理解，或能在这件事上指导别人。许多有身体天赋的学生可以做任何体式，但这种能力并不能直接转化成能清晰而富有洞察力地指导其他正在探索中的人的理解深度。事实上，对于那些在个人练习中很容易掌握某些体式的老师来说，他们更难理解具有不同身体条件的人在探索相同体式时所面临的挑战。因此，先天身体条件好的老师在指导那些身体条件较差的学生做老师认为简单的体式时，会觉得毫无头绪。相对地，先天条件没那么多优势的老师，本身就投入了多年时间去探索、培养进行某些体式训练的能力，因此在指导他人时，有着更充分的准备，往往能提出有益的建议。

在实践中应用这一原则时，我们的教学内容应在自己的经验、知识和技能范围之内。这是对学生也是对自己的尊重。知之为知之，不知为不知，我们接受当下作为教师的身份，会获得自信。这种认识进一步证实老师的职业生涯是一条无尽的学习之路，让我们清晰地认识自己现有的能力以及在教学的各个方面如何进步。

体式学习和教学的方法各式各样。第一步是坚持练习，在瑜伽垫上用你自己的经验培养洞察力。虽然这是一切发展的基础，但要谨记，你在垫子上的体验仅限于自己，其他人在垫子上（或椅子上，或其他任何可能练习的地方）的体验将会不同。通过在不同状态下练习，你将获得更多的洞察力，比如，当你疲劳、焦虑、寒冷或受伤的时候，一天的不同时间，不同的环境，所有的季节——包括从年轻到年老的人生四季。通过深入详尽的瑜伽学习、初期的教师培训，以及贯穿教学生涯的继续教育，你的技能和知识将得到进一步发展。

最起码，你应该学习所教体式的基本要素——益处、风险、禁忌、预备体式、正位原则、能量动作、体式的常见困难、退阶变化、辅具使用、整合的反体式。这些内容又涉及学习瑜伽解剖学和生物力学的基础知识，还有一些常见病症，几乎任何课上都会有学生出现这些症状，此外，要么具备洞察力给学生明智和有益的指导，要么坦然地承认你没有这样的洞察力。[1] 同样重要的是，在学习如何有意义地观察、理解和体谅各式各样的学生时，拓宽指导和练习的范围。瑜伽导师帕塔比·乔伊斯有一句广为流传的话："练习，一切随之而来。"因此，它既是起点，也是完美地贯穿多年教学生涯不断深化的经验的引线。甚至，在理想情况下，更深入地研究与练习相关的所有内容，超过乔伊斯的公式所提出的 99% 的练习和 1% 的学习。

在下一章中，我们将仔细分析具体的手法技巧。在应用这些技巧之前，你应充分地练习。最好是在培训和继续教育中，由有经验的导师亲自指导你练习手法提示，然后再在课堂上指导学生。这样的练习将帮助你感受不同的学生在不同的情况下对你的触碰提示的反应，这些情况与情绪、抓握方式、互动、重力、阻力、姿势相关。多累积经验，在手法调整中找到舒适感和自信，能帮助你探索使用身体其他部位来支持和指导学生。随着经验和专业知识的累积，你可以探索新的方法，进行超越基础知识的各种调整，但始终只教你所知的，而非未知的内容。

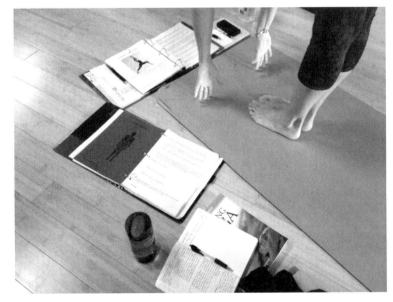

持续的练习和学习，是一个合格老师的基本素养

原则2：征求许可再触碰

几百年来，上师对弟子的触碰似乎得到完全许可，至少被认为符合道德规范，并且他们能正确理解学生的真实需要——的确，通常比学生自己的感知更准确。在多年的迈索尔形式（Mysore）的阿斯汤伽瑜伽和艾扬格瑜伽练习中，我已经习惯了老师们使用手、脚、膝盖、胸、肘、背来推、拉我的身体，或用其他方式操控我的身体进入预设的所谓"正确"姿势，从没等我点头，或者问问我对他们的调整感觉怎样。顺从，曾经是（现在仍然是）瑜伽文化的一部分：我们看到视频中老师们的老师——总是被称为"guruji"（上师）——对他们做着同样的事，经常使用一些极度激进的方式（比如，在深度后弯中，用力地提起下巴，把头顶推向脚底，同时把脚推向头，强力地造成颈椎的超伸）。在许多教师培训项目中，学生被告知不要质疑培训师的方法，在培训中也从未有过培训师在实施手法协助或指导前征求学生许可。

触碰前总要征求许可的原因有几个：

第一，尊重个人边界是对他人的基本尊重。你可以简单地问："我可以给你做手法调整吗？"或者"我可以碰你吗？"以示对学生的尊重。尽管一开始这样做似乎有些尴尬，但做得越多就会越发自然，以至于如果没有征得许可的话，你还觉得少了点什么。

第二，触碰本身具有亲密的特质，人们对待此态度各异，有些人（有时或始终）喜欢，有些人（经常或总是）不喜欢。人们对触碰的体验也因文化、信仰和个人经历的差异而不同。[2] 你或许不了解班上每个学生的文化、宗教、个人观念、悟性、敏感度。你可能会遇到这样的学生，对他们来说，任何伴侣之外的异性接触都可能亵渎他们的宗教信仰。你还可能遇到那些经历过身体创伤的学生，他们被触碰时——尤其是在没有得到明确许可的情况下——创伤经历往往会重新浮现，他们可能愿意或不愿参与这种师生互动形式。另有一些学生，正在纠结对你的移情或投射问题，想要上你的课，却有几分困惑，他们可能需要你主动划清界限，使双方的互动更为轻松。

第三，人会改变。可能有学生经常上你的课，总是喜欢你的调整。但你不可能知道每时每刻在他／她身上发生了什么。在一场练习中，人的情绪可能会不断变化，一会儿接受身体接触，一会儿又只想独处。人的身体状况也会发生变化，无论是在练习中，还是练习以外的时间。可能有个熟悉的学生脚踝轻微扭伤，她一定不希望你像往常一样关注她在三角式中脚的根基。

征求许可最简单的方法就是询问。是的，你没看错。你可以选择不同的提问方式："我可以用手法辅助吗？""推这里会让你更明白语言提示的意思，行吗？""我动手帮你调整好不好？"对于你熟悉而且喜欢你触碰指导的学生，你可以像平时一样先把手轻轻放在调整部位，再简单问一句"可以吗？"，这种方式会令你和学生都感觉舒适。遵循道德规范，以老师的操守尊重学生，你会找到一种让彼此感觉自然、明白无误的沟通方式。

有一些征求许可的方法不可取。第一，不要让学生举手示意是否需要调整。这会造成学生之间的压力。一些学生在举手时会感到不自在，一些学生在课程中的感觉可能会变化，另外你可能会忘记谁是否举过手。第二，不要根据新生填写的初始登记表做判断，人和环境都会变化。第三，如果让学生翻转正反面红绿色卡片来表明他们的喜好，不仅会影响他们的练习，还等于预设学生都记得卡片颜色所代表的意思和他们整节课的想法都没有变化。在触碰学生前简单地问一句即可。

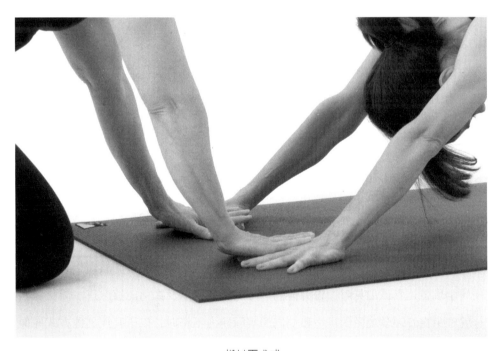

指导下犬式

当你给学生调整时，问一下"这样可以吗？"从而了解实际情况。这一点很重要，因为当调整开始后，学生的想法可能会改变。对于那些你非常熟悉且了解练习状况的学生，那些你通过彼此明确的同意得知通常情况下接受触碰的学生，以及那些你在开始时询问过

"这样可以吗?"的学生，在调整过程中也要再问一次，以确认你给的调整是否适合他们当时的状态。

原则3：目的明确

在向学生征求许可之前，你要明确自己的意图。在进行触碰提示或调整前，根据你所了解的信息和当时观察到的情况，考虑一下能否使用针对性的语言提示和进一步的演示来达到目的。动手前，给学生机会让他／她先根据你的语言提示和演示自我调整。从你对学生的了解和观察中汲取经验，准备接下来的调整，同时关注学生的变化，随时根据他／她的反应改变你的调整。征得同意后，在你开始触碰学生时向学生解释你的目的和行为。

要领会学生的身体会有不同的反应，尽可能给出清晰和具体的提示或调整，即使你的目的明确，也不要期待一定会达到某种预想效果。根据学生的反应来完善你们之间的互动。在过程中感受、沟通和协调。瑜伽制戒中的不贪婪（aparigraha）同样适用于你进行调整的意图，也适用于引导学生自然地进入体式，而不是强迫学生。有时候，老师们会执着于某个先入为主的观念，认为学生在改进和深入体式时能够或者应该做到什么程度，而忽略留心观察学生的身体如何展开体式，并随着每一次呼吸演变。这样可能会把学生逼得太紧，干扰他们对练习的专注，破坏他们对内在觉知和指引的信任感。

同样，学生们也常常执着于自己的想法，当你认为他们的身体尚未准备好时，他们却可能会要求你进行更大幅度的调整。保持瑜伽老师更远大的目标和宗旨，并鼓励学生把体式练习作为深化自我觉知和自我变革的源泉，正如那句谚语"少即是多"，才能正确引导学生的这些倾向。在这个世界上，大多数人都常常感到被别人评判，瑜伽课应该提供一个空间，让学生们能够全然接受自己，在那一刻享受内在的美妙和完美。然而作为老师，我们有责任向学生传达真诚的见解，告诉他们练习的状态，以及如何能够改进、简化和深入练习。这就难免在发现学生做的事情和他们的实际能力不符时，以语言或其他方式向他们传达你观察到的问题。

例如，如果有个学生在侧角伸展式中前侧膝盖内扣且向前超过了脚踝，你能发现这个问题，并且知道将他／她的膝盖调整回位于脚踝正上方可以保护他／她的前交叉韧带和内侧副韧带（以及髌腱，还对髋部、骨盆和脊柱有相关的结构作用）。不要以"纠正"的方式来沟通，尝试找到适合的词语和音调，传达你们共同协作时体现的和谐之美，无论你使用的是语言提示还是手法调整。比如，你可以说："很好。保持你的脚稳扎地面，试试把脚向前移动一点，让你的膝盖刚好在脚踝正上方，这个位置更稳定，对你的膝盖更好。"你可以给学生一个轻微的触碰提示，让他／她把膝盖向外稍微推一点，与脚的中心对齐，然后加一句："漂亮！保持呼吸！"（是的，"漂亮"是一种评价。我们有理由永远不说任何带有评判色彩的话，不过，我还是会谨慎地给出如此肯定的评价。）

不论是新手还是有经验的学生，给他们留足够的空间自由探索体式，不必给予过多的个人指导。全新的动作，乌伽依呼吸，还有练习中的诸多细节——正位、凝视点、呼吸、过渡、感受内在的引导，以及许多其他要素，会令新手应接不暇。对新手最好的指导方法，往往就是放手让他们自己练习，除非你发现他们的动作可能导致受伤，让他们以新的方式体验课程和他们的身心。把这纳入你的目标之中。在学生的经验有所累积，并且你给他们更多的个人指导后，偶尔用几节课，甚至几周时间从远处观察他们，给他们空间进行更多的自我探索。指导更有经验的学生时，同样要目的明确，关注他们的身体反应，即使他们要求，也不要采取强力、激进的调整。要坚守你的目的。

原则4：随息而动

瑜伽与其他身心练习最显著的区别就是体式练习中有意识地呼吸。正是它赋予了瑜伽变革的潜力，打开了通向清明意识和平衡、觉醒生活的感知之窗。做瑜伽时，理想情况下呼吸是有意识的，并根据你在体式中产生的感觉，用这种意识来引导呼吸。跟随这种感觉，在教授瑜伽时，理想的提示方式会这样开始："吸气……""呼气……""伴随呼吸……"或者其他的词语将呼吸与运动、体式中和体式间的能量动作相连。在"吸气"和"呼气"后最好加上动作的提示语，而不只是说"吸气，呼气"。例如，在指导从山式到手臂上举式再到站立前屈伸展式的过渡时，你可以这样引导："完全呼气，翻转手掌向外。吸气时，缓慢伸出手臂向上举过头。呼气，双臂缓慢向两侧展开，向前俯身，向下进入站立前屈伸展式。"

在给予手法调整和其他个人指导时，重要的一点是与学生的呼吸协调一致。观察学生的呼吸会让你更敏锐地洞察他／她目前的练习状态。呼吸是练习的指针，能反映诸多特征。他／她的呼吸是深入顺畅的吗？呼吸是否体现了乌伽依的特点？吸气与呼气之间有自然停顿吗？对以上问题，如果你没有肯定的答案，那么这个学生很可能没有专注于练习，或者

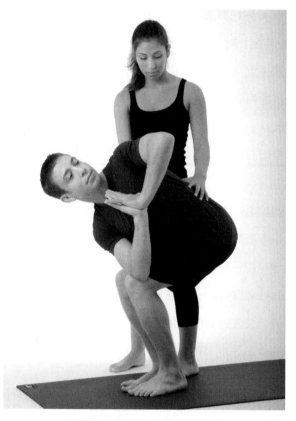

协调你的呼吸与学生的呼吸同步

很紧张，也可能两者都有。无论是哪种情况，都告诉学生要回到自己的呼吸，这或许需要他/她在体式中稍微退一步或者选用退阶的方式，令呼吸稳定、舒适地流动——再次强调，提倡通过完整的呼吸去寻找体式的持久感，而不是压缩呼吸去迁就体式和过渡动作。

在手法调整时，最佳的方式是和学生一起呼吸，并根据学生的呼吸进行身体提示。找出学生的呼吸模式后，要求他/她加深呼吸，并与他/她同步呼吸。这能确保你的提示与学生的呼吸相匹配。现在，无论是否继续给出连接呼吸和动作的语言提示，开始调整，用手引导学生利用呼吸产生的自然支持改善姿态或能量动作。

例如，当学生处于加强背部伸展式时，首先你可以用一只手或双手将学生骨盆向下压以强调坐骨的稳定扎根，这是所有坐姿前屈、开髋、扭转体式的主要能量动作。同时，你还要鼓励学生最大限度地伸展脊柱，并继续打开胸口。让学生在吸气时微微抬起躯干，然后上提胸骨，呼气时继续向前、向下，是一个不错的辅助方法。用手接触学生，观察和感受他/她的呼吸节奏，进行触碰提示时，配合语言提示，你应与他/她的呼吸同步，像波浪般随着一吸一呼，带着延展的脊柱，缓慢、深入地进入体式中。

随息而动的教学还有一个重要的价值：你自己的专注和对学生的关注。一个深呼吸，将你自己与学生的呼吸模式相连，你会自然地对自己、学生和全班其他学生在当下的情况有更多认识。在这样的练习中，作为老师的你和练习中的学生都会感受到更为清晰的内在觉醒，因为有意识的呼吸令整个身心获得更深层的开放。

原则5：关注生物力学安全

身体在移动或保持姿势时有几种稳定、舒适的方式，也有会导致疼痛、不稳定或伤害的方式。例如，在山式站立中，如果在手臂完全内旋时向上举起过头顶，那么大部分学生都会出现肱骨顶端（肱骨头）挤压到肩末端（肩峰）的情况。若先将手臂外旋，为手臂上举时创造出必要的关节空间，就不会发生这种挤压了。同样，在头倒立一式中，极其重要的就是头顶接触地面并保持颈椎的中立伸展。任何其他头着地的方式，都有可能令颈部受伤。

在调整学生时，理解和关注身体如何发挥最佳的生物力学功能是十分重要的。当然，这也要从练习、学习和训练开始，但在实际应用中，则有赖于老师致力于把这种理解带入指导学生体式练习的实践中。在生物力学中有几个方面格外重要。

第一，在指导学生进入安全正位的体式中时，始终要提示和鼓励他们先进行主动关节运动——学生通过肌肉动作发出的有意识的自主运动——这样他们可以自己做出动作并感受它的作用，然后再考虑被动关节运动（手法调整）。换句话说，尽量把路让开，允许学生自主练习，在你的演示和语言提示下从内在探索和学习中找到稳定与舒适，在那之后，征得学生的同意你再进行触觉引导。[3]（我们将在第三章看到，被动关节运动只是触碰提示的一种，还有许多其他方式并不产生运动。）

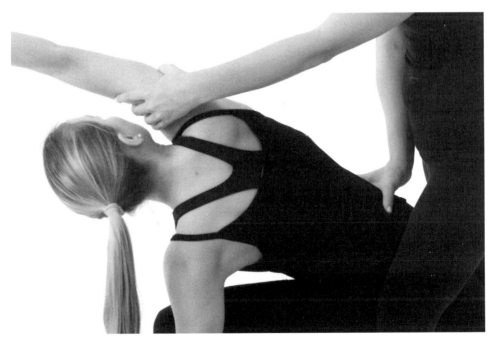

在侧角伸展式中给予近端提示

第二，在给学生调整体式时，采取近端操作——尽量靠近身体中线；位于远端时，只给出轻微的提示。也就是说，绝对不要在身体远端做大力的调整，例如，在侧角伸展式转动手来造成外旋或进行其他改变手臂位置的调整，可能会导致肩关节过度活动的学生脱臼。当你位于远端时，有相当大的机械优势，这可能会不经意地造成伤害。[4] 下面再举几个例子进一步来说明这一点。

- 在后弯体式中将肩向后拉，如上犬式或眼镜蛇式。这种调整处于腰椎远端，会对腰部造成过大压迫甚至损伤。如果你认为某个学生把肩向后拉一下对他 / 她更好的话，可以进行口头提示、演示，或者非常轻地触碰提醒一下，但同时要注意脚、腿、骨盆的根基以及能量动作，并且脊柱和胸腔要有充足的空间。
- 在三角扭转式中将手向后拉。这种调整位于肩的远端，会导致肩关节的过度拉伸或运动范围过大，这对肩袖或其周边不稳定或发生过撞击的学生尤其成问题。在这样的调整中，杠杆的机械优势也在腰椎远端，并可能引起那里的过度旋转。
- 在手抓大脚趾单腿站立伸展式中上提抬起的脚跟。该调整位于腘绳肌肌腱的坐骨结节起点的远端，会令此处过度拉伸，这是腘绳肌最容易受伤的部位，而且也会影响腘绳肌的肌腹和止点。

第三，不要直接在脆弱的关节、器官、伤病区域施加压力。无论哪个动作，尽量在身体上寻找天然"把手"（这将全部在第二部分讲解）。在调整关节或关节周围的区域时，先调动你对那个关节的了解，包括关节类型、可以进行的运动类型以及安全运动范围。把手放在学生的腹部或其他靠近内脏的地方，基本没有意义。当你这么做的时候，应当轻轻地触碰，准确、具有引导性，绝不用力给出笼统的或移动性的触碰。不要按压器官。（记住，你是在教瑜伽，不是在按摩！）尤其当心学生各种各样的伤病，在考虑任何触碰方式前，先仔细倾听学生的阐述。

第四，感受并观察学生的身体如何对你的口头及触碰提示做出反应，包括他们身体其他部位的变化和紧张加剧的迹象。有一点要注意的是，当人们关注体式的某一部分时，对其他地方的注意力通常会减少。当细化正位、能量动作，或者在体式局部做调整时，其他不再被首要关注的部分容易发生改变。比如，在战士二式中，当提示后侧腿发力时，前侧腿膝盖会有向内的趋势，前侧髋会有向外的趋势。在侧角伸展式中，当提示躯干进一步扭转时，后侧脚容易丢掉原有的根基，前侧髋会有外移的趋势，前侧膝盖会有向内的趋势。通过实践和经验的累积，你将学会预见这些针对性指导的附带问题，并在提示学生时，将其纳入整体考量。

第五，如果你观察到学生的体式中出现了基本的正位问题或其他不稳定与潜在压力的源头，考虑让学生完全或部分退出体式。要有耐心，解释你的担忧，并再次引导学生进入体式，进一步解决导致你要求他/她退出体式时的问题。如果你发现这个问题时，已经要练习另一侧了，那么直接指导学生进入另一侧，这样可以保障整个课堂的节奏不受影响。

原则6：教授体式基本要素

在体式教学中，最理想的情况是老师能够为学生创造空间并提供指导，帮助学生发展对练习的整体感受，并了解令体式可持续、具有变革性的各种要素。要做到这一点，很重要的是在给出身体提示时，清晰地传达每一个体式的基本要素。

- **稳定与舒适**：每个体式的根基都略有不同，因此学生得以探索和学习各种扎根动作。从某种程度上说，当练习者持续向下扎根，创造一个更加稳定的基础时，也创造出了关节的空间，随之而来的是整体动作的舒适。缺乏根基意识，就会丢失稳定性与舒适性，或者产生不必要的紧张。例如，加强背部伸展式中一个常见的趋势就是全然关注向前折叠的动作而丢失坐骨的稳定根基，而这恰恰是所有坐姿前屈、扭转、开髋体式中最主要的能量动作。这种趋势会导致代偿以及潜在的拉伤——主要在腰椎区域，并损失脊柱的充分延伸、胸口的扩张和呼吸的完整。从普遍意义上说，在调整体式时，首先要注意最危险的地方——这时可以使用辅具或退阶变化——然后聚焦于通过特定的扎根方式（由具体体式的正位原则和能量动作所决定）建立稳固自如的根基。在每种体式类别里都有相似的扎根动作，在教学过程中应当先关注这些动作的提示。再次强调，要注意在你给出体式的局部提示后，其他方面是否因被忽视而走形，尤其是关乎稳定性与舒适性的体式根基。当你给出身体提示时，在保证体式根基的基础上关注它的效果。
- **正位原则**：功能解剖学和生物力学构成了正位原则，向我们显示在每个体式中身体的最佳位置。[5] 当在练习中学生把正位原则体现在每一个体式中时，他们会发现更容易体验到体式的稳定与舒适，也能确保练习效果的最大化。当基本的正位原则被误解或被忽略时，学生不但无法得到体式练习的功效，反而要承受更大的风险。因此，当指导学生进入体式时，极其重要的是配合简洁清晰的口头提示进行演示。同样重要的是，要根据不同学生的具体情况来调整正位原则，而不是对所有人固守一种方法——在了解学生的具体情况和退阶变化的要素与功效后，可以给学生提供相应的变体。配合手法调整，以及使用辅具和体式简化版，能够提高这些指导方法的效果，引导学生进入安全、可持续的体式。

- **能量动作**：正如之前所讨论的，重要的是先建立每个体式的根基。在此基础之上，学生可以更容易地通过其他能量动作的帮助来完善体式整体的完整性。能量动作是在能量线的概念上扩展而来的。能量动作是沿连续的能量线来巩固根基的，帮助身体打开，然后在根基之上进行伸展、屈曲、旋转、侧屈、收缩和扩张，这些都可以借助具体的手法调整予以强调。例如，在起重机式（经常被错误地翻译成乌鸦式）中，手指应张开（拇指不要分太开以免韧带过度伸展，并对拇指和食指之间的鱼际间隙造成不必要的压力），整个手掌及五指受力均匀。与此同时，练习者可在这个基础之上令肩胛骨向肋骨后侧下沉，完全伸展肘部，膝盖与肩外侧对齐（通过脚的收束的能量动作来加强，此时脚跟和大脚趾球侧面共同发力），脚跟向臀部抬升，轻轻地收紧腹部核心，由此将骨盆抬高。在侧角伸展式中，有一条强烈的能量线沿着后侧腿和脚向下扎根，同时从这只脚通过举过头顶的手臂向外延伸。要完成这些，我们需要加入几个能量动作：脚的收束，前侧脚的等长外旋以强化前侧膝盖、大腿和髋的正位，后侧腿伸展，躯干旋转，上方手臂外旋，下半身拉长，从下方肩到手再到地面的能量线，胸口的扩展。所有这些都可以进行微妙的手法调整；所有这些都赋予体式稳定性、舒适性、持续性和精细度，并加深体式的作用。

- **进入、微调和退出**：我们如何进入体式影响着进入体式后的感受和如何对体式进行细微调整，后者反过来影响我们是否能够稳定、舒适地退出体式。进入体式时，最重要的是以恰当的正位建立初步根基，并配合能量动作夯实这个基础，令整个动作能够稳定、安全和舒适。进入体式后，我们要调动呼吸和能量动作来微调和深化体式，并进一步地探索和体验。然后启动特定的能量动作，令退出体式的过程更加自如。例如，在准备进入三角伸展式时，腿和脚要有力地向下扎根以唤醒腿部肌肉，并为向前侧腿方向伸展的躯干打好基础。躯干前伸后，前侧脚微微地外旋这一能量动作（发力，但没有实际的移动）帮助这一侧的髋与另一侧对齐，配合后侧腿有力的伸展令这个体式达到很好的开髋效果。准备退出体式时，如果练习者从后侧髋到脚跟拉起一条能量线，那么将躯干拉回直立时腰部会更加轻松。手法调整应当关注练习和指导的每一个阶段，而不只是处于体式中的部分。

原则7：稳固根基

培养稳固的根基是进行任何手法辅助和指导的出发点，从老师自身的根基开始。如果你自己的根基都不稳定，在指导学生时，不仅会影响你对学生的支持，还可能令自己受伤。至少用一个呼吸把自己的根基稳定下来，让你能够自如、恰当地为学生提供支持，这样你将更好地支持学生，并且在你的整个教学生涯持续不断地支持学生。

稳固自己的根基并重点关注学生体式中可能最大的危险后，把注意力放在学生体式——也有可能是进入或退出体式——的根基上。如果根基不牢固，体式或者体式转换过程的其他方面将会受到影响。除了立即解决主要危险外，先对根基之外的方面进行调整是毫无意义的，那样只会损害根基并产生更多不必要的问题。例如，常见的错误调整是在三角扭转式中先关注躯干、脊柱、肩和手臂，甚至要求学生把脚和腿的根基抬起，只是为了让上半身达到老师的正位要求，这样恰恰损害了这个体式构建的根基。根基至上的方法从脚、腿、髋和骨盆的位置和动作开始，然

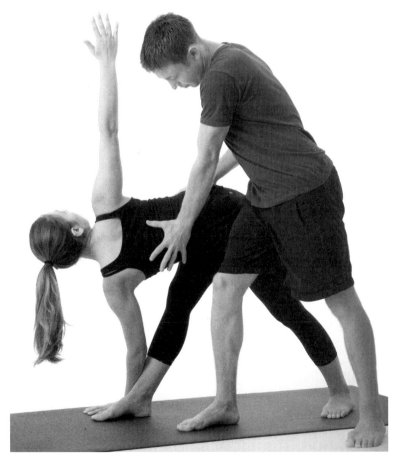

在调整学生时老师自身始终要有一个稳固的根基

后在不改变体式基础的情况下把体式发展到上半身，此时可以选择任何变体和使用辅具，从而给学生最好的支持以获得舒适、稳定和开放。如果看起来（更重要的是学生感到）根基本身有问题，就从调整根基开始，可以做退阶变化，也可以使用辅具，根基稳固后，再进行后续调整。当你不再以自我为中心的时候，你会更关注指导学生如何前行——从稳定与舒适开始，并保持住——而不是他们能走多远，尤其当根基受损时，其他一切便无从谈起。

这里提出的原则是基于实践的共同见解、学习、训练，以及在不同环境下多年的教学和教师培训的综合体现。但归根结底，它们只是原则，而瑜伽教学是人与人之间的沟通，理想情况下，相比指导语言和行动的原则，我们带入练习和教学的核心价值会更深刻地指导我们。由你的核心价值出发并坚持不懈，当你作为老师去分享自己的知识和技能时，本书提供的原则和你在瑜伽的浩瀚宇宙中发现的原则会变得更有意义和价值。当你智慧与精神中的价值观和原则始终如一时，在实践中你指导学生的具体方法自然会渐臻佳境。

第三章
瑜伽调整的基础和技巧

　　要给予有效的手法调整，首先得做好充分的准备，把前几章中讨论的概念、感悟和原则应用到指导学生的实践中。这些准备包括学习使用双手和其他身体部位的具体技巧，这些内容将在本章详细介绍，并应用于第二部分的具体体式中。准备工作的第一步就是退回去考虑一下决定手法调整时做什么和不做什么的因素。

　　首要的是在给予（语言或非语言的）指导之前，至少要对学生有一定程度的了解。换句话说，手法调整的艺术与科学，始于观察，并要理解你所观察到的。这又从与学生对话开始，了解他／她伤病和其他一些在其练习体式和接受手法调整时影响较大的问题。最佳的情况是只要学生来上课，课前都进行这样的对话。不管你教什么，都要特别了解学生的近期或慢性疼痛、拉伤或扭伤、近期或慢性疾病、孕产情况，或其他任何有可能影响体式和呼吸法练习的因素。时常从定期上课的学生那里收集信息，了解他们

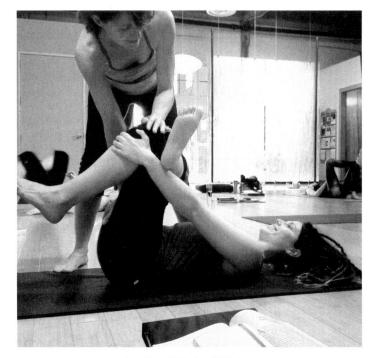

与所有学生清晰开放地沟通

的进展，以及上次你们谈话后是否发生了重大的变化。无论是新学生还是持续上课的学生，都要根据身体语言、面部表情和呼吸模式进一步评估他们的身体状况。

在向一位新学生介绍自己的时候，试着询问下列问题，以帮助你对学生进行评估并找出最适合指导他／她练习的方式。

新学生调查

- 你之前练习过瑜伽吗？如果练习过，是哪种风格？练习多久了？练习频率是怎样的？

- 你有任何伤病或身体问题吗？你的脚踝、膝盖、髋、背、肩、颈和手腕状况如何？

- 如果学生回答有伤或者身体问题，你应当继续进行具体的询问：**你的膝盖怎么了？做过手术吗？什么时候？现在感觉好吗？** 根据学生的回答，给出一些初步指导，告知其在练习中应如何做出变化。运用你的学识，但是也要做好心理准备，承认你对某种伤或问题并不了解，鼓励学生照顾好自己。

- **你现在怀孕了吗？你近期是否生产？** 向那些你认为处于育龄的女性提这个问题，并与她们分享《瑜伽教学》第十一章里讲到的孕期的基本禁忌，以及《瑜伽序列》第八章里给出的适合不同孕期的序列。

- **你的工作或日常生活是怎样的？** 这个问题能够让你了解慢性压力、疼痛、紧张和弱点，以及可能影响练习的生活方式。

- **你平时怎么锻炼？** 这个问题可以给你许多关于慢性疼痛和慢性肌肉紧张的信息。如果学生说自己不锻炼，这也是重要的信息。

学习在体式中观察和理解学生

学生的自述并不能保证你收集到他／她的完整、准确的信息。许多人不愿意跟陌生人分享个人信息，也有人尚不知道自己的病情，还有人对一些病情不以为意。想要掌握在体式中准确观察和理解学生的能力，要从身体的整体观察开始，特别是从各种角度观察和理解不同的身体。瑜伽教师工作坊中的解剖和体式观察临床实习是发展这一重要技能最好的途径，包括同伴站立观察、体式实验室观察、教学实习观察，你将在跟随导师的学徒期进一步发展从这些途径获得的见解和技能，而且最好是在你教授瑜伽的过程中一直发展下去。

这一观察技能的提升最好配合教师培训中的功能解剖学基础学习。

第一步：同伴站立观察

与另一位老师或培训生搭档，一个作为观察者，另一个作为观察对象。观察者使用带有人体三种解剖学姿势（前面、后面、侧面）插图的工作表记录观察结果。对观察结果不做任何评判。观察对象向前走几步然后停下，以正常姿势站立，就像在排队等候电影开场一样。保持这个姿势几分钟。要求他们不要在观察者观察、记录时改变或纠正姿势。观察对象的衣服最好便于从头到脚的全身观察。观察者在他们的搭档后方蹲下，从脚开始观察。

- **脚**：是直的吗？是否一只脚向外一只脚向内？扁平足还是高弓足？
- **脚跟**：是否对齐？偏向中线还是侧面？
- **小腿**：观察并感受。是不是一只小腿比另一只更紧张？小腿外侧还是内侧更加紧张？
- **膝盖**：膝盖后侧是硬的还是柔软的，屈曲、伸展，还是超伸？
- **髋**：手掌向下摊平置于髋部，拇指横向伸直垂直于骶骨。髋两侧水平吗？
- **手臂**：是对称地悬垂在两侧，还是一只手臂更靠前？掌心朝向哪里？手肘的提携角大吗？
- **肩**：对称或水平吗？一侧肩是否高于另一侧？
- **头**：位于双肩的中心吗？头是否向一侧倾斜或旋转？

现在观察者站到搭档的体侧，观察以下情况：

- 耳孔（外耳道）与肩是否对齐？头是否移到了肩前方或后方？肩膀向前倾还是向后拉？
- 肩和髋是否对齐？
- 上背部驼背（脊柱后凸）吗？胸廓塌陷吗？
- 髋和膝盖对齐吗？骨盆是否前倾或后倾？
- 膝盖与脚踝对齐吗？膝盖是否超伸？
- 耳孔和脚踝对齐吗？

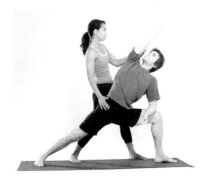

练习观察体式趋势

现在观察者站在搭档的前方，观察以下情况：

- 双脚有什么引起你注意的状况吗？在这个角度看，是否有明显的不同？
- 髋骨指向前方吗？膝盖是否向中线塌陷？膝盖是直的，还是偏向一侧？
- 髋有没有旋转？躯干呢，是否有任何旋转？
- 手臂是不是有一只更靠前？双手落在体侧的什么位置？
- 肩是否还在同一水平面？
- 头的状态如何？在这个位置你注意到了什么？

现在用五分钟同观察对象分享你的发现，不做任何评价，然后交换角色。如果是多人共同完成的，那么完成后聚到一起，问一下"谁的姿态是完美的"，你会发现几乎所有人都有些许的姿态异常。

第二步：体式实验室观察

瑜伽教师培训中的体式实验室，是学习在体式练习中观察、了解学生以及与学生交流最有效的方法之一。这项练习的准备工作包括提前阅读相关体式的内容，学习其基本功能解剖学、正位原则和能量动作，以及体验不同情况下（一天中的不同时间、一年中的不同时间、不同情绪、不同健康状况等）练习这个体式的感受。基本方法是分别观察三四个学生"模特"——通常都是教师培训或继续教育工作坊的学员，他们对所选体式的不同展示方式代表了课堂中学生通常会遇到的难题：过紧、无力、关节过度活动、不稳定、错位等。按以下步骤进行，这里以三角扭转式为例。

- 要求别人做体式模特时，要鼓励他们尊重自己的需求，保证安全与舒适，可以对体式稍做改变或在需要时随时退出体式。鼓励团队其他成员认真思考，并坦诚地提问。
- 让模特根据自己的理解进入体式。不要给出任何语言提示，允许模特自主行动。当他/她感觉需要时再做另一侧，同时只要他/她感觉舒适，就尽量保持在一侧。如果模特改变了你要求他/她展示的体式（如膝盖超伸），提示他/她移动到自己感觉舒适的位置，让观察者能够看到这种位置移动的趋势。

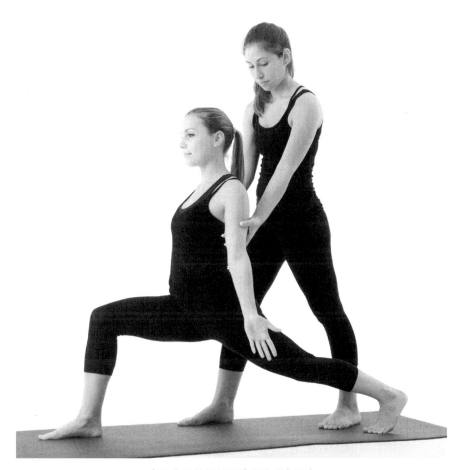

离开你的垫子以更清晰地观察学生

- 用约一分钟来观察模特，绕着他 / 她走一圈。请记住，体式是个人的独特表达方式，并不是一种理想的或静态的形式或"姿势"。
- 先把注意力放在体式中最危险的部分。在你自己思考那个部分发生着什么时，问问模特他 / 她的那个部分有什么感觉。

现在更全面地观察模特体式的整体展示。

- **呼吸和整体氛围：**他 / 她如何呼吸？他 / 她看起来舒适吗？焦虑吗？平衡吗？稳定吗？轻松吗？
- **脚和脚踝：**它们怎样对齐？前侧脚外转 90 度了吗？双脚看起来是用脚的收束激活并扎根的吗？重心看起来在哪儿——内侧脚、外侧脚，还是均衡的？脚趾是柔软地扎根还是紧抓地面？足弓的状况如何？

- **膝盖**：髌骨与前侧脚的中心对齐吗？膝盖屈曲还是超伸？从髌骨能够看出股四头肌激活了吗？
- **骨盆**：是否水平，是前倾、后倾，还是接近中立？看起来模特是否将前侧腿的坐骨拉回并压向后侧脚跟的方向？
- **脊柱**：当脊柱从骨盆延伸出来时，腰椎在哪个位置？是否有过度侧弯和扭转？脊柱看上去是否受压迫？向上到胸椎和颈椎你看到的曲度什么样？
- **肋骨**：下方肋骨前侧是否突出或软化？肋骨后侧是弧形的吗？上方肋骨突出吗？这些观察可以反映出脊柱的哪些情况？
- **胸和锁骨**：躯干在前侧腿正上方还是前倾？躯干是旋转打开、侧向地面，还是朝向地面？胸是展开的吗？锁骨是否彼此分开？
- **肩、手臂、手和手指**：肩胛骨下沉贴于肋骨后侧，还是向耳朵耸起？下方肩转向身体前侧还是朝向后、向下？手臂相互远离并垂直地面吗？它们是完全伸展的吗？肘是伸直、弯曲，还是超伸？手掌完全展开，手指充分伸展吗？
- **模特的能量在哪儿？**他 / 她在何处用力？从股骨顶端向下穿过双脚用力扎根？从脊柱一直延伸到头顶？由胸口向外辐射穿过指尖？

如果你正与其他老师或学员一起推动整个过程，这是一个处理具体语言提示和手法调整的绝佳时机，这些提示和调整能反映并解决观察到的问题。这一过程应包括清楚安排的提示顺序，把语言与身体提示恰当地结合，确定应该在哪儿以及如何演示你想要提示的内容。在培训和工作坊中，可以用循环的方式进行，让每个参与者轮流给出他 / 她认为最重要的提示，直到大家共同引导模特进入和退出体式。

第三步：教学实习观察

可靠的教师培训项目应包括带指导的教学实习，这是学习观察和指导学生体式练习不可或缺的部分。从向另一名学员教授单一体式开始。模拟真实课堂，一个搭档扮演老师，另一个扮演学生。运用你所知的信息（不使用你自己还不理解的指示），引导你的学生进入体式。按照前面描述的体式实验室观察的步骤操作，只不过现在你是一边观察一边提示。从只做语言提示开始，当你能自如地同时观察和进行语言提示时，再开始练习在指导中加入演示（我们后面将讲解如何演示）。慢慢来（同时照顾到搭档的需求），关注搭档的动作，根据你对体式原则的理解和你的观察给出语言提示。着手把语言和身体提示结合起来，语言要与你给出的身体提示一致。

当你从向一名学生教授单一体式过渡到给一小组学生教授几个体式时，注意你在观察、提示和演示中的新变化。你会发现每个学生的动作都会和同组的其他人略有不同，甚至大不相同。利用这个机会来磨炼你的观察技能。仍然要先关注危险最大的地方。在解决那些危险的时候，保持对同组其他人的观察。注意你可能会因为过度专注于解决某个学生的问题而暂时忽略或中断与其他人的联系。这种情况能锻炼我们的专注与注意力——同时集中注意力和顾全大局，对教学有切实的益处。

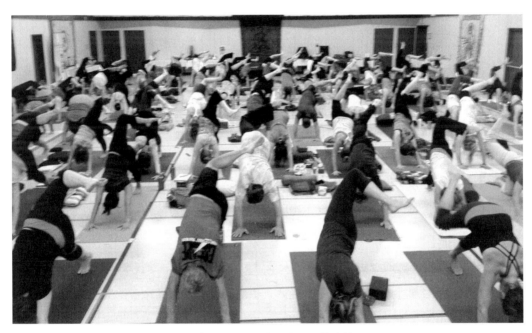

在大型课程中观察学生更具挑战性

在教学实习和独立教学中发展你的观察技能。当你第一次见到并问候新学生时就运用这些技能。进行上述全面观察的同时，当你询问学生的背景时，注意他/她的自然姿态。课程开始时让全班学习山式有一个好处，你可以清楚地观察学生的基本姿态。然后逐步增加体式来拓展你的观察。注意当学生进入更复杂的体式时，在山式中显露的迹象如何变得更明显。利用这些观察结果进一步完善你对不同体式如何加剧基本姿势中的问题的后续理解。

在学习观察并与学生建立联系的过程中，请记住你是在教瑜伽，而不是在让人摆出姿势。谨记瑜伽的原则，它是觉醒与意识的修行，并非追求成就。试着在当下把每一个学生看作独一无二而美丽的人。探索如何分享自己的所见，帮学生更清晰、更容易地看到自己，感受他 / 她的身体、呼吸和练习。记住稳定、舒适和专注当下的体式原则。身体力行，也鼓励学生这样做。保持观察、保持呼吸、感受你的内心，不懈地磨炼你的观察技能。

进一步接触、评估学生，深化交流

当你即将对学生进行手法调整时，重要的是考虑一下接触、评估学生和与学生沟通的最佳方式。按照以下三个步骤，进一步准备手法调整和指导。

- **首先，发现内在和外在美。**许多老师急于根据自己的观察判断学生，他们常常只看到"错误"的部分，而不去欣赏学生在做体式时呈现出来的内在和外在美。发现美，并对自己和学生认可它。这将有助于巩固一个观念，即与你一起练习体式的是真正的人，而不是在镜头前摆姿势的模特，前者是完全真实的，而后者只是做作地表演。
- **然后，查看并解决可能的最大危险。**理想情况是我们使用语言提示和演示来引导学生进入体式及其变体或基础体式。尽管如此，还是会有许多学生做出易受伤或有问题的动作。在学生进入体式时，你应首要观察他们最危险部位的运动和姿势。如果你发现学生对你的危险预防提示毫无反应，则要再次口头强调并配合演示，然后考虑手法调整。
- **最后，观察体式的稳定和舒适，以及表情、眼睛、呼吸、整体能量状态呈现的精神。**表情、眼睛和呼吸是你洞悉学生在体式中的感受和状态的来源。紧张会当即在脸上和眼睛中表现出来，而眼睛能让你更深入地了解学生是否专注于练习。呼吸反映能量状态，并清楚地展现学生是否有压力或紧张。鼓励学生对体式稍做改变，以使体式更简单、更易完成，这样学生能够冷静下来、关注当下，因此能更好地完善体式。

触碰的特质

如何触碰学生与触碰的时间、部位同样重要。正是我们的触碰方式令触碰成为一种教学工具。不同的触碰特质产生了不同的触觉沟通方式，在触觉沟通中，老师和学生都在主动参与加深学生对体式的理解和体验的过程。有些特质显然更为微妙，触碰的特质越是微妙，学生就越能有意识地积极参与到这种共享的体验中。正如前面所讨论的，在对学生进行触碰提示时，我们不是在调整学生，而是与他们进行一对一的合作，以指导和帮助他们根据自己的意图和实际情况完善练习。以下是与学生进行触觉沟通的基本方式。

- **唤醒或放松**：通过唤醒触碰，我们可以激活肌肉并提示身体动作的方向。例如，在山式中轻触头顶，同时口头提示学生用头推你的手，这会令能量从头顶贯穿；在卧手抓脚趾腿伸展式中按压接地腿的脚跟，可令这条腿和脚跟伸展并充满能量。根据前面的例子，我们可以进一步通过增加触碰的压力来进行唤醒或者放松的提示，指尖向肌肉传递的压力会令学生更多地感受到肌肉的参与或放松。

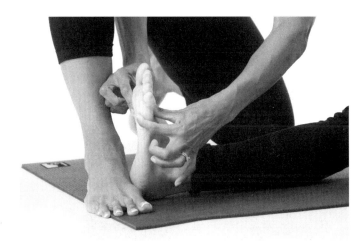

在卧手抓脚趾腿伸展式中唤醒脚和腿

- **点明**：这种触碰特质能帮你确定学生的特定肌肉或能量动作是否激活和激活到什么程度。比如，在下犬式中我们想要鼓励学生激活股四头肌以稳定双腿并刺激交互神经支配，向腘绳肌传递放松和伸展的信号，可以轻压股四头肌同时要求学生提起髌骨，然后

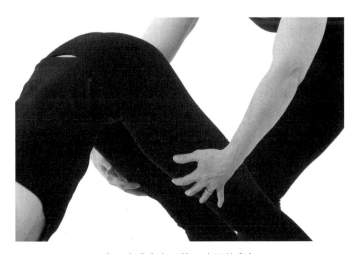

在下犬式中点明股四头肌的参与

注意观察和感受学生的反应。在上弓式中我们则可以用相反的方式触碰，以确认臀大肌上层的纤维是否相对放松，从而减少骶髂关节的压力。

- **稳定**：教学的一般原则是帮助学生走向独立，有时通过主动的支持就能更接近这个目标。许多体式都有平衡难度，而当老师使用体式变体时，挑战就更大了。这时我

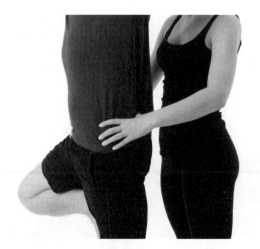

在树式中稳定学生的平衡

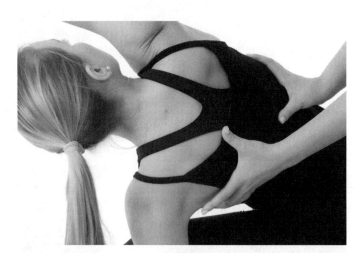

在侧角伸展式中强调拉长和旋转

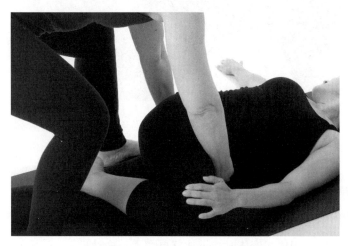

在卧扭转放松式中移动学生将其下髋移到中心

们可以借助身体给学生额外的稳定支撑，恰到好处即可。例如：在半月式或树式中你可以用髋轻轻地但稳稳地抵住学生的髋，帮学生保持平衡，同时用手给出其他身体提示。

• **强调：**它比唤醒或放松更具暗示性和指导性，在进行强调触碰时，我们给出一个轻微的表面提示来促进特定的运动，如侧角伸展式中躯干的拉长和旋转。我们可以根据对学生反应的感受和观察来改变触碰的力度大小。这种触碰的目的既是为了让学生更好地理解体式中（或进入和退出体式的过渡）的稳定性、舒适性和运动性的动态变化，也是为了指导他／她更好地完善姿势和能量动作。

• **移动：**如果我们的语言提示和演示足够清晰，那么要帮助学生对身体姿势做出根本改变的情况应当很少出现。当这种情况出现时，通常最好的方法是让学生先退出体式，再根据要求重新进入。当我们重新定位身体部位时，基本正位会发生变化。例如，在卧扭转放松式中，许多学生在进入该体式时未把下方的髋移动到垫子的中线，因此令脊柱发生一些后弯，减少了这个体式原本的扭转。这个例子中的移动触碰便是抱起学生把他／她下方的髋移到中心。

- **扎根**：在进一步探索或深化体式时常常会损害体式的根基，结果可能导致拉伤。扎根触碰中，我们下压身体的某些部位以夯实体式根基，从而确保学生进一步探索的安全性。比如，许多学生在加强背部伸展式中，躯干急于用力向前伸导致坐骨失去了主动扎根的状态，减少了腰椎的空间，同时对椎间盘造成更大压力，增加腰椎韧带的拉力。紧紧下压骨盆后侧（髂骨）能够帮助学生牢固根基，从而更大程度地拉长脊柱。

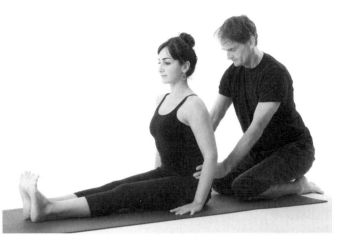

在加强背部伸展式中扎根触碰可保持学生的坐骨稳固在地面

- **抚慰**：给予抚慰性的身体触碰可以传递情感支持和安慰。例如，在婴儿式中把手简单地放在学生背上，就可以暗示更深层的放松，并给予关怀感。在抚慰触碰中，目的要明确、动作要清晰，确保你传递的是抚慰而非不合时宜的肉欲。

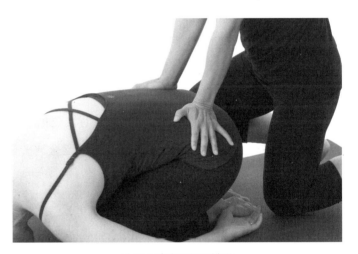

在婴儿式中的抚慰触碰

不当的触碰

知道如何触碰很重要，知道如何避免不当的触碰更为重要。虽然了解触碰的原理为避免不当触碰提供了启示，但许多瑜伽老师都有一种倾向，他们不太清楚或不用心去理解知情且恰当的身体提示的重要性。这里我们来看几种常见的不当的调整手法。

- **远端**：在第二章中，我们讨论了关注生物力学安全的重要性，包括采取近端调整。在远端调整中，你抓住学生的手移动他们的手臂或抓住学生的脚移动他们的腿，很明显这没必要，而且对受过冲击或过度活动的关节有极大危险。远端抓握造成了过度的杠杆作用。因此在三角伸展式中，提上方的手来调整手臂会导致肩关节半脱位。在双角三式中，下压双手会在肩关节产生过度的杠杆作用，导致肘关节过度活动的学生关节超伸。在上犬式或眼镜蛇式中把肩向后拉，处于腰椎的远端，可能导致腰部受伤。

- **强力**：在体式中和体式间的探索中，对于学生最理想的自我引导就是呼吸，这既尊重他们的个人意愿，又能培养稳定与舒适。所有这一切都可能被一个强力的调整破坏，更糟的是，当对学生的推、拉、旋转超过他们的安全运动范围时，这种力量可能会造成伤害。当老师帮助学生在体式中做捆绑动作或抓住某处时，经常会使用强力，比如圣哲玛里琪三式、半鱼王式、侧角伸展式的捆绑变体。例子中这些强力调整都很容易拉伤肩关节上盂唇和腰椎的韧带。

- **迂回**：我们的手法提示应当明确、慎重。当我们因为自身的困惑或无精打采而踌躇摸索时，被触碰的学生很可能会感到困惑，从而影响练习的专注度。迂回提示最常见的原因是意图不明，也不知道如何能最好地实现意图。教授你所知道的知识，而不是在教学中尽你所能地猜测，除非你知道自己的意图和如何实现它（所有这些都在你与学生交流的过程中逐步变化），否则你根本不该进行调整。

- **盲目**：教学艺术的一部分就是全神贯注于你正在做的事情。在给予触碰指导的过程中，即使你要同时留意班上的其他学生，也要关注正在接受调整的学生。当你的手触碰学生做出任何提示时，在那一刻，专心于学生和你的调整，去观察并感受你正在做的和学生的反应。如果你的指导是盲目的，那么你的提示可能无益甚至令人困惑，更糟糕的是，盲目的调整可能压迫脆弱的关节或器官，不经意间还可能发生不当的触碰。

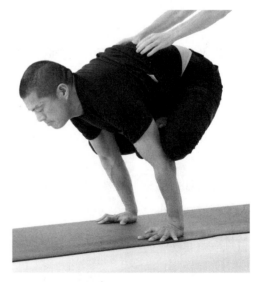

- **破坏稳定**：有时老师的最佳意图反而会给学生带来问题。当我们有意为学生提供稳定支撑时，往往适得其反。

在上公鸡式这样的平衡体式中很容易破坏学生的稳定

例如，在三角伸展式中为学生提供额外支持时，老师会提示脊柱的拉长和旋转，这通常会无意识地导致学生依靠老师来维持整体平衡。当老师离开时，学生往往会失衡甚至摔倒。这主要在于专注的意识：在平衡体式中，更多注意对平衡给予轻微的支持（只需要恰到好处的接触和力量），同时进行其他可能的提示，当你逐渐放开与学生的接触时，更要关注他／她在平衡方面的细微变化。

- **随机**：类似迂回触碰，但目的更明确，随机触碰缺乏特定逻辑或有序的提示，更多是心血来潮（有时傲慢地伪装成直觉）。和迂回提示一样，它会令人疑惑、分心。了解体式的基础，与学生协调，你才能在他／她从基础开始探索体式时给出有意义的指导。

- **不当**："不当"在此泛指不符合正位原则、生物力学安全的触碰，以及越过个人边界带有过度肉欲或性暗示的触碰。你要考虑的不仅是触碰位置，还要考虑触碰方式。作为辅助学生练习的老师，你可以根据自己的意图来衡量触碰是否恰当。

自我保护和教师姿势

老师在辅助学生时，经常失去自己的根基和舒适。通过扎根和注意自身的稳定与舒适，你能够更好地指导和辅助学生。以稳定和舒适的方式让自己就位，然后带着自己的稳定与舒适开始调整，这将确保你在帮助学生时不伤害自己。这需要你特别注意腰部、手腕和容易拉伤或受损的部位。在站立辅助时保持双膝弯曲。老师和学生的身躯，其相对大小是选择身体姿势的重要因素。你会发现站姿、跪姿、坐姿，或其他姿势能让你最稳定、舒适地进行调整，同时与学生保持协调。与其每种调整采用一个特定姿势，不如因人而异地选择既能照顾到自己，又能提供积极协助的姿势。尽量在手腕保持中立时进行触碰提示，并在每堂课做一些简单的手腕拉伸，以保持腕关节的健康舒适。

手法提示与辅助的五个基本步骤

正如我们前面所讨论的，手法提示与辅助是教学指导的几种方法之一。只要你给出清晰的语言提示，并结合有效的示范，大多数学生是不需要触碰提示的。为了使你的提示更高效，要放慢讲解速度，并缓慢地进入你所教的体式，稍微强调一下你最想突出的部分，同时在所有学生视野最佳的位置进行镜像演示。别讲解不该做什么，而是强调要做什么。（讲解不该做什么往往会让学生感到困惑，尤其是当他们错过了你的指导中"不要做"的部分时。）尽量按照《瑜伽序列》第四章中详细阐述的那样按顺序组织语言提示。在学生转入体式时，根据他们做到的和没做到的来进行口头提示，在动手辅助前给学生机会进行自我调整。

演示时，要做镜像动作，选择你和学生彼此最能看清对方的位置。在这一过程中，继续观察学生，以确定在哪些方面需要进一步或更明确的指导。要明白即使最熟练的学生也可能自我感觉已经按照你的指导和示范来做动作了，然而实际上他们与你的要求相去悬殊。对于其他经验较少或不太熟练的学生，以及更纯粹的触觉学习者，你从开始指导时就会发现，他们会从触碰提示中受益。另外，一旦你演示完毕，就该离开自己的垫子，在教室中更好地观察学生的情况，并提供他们可能需要的细化指导。上课时，全心教学，换个时间自我练习。

为了与学生进行最好的互动，在你口头提示动作的部位给予轻微的触碰，并给学生一个语言提示，让他／她的呼吸和动作融合你施加的轻微力量，力道要与学生在你的触碰点的运动成比例。协助学生进行探索的一般方法是在每次吸气时提示学生从自己能够轻松进入的位置稍微退回来一点，然后在呼气时引导并鼓励学生进入得再多一点。在保持接触的同时要求学生把呼吸融入你在触碰提示中施加的轻微阻力，这样他们在逐步完善体式的过程中最容易感觉到并做到你指示的动作。在手法提示与辅助的五个基本步骤的每一步都对这种方法有更细致的解释和示例。

第一步：稳定和舒适

手法教学的首要任务是帮助学生稳定、舒适地练习。与体式教学的其他方面一样，这始于语言提示和演示。一旦你确定手法调整有帮助，而且学生同意，那么最初的重点应该是解决任何可能导致受伤或加重已有伤病的危险问题。学生无法轻松自如的主要原因是根基有问题，所以你解决了基本的危险问题后，把注意力放在正确（或进一步）建立体式的根基上。这可能涉及重新定位（要求学生退出体式，重新开始），使用辅具，以及对体式稍做改变以使特定的学生用区别于课堂通用模式的方式建立根基。根基建立后，给予手法提示——使用扎根触碰，以强化学生的扎根动作。当扎根动作并非向下朝着地面时，为学生提供一个能够发力的阻力点。

例如，如果学生在卧手抓脚趾腿伸展式中仰卧，将你的脚或手抵住学生的脚跟，同时口头提示他 / 她推你们的接触点，感受他 / 她的意图和力道，促成舒适且可持续的、最大限度的相互配合。然后与学生的呼吸模式同步，通过保持你对扎根动作的提示，并强调吸气时的空间感与呼气时更深层的释放和舒适，用身体和语言提示根基、呼吸和舒适之间的关系。通过强调呼吸本身的稳定和舒适，使学生重新关注呼吸，促进呼吸和身心之间多方面的联系。

第二步：拉长脊柱

牢记脊柱，接下来的重点是努力在体式根基上创造更多的空间，尤其是沿着整个脊柱。这里你要提示根基和延伸之间的联系。在关注体式根基的同时，再次配合学生的呼吸流动，用身体和语言提示拉长脊柱：学生吸气时，鼓励从体式根基沿脊柱向上扩展和拉长；呼气时，鼓励随之释放与舒适的感觉，保持这种空间感。轻触学生头顶，提示他 / 她朝这个方向拉长脊柱。在头倒立式这类体式中，在脚上做类似的触碰，提示脊柱和整个身体的拉长。对于大多数学生来说，这样的触碰需要强调，你的手既要提示脊柱的持续拉长，又不能影响稳定和舒适。在这样的指导中，很适合强调以胸口为中心的呼吸，进一步提升空间感并增强与个人练习意图的联系。

第三步：旋转、弯曲和延伸脊柱

拉长脊柱是旋转、弯曲或延伸脊柱的基本准备。许多学生会在脊柱达到舒适的最大长度前尝试扭转、向前折叠或向后弯曲，这使得这些动作缺乏内在动力、更困难、更可能活动范围受限、更易拉伤。从体式的根基开始，始终在吸气时提示拉长脊柱（这有助于创造空间），呼气时保持空间，然后随着呼气逐渐开始旋转、弯曲或延伸脊柱。提示需运用几种不同的触碰特质：扎根、强调和轻微移动。提示是一个连续的动态过程，应当与学生的呼吸模式同步进行：吸气时，扎根和拉长（同时从旋转、弯曲或延伸中退出一点）；呼气时，进一步旋转、折叠或延伸。在所有这些提示中，师生要相互发力，同时提示学生把呼吸融入接触中，保持动态的触碰，让学生能更好地感受到怎样按照提示的方式运动。

第四步：完善体式

前三个步骤确立了体式的基本要素。在这个基础上进行探索，接下来对进一步的完善进行提示，逐渐在紧张的体验中注入沉静。完善并不是将体式带入更深或更复杂的形式，而是令体式的根基、延伸和其他能量动作在根本上更简单。用语言引导学生再次专注于呼吸，恢复稳定、平衡的流动，在坚定的凝视中让双眼变得温柔，并尝试寻找更精微的方式令体式更为自然，同时不失去对体式的意识。请记住坚持不懈地练习和不执着。现在把手法调整用于促进完善体式的探索，更多地使用点明和强调触碰。让学生再次连接呼吸与动作、呼吸与感觉，以及呼吸与身心意识。

第五步：深化体式

通过稳定和舒适的呼吸，体式的基本要素得以体现并能更精细地表达，在保持已确立的基本形体的基础上，鼓励学生进行更深入的探索。深化体式可以是简单地保持更长时间，同时继续完善，也可以再进一步，包括引入新元素的变体。请注意，先于前面四步尝试深化体式的变体毫无意义。若急于练习变体或以其他方式深化体式，很可能破坏它的完整性，打破呼吸有意识地连接身心的瑜伽过程，并容易导致伤害而非产生益处。对于已经明智地走完第一步到第四步的学生，你可以提供深化体式的手法辅助，并鼓励那些紧张的学生后退一些、放慢速度、保持练习。提醒学生，练习不在于走多远，而在于如何前行。

瑜伽调整姿势和技巧

之前讨论的触碰的特质为我们辅助学生提供了普遍的参考。这里让我们来看一下具体的手法技巧，并逐一举例说明。在应用时，这些技巧会因你而变化——尤其是你的意图、你和学生的身高差、你手的大小，以及你提示的学生的体型和状况。第二部分将要讲解姿势和触碰技巧的无数变化和组合，包括创造性地使用身体的其他部位。所有这些都可以发挥作用，助你找到最适合你的方法来指导独特的学生。

身体姿势

你身体的姿势对自己的健康和老师提供最佳的辅助起着重要作用。有三种基本姿势：站姿、跪姿和坐姿，在实际应用时应根据具体的辅助内容，你和学生的需求、身形来变换。以下每种姿势列出三个例子。

山式站姿需要双腿伸直，就像在山式中一样。双腿保持完全伸直，双脚分开与髋同宽，根据你和学生的身高，脚的位置可变化以增强稳定性。

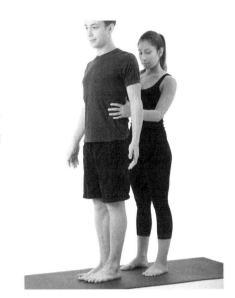

山式站姿

在**马步站姿**中，双脚分开60—90厘米，弯曲膝盖，形成一个稳固的根基，令腰部舒适，当用手和手臂推动时可获得更强的杠杆作用。

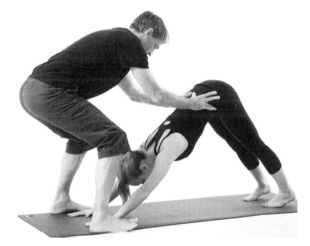

马步站姿

髋站姿允许你用髋抵住学生的髋、背或肩，从而帮助学生在完善体式其他部分时（如拉长脊柱、旋转躯干或手臂）保持平衡和基本姿势。

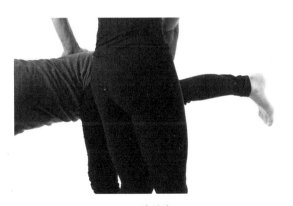

髋站姿

单膝跪姿可以让你在自己的中间高度更有效地进行辅助。取决于你和学生的相对身高，这个姿势对于在中间高度辅助站立体式中的学生有效。这个姿势的应用相当广泛，例如在战士二式这样的站立体式中，你可以使用不跪地那侧的髋来稳定学生的髋。

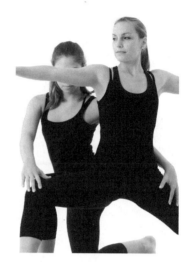

单膝跪姿

双膝着地，脚背可以放平，也可以脚趾踩地，**双膝跪姿**赋予你稳定性和良好的杠杆作用，适合许多坐姿体式以及需要你集中在离地大约 60 厘米高的位置进行辅助的体式。

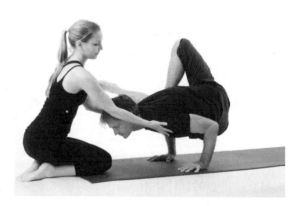

双膝跪姿

矮凳姿势类似《哈他瑜伽之光》中描述的幻椅式的原型。在这个体式的变体中，脚趾踩地、脚跟提起，用膝盖和双手进行辅助。一般来说这个姿势用于束角式或花环式之类的体式中，膝盖向上滑带动腰方肌。根据学生的姿势和柔韧性，膝盖可以继续滑动到腰部以上（不是在脊柱上），从而令小腿在学生脊柱两侧的受力点（最初还是在腰方肌，之后可能向上来到脊柱两侧）发挥作用。

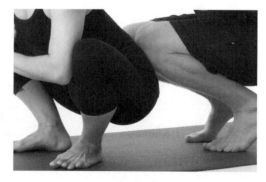

矮凳姿势

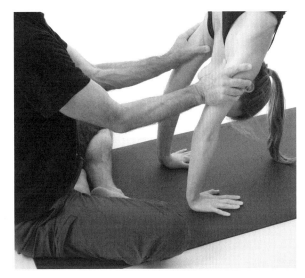

简易坐姿

简易坐姿中老师坐在地面上，便于辅助许多坐姿体式和仰卧体式。这个姿势最适合给予轻微提示，也几乎不需要杠杆作用。

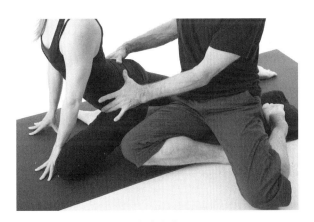

套索坐姿

类似英雄式，但像巴拉瓦伽一式一样坐在脚跟侧面，**套索坐姿**适用于对非对称体式中的学生进行近距离辅助，且最好在学生背后为其调整。

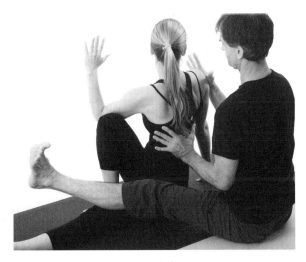

分腿坐姿

分腿坐姿本质上是一个直立的坐角式，在这个姿势中可选择利用腿部的重量来强调学生的腿部根基，同时用手做其他提示动作。

手的姿势和动作

使用**扶髋手势**时，双手环绕骨盆后部，拇指指向骶骨，其他手指向外，环绕髂后上棘。这样让你在几乎所有坐姿体式中，都可以同时提示坐骨的扎根和骨盆的前旋。

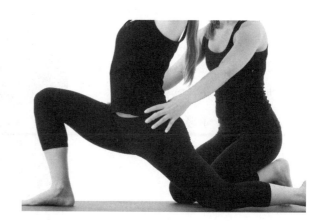

扶髋手势

在**张开手掌**的姿势中，我们分开手指并把手掌完全展开，这是以运动为导向的辅助最常用的手势。张开的手掌提供了直接接触，而伸展的手指把能量聚集在学生和手掌的接触面。这是辅助大多数扭转动作的最佳手势，同时也有多种其他应用方式。

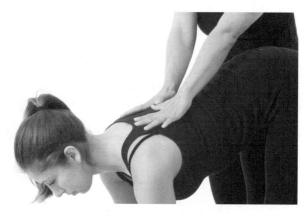

张开手掌

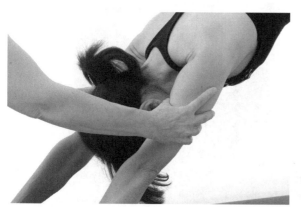

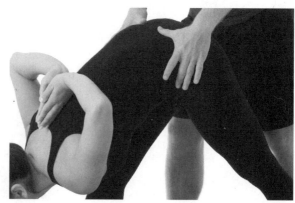

扣紧旋转

　　扣紧旋转是一种具有强调、稳定和移动特质的提示，用于手臂或大腿的近端调整，以强调四肢的旋转。如果力度较大，在调整手臂时务必提醒躯干和肩带的稳定，在调整腿部时一定要提醒骨盆的稳定。

　　手指展开的手势从指尖相向收拢开始，然后随着手指的伸开和外展，帮助学生创造更多的空间，如胸廓下缘向上均匀拉长，远离骨盆上缘，从而在腰椎处创造更多的空间。在辅助学生时，可参考第四章"山式"的例子。

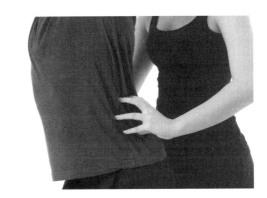

手指展开

　　与手指展开相反，**手指收拢**是我们用指尖的反向运动来提示，开始时手指张开，然后把它们向对侧拇指指尖的方向收回，在指尖远离的区域创造更多的空间。在一些肩胛骨易耸起并压迫颈部的体式中，这一手势便可发挥作用。将指尖放在肩胛上缘，拇指指尖尽量向下越过肩胛骨，以在颈部周围创造更多空间。

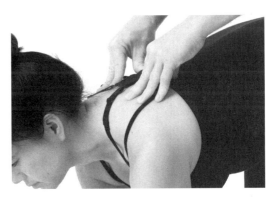

手指收拢

　　反向旋转使你能够同时提示一个关节中的对立动作。对于附肢骨的提示，通常要结合中轴骨或其附近的稳定提示或运动提示，强调旋转时不要丢掉身体近端或中轴的正位和能量动作，如在坐角式或束角式中。在大多数前屈体式中，这个手势同样有效，通过同时提示胸骨向前和肩胛骨下沉，促进胸椎更充分的伸展并让胸口更开阔（在辅助学生时，参考第四章"半站立前屈伸展式"）。

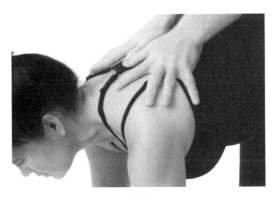

反向旋转

轻轻**弹指**具有强调或唤醒的特质，能对某些能量动作进行有效的提示。它类似于手指展开，只不过是用轻弹的动作来更好地示意激活。这里我们看到的是一个应用于内侧足弓的例子，目的是唤醒脚的收束。

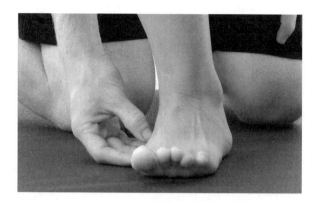

弹指

手腕交叉的手势让你可以用强调触碰提示大腿内旋。最常见的是在下犬式背后，交叉手腕、握紧大腿，接着向后拉，不仅让股骨内旋，还加强了脊椎的伸展。

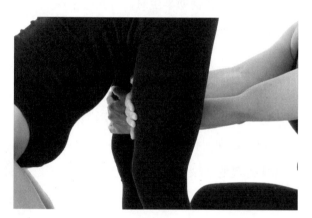

手腕交叉

轻触指各种特定的手势，你可以凭直觉用很轻的力度提示，比如在山式中提示浮肋微微内收。

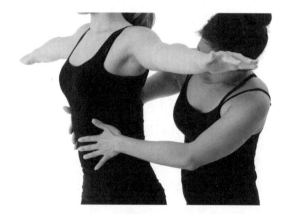

轻触

离开学生

　　离开学生时需要与第一次靠近他/她时同样留心。完成所有手法辅助后开始离开，让学生感到你在放手。放手时要循序渐进，以确保学生的稳定与你自己的稳定和舒适，帮助学生从容地回归自我，赋予他/她更多的自主性。这一点在需要平衡或消耗体力和能量较多的体式中尤其重要，受力的突然变化可能会导致意外的移动。

　　你离开学生的方式还进一步受到几个因素的影响，包括该体式的特点、学生是继续留在体式中还是在你的辅助下转出、辅助的时长、当你离开学生时对其状况的感受，以及你自己的情况。开始前，考虑学生对你的支持的依赖程度。依赖程度越高，你离开时就越要注意循序渐进，同时保持口头交流，以确保学生对当下的和即将发生的状况与你有共同的认识。当学生依赖你的支持时，这是在任何辅助中都要考虑的重要因素。下面这两个例子，在依赖与放开方面形成了鲜明的对比。

- 在三角扭转式中，保持平衡很有挑战性，在进行辅助时平衡很难不受影响。因此，当你开始放手时，重点是要感受到学生的稳定，在他们回归自我控制时，以轻拍的方式触碰，提示学生去找到中心的平衡。

- 当你把学生移动到他们自己能够达到的活动范围之外时，尤其是像蝗虫一式这样背部收缩的后弯体式，放开你的支持后，他们将掉到自己肌肉能控制的位置，在这个体式中这会导致竖脊肌的牵张反射，肌肉突然收紧有可能造成拉伤。因此，在辅助学生进入他们自我掌控之外的运动范围时，始终要先让他们自如地回到自我掌控的范围之内，然后再逐渐放开你的支持。

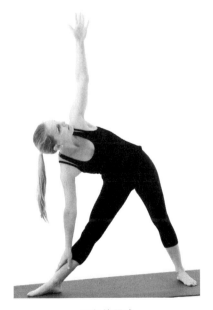

三角伸展式

　　如果你要辅助学生转出体式的话，考虑在过渡动作中给予支持以强调能量动作，令过渡更加安全从容。以下的三个例子突出了在极为不同的体式中这种辅助过渡的价值。

- **三角伸展式**：在回到直立时，支撑腰部的肌肉需要有力地做功。引导学生从后侧髋到后侧脚拉起一条强有力的能量线，这会令腰部在过渡时更为轻松。在学生起身时可以这样提示：把一只手放在上方骨盆的侧面，并以扎根触碰强调同侧髋到脚跟的扎根动作。

- **加强背部伸展式**和大多数其他坐姿前屈体式：这里的问题和三角伸展式的例子类似，在不过度拉紧腰部的前提下将躯干从前屈或侧伸展的位置收回。这里手的放置方式同样也是给予骨盆扎根辅助，如第九章"加强背部伸展式"所示。当学生吸气缓慢起身时，在骨盆用扎根碰触配合旋转触碰，促使坐骨稳定扎根、骨盆后旋，以此作为拉起躯干至直立的主要力量。

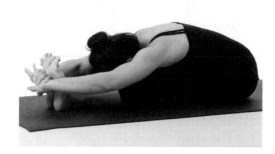

加强背部伸展式

- **手倒立式**：如果你辅助学生进入手倒立式，也辅助他 / 她退出体式。辅助应包括两个方面：退出体式时双脚从容落地，然后建议学生保持前屈至少几个呼吸再起身直立，以防止直立性低血压（头晕并可能昏厥）。

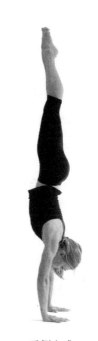

手倒立式

　　虽然许多提示只需几秒钟（特别是点明或唤醒），但其他的提示可能需要长时间的支持。你辅助学生的时间越长，就应越缓慢地放开。根据班级的整体需求，较长时间的辅助可能需要进一步向学生解释和沟通，以便更清楚地说明辅助的目的，汲取学生的经验，并洞察怎么能够让学生（以及作为老师的你）下一次在相同或类似体式的练习中完善。

　　最后，当你离开学生时考虑学生和你自己的整体情况也很重要。尽可能全面地了解可能影响学生流畅退出体式的任何因素。如果你在进出体式的过渡中给予辅助，那么顾及自己的情况并保护好自己，这样你才能更好地给学生和自己提供适当、彼此感觉舒适的支持。

第二部分
应　用

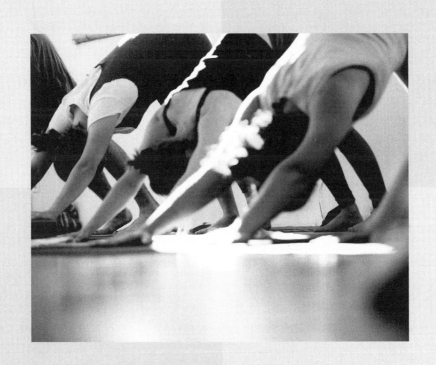

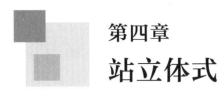

第四章
站立体式

站立体式塑造整个体式练习坚实的身体基础。双脚站立，学生开始体验稳定的基础如何对他们的腿、骨盆、脊柱、手臂和头形成支撑。他们还会发现稳定的基础具有韧性，这始于激活脚的收束。在站立体式中融合稳定和舒适，学生开始达到平衡站立，当他们感受到身体、呼吸、心灵和精神的联系时，一种平静的态度和意识油然而生。在加深这种平静感的过程中，学员们会发展出一种具身意识——身体的轻盈依靠扎根，这种轻盈让他们在瑜伽练习和日常生活中更加轻松快乐。

站立体式分为三类：股骨外旋体式、股骨中立或内旋体式、站立平衡体式。外旋站立体式一般伸展腹股沟内侧和大腿，同时加强外旋肌和外展肌。内旋站立体式通常加强内收肌和内旋肌，同时伸展外旋肌和外展肌。（中立旋转的动作和作用接近于内旋，但旋转的力度很轻。）站立平衡体式加强了整个站立腿和骨盆带，同时在进入更稳定的平衡时，创造机会探索对跌倒的本能恐惧。

总的来说，这些体式教给我们练习的完整性，我们会发现脚连接腿、骨盆、脊柱、胸、头、手臂，并最终与呼吸和身体觉醒的感觉相连。在最初的热身和唤醒动作，如猫狗式、拜日式或圣光调息之后，站立体式是最安全的体式类别，可以热身和打开整个身体，为更复杂的体式做准备。站立体式能激发能量，有助于在练习的前段集中精神、唤醒身体。

唤醒的根基

从腿开始，当我们的能量线从股骨顶端向下穿过脚时，双脚便被激活了。这就产生了一种"反弹效应"。想象一下，坐电梯上行时的超重感或下行时的失重感。电梯向上的加速度不仅让你感觉更重，而且令你的腿部肌肉更强烈地参与做功。同样，当你有意从股骨顶端向脚扎根时，小腿和大腿的肌肉也会参与做功。这不仅对足弓产生了向上的拉力（主要来自激活胫骨后肌和腓骨长肌的类马镫效应），而且通过关节产生了伸展，并在你的脚上生成一种更为扎实又有韧性的感觉，令你的身体变得更长、更轻盈、更整合。为了更充分地培养脚的收束，像下面这样引导你的学生：

- 全体学生双脚并拢站在垫子前部。

- 要求他们低头看自己的脚，抬起并展开脚趾。

- 保持脚趾抬起，引导学生感受大脚趾球的内缘（从大脚趾和第二脚趾之间的空隙处往里约 2.5 厘米），将这一点更牢固地压到地面上。

- 现在让学生反复松开脚趾，放下再抬起，同时保持大脚趾球内缘向下扎根，去观察这一动作是如何刺激内侧足弓和脚踝的唤醒与上提的。

- 鼓励学员试着保持内侧足弓和脚踝的上提，感受这如何像金字塔一样把每只脚的中心推高，形成脚的收束。其中的难点在于要保持双脚唤醒的状态，同时轻柔地放下脚趾并在地面展开，随着练习的增加，这个过程会越发自然、轻松。

- 鼓励学生在所有站立体式中保持脚的收束。

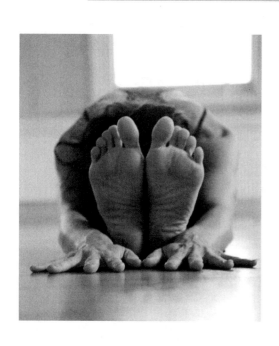

山　式

　　山式是所有其他站立体式的基础体式。与所有站立体式一样，要从根基开始进行山式的教学：

　　指导脚的收束，说明在每只脚的前、后、内、外均匀分布身体重量的重要性。随着脚的收束激活，向后推股骨，同时引导股四头肌收缩以及股骨的轻微内旋，强调内旋扩大了坐骨之间的空间，易于找到骨盆的中立位。

　　需要注意的是，大多数学生往往会骨盆前倾，这样会压迫腰部，并可能导致椎间盘问题。打开和加强髋屈肌、髋伸肌和腹部核心的练习，有助于学生进入稳定的骨盆中立。引导学生感受脚的收束和根锁／会阴收束之间的联系，鼓励他们在整个体式练习中保持会阴收束，轻盈而不费力。

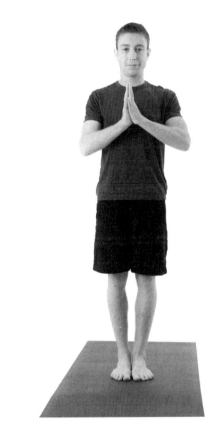

　　骨盆中立后，大多数学生的脊柱会进入自然弯曲（中性伸展），除非有明显的肌肉不平衡或疾病，如脊柱侧凸或后凸。引导学生微微激活腹部，这在完全呼气时会自然发生，强调这一点对稳定和拉长腰椎有帮助。腹部应该是柔软而稳定的。提示进一步拉长脊柱，鼓励学生把胸廓下缘提起并远离骨盆上缘，同时让浮肋自然融入身体内部。

　　提示学生由内提起和展开胸骨，同时让肩胛骨轻柔地下沉，紧贴肋骨后侧，在稳定肩和放松颈的同时，进一步扩张胸口。指导学生展开锁骨，先将肩向耳朵方向抬起，然后在不失去胸椎中下段正位的情况下，向后、向下沉肩。

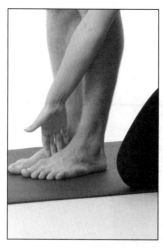 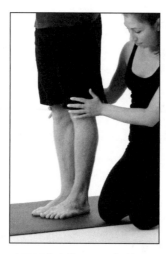

使用轻触提示脚的正位，弹指提示脚的收束，作为主动扎根和平衡站立的一部分。

对于腿的姿势，运用轻触提示膝盖朝着脚的中心指向正前方。

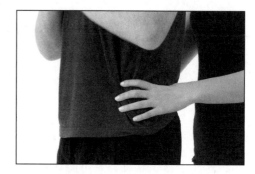

使用扶髋手势配合扣紧旋转提示骨盆在中立位。

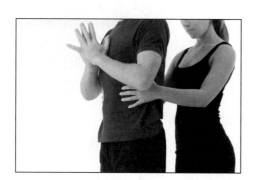

使用轻触提示脊柱在自然曲度的中立位，注意学生胸塌陷或过度扩张的倾向。

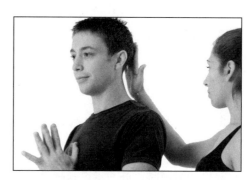

通过引导学生感受耳朵和肩对齐，微调颈和头的姿势，然后提起喉部，同时将下巴微微向前、向下拉，拉长颈后侧。最后，提示头顶向天空打开。

进一步探索

《瑜伽教学》第 159—160 页（中文版第 149—150 页，后文括号内均为中文版页码）

《瑜伽序列》第 430 页

瑜伽教学资源中心 www.markstephensyoga.com/resources

幻椅式

在指导幻椅式时，要求学生将双手放在腹股沟的凹陷处，向脚跟压股骨头，然后将骨盆前后旋转几次，找到脊椎从骨盆自然伸出的位置。保持骨盆中立，引导他们松开手臂落于体侧，强力地翻转手掌向外，当肩胛骨向下、向内沉，贴向肋骨后侧时，感受胸的扩张。提示学生吸气时将双臂向外侧伸展举过头顶，在胸和手臂向上伸展时，保持肩胛骨下沉。学生可以保持双臂分开与肩同宽，视线微微向下，或者在颈部舒适的情况下，凝视水平方向。如果他们能保持手臂伸直，请他们将手掌并拢，向上凝视大拇指。引导学生练习几次从山式到幻椅式再回到山式的过程，强调呼吸与动作的连接、脚的收束与会阴收束的连接、根基与脊柱和手臂的延伸的连接。在拜日二式常规的动作流动中，从幻椅式过渡到站立前屈伸展式，呼气时双腿伸直，同时双臂向两侧展开，躯干笔直向前、向下送。按照与拜日一式同样的顺序从站立前屈伸展式进入下犬式。

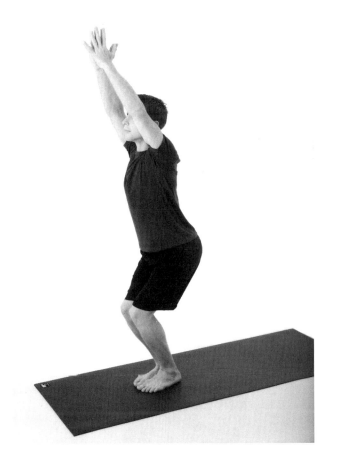

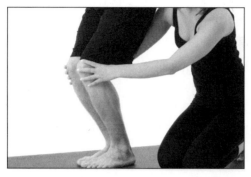

如果双脚并拢，使用轻触提示双膝挤在一起。如果双脚分开，使用轻触提示膝盖向前位于脚中心正上方。

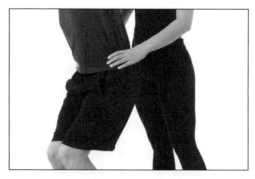

使用扶髋手势配合扣紧旋转提示学生骨盆前后旋转，找到腰椎中立的位置。

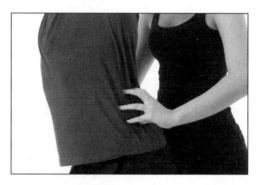

运用手指展开提示抬高肋骨远离髋部，从而减少腰部的压力。

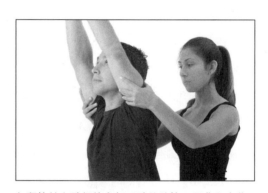

扣紧旋转上臂促使肩部手臂的外旋、屈曲和内收。

简化版

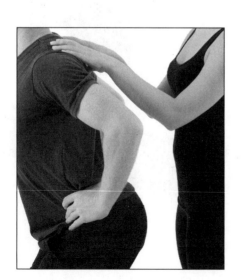

　　最初练习幻椅式时，保持双手扶髋以专注骨盆中立，同时向上提拉脊柱，肩胛骨下沉贴向肋骨后侧，扩展胸。

变 体

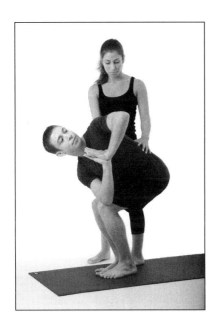

　　介绍旋转幻椅式时，要做语言提示并演示将右手收回至右髋，左臂向天空伸展，拉长那一侧身体，然后把左手肘移向右膝，双手合十以促进扭转，保持双膝平衡，从而髋达到水平位，减少腰部的压力。如果挤压手掌时腕关节受压迫，可以让一只手或两只手像握拳一样，或对推双手指尖。随着时间推移，肩可能会越过膝盖，试着让那侧的手松开落到地面，另一只手向上伸展，或者双手缠绕并抱住双腿后侧。

进一步探索

《瑜伽教学》第 171 页（第 158 页）

《瑜伽序列》第 442 页

瑜伽教学资源中心 www.markstephensyoga.com/resources

半站立前屈伸展式

强调拉长脊柱，肩胛骨下沉，并进一步扩展胸口，同时将胸骨向前拉向水平方向。提供并演示不同选择：膝盖弯曲、指尖着地，抑或手提高放在小腿上。所有这些选择都有助于脊柱的充分延展。当学生进一步发展腘绳肌和髋的柔韧性时，提示他们保持双脚扎根、双腿坚实，令根基更稳定，在其上拉长脊柱。

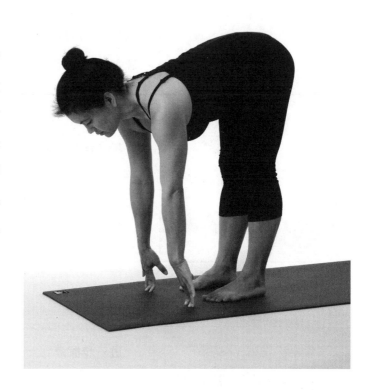

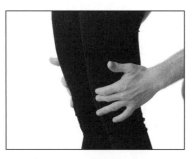

从山式或完全站立前屈伸展式开始，在膝盖上方使用轻触以点明或唤醒股四头肌参与。

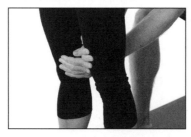

在大腿中段使用手腕交叉提示大腿内旋。

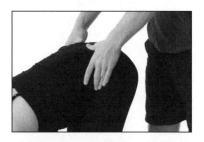

用扣紧旋转提示骨盆前旋，以此作为向前折叠的初始和主要动力，口头提示关注腰部和腘绳肌的感受。

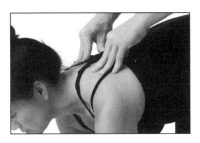

如果学生耸肩，老师就轻轻用手指展开提示肩胛骨下沉贴向肋骨后侧。

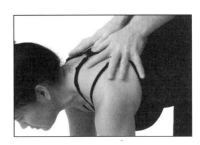

张开手掌放在学生肩胛骨上，双手外展，给出反向旋转提示：拇指提示学生肩胛骨内侧下沉，其他手指提示学生胸向前延伸。

简化版

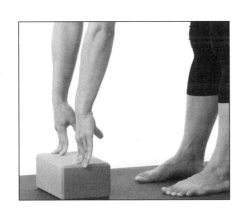

　　学生手放椅子或瑜伽砖上，为完全半站立前屈伸展式做好准备，先保持双膝微屈让腰部和腿后侧更轻松。

进一步探索

《瑜伽教学》第 161 页（第 150—151 页）

《瑜伽序列》第 368 页

瑜伽教学资源中心 www.markstephensyoga.com/resources

站立前屈伸展式

始终为学生提供弯曲膝盖的选择，以减少对腘绳肌和腰部的压力。当学生的腘绳肌和腰部感觉舒适时，鼓励他们更多关注脚的激活，向前折叠时保持双腿有力、膝盖上提、脊柱拉长、肩胛骨下沉，胸口打开。大多数学生在向前折叠时，为了保持平衡，防止向前跌倒，容易将髋后移。鼓励他们在向前折叠时，将重心向前移到大脚趾球，同时把脚跟牢牢地向下扎根，逐步保持双腿的垂直。

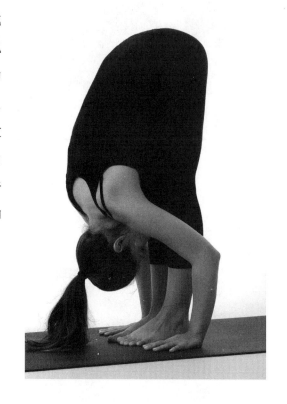

- 手臂 / 肩膀选择之一：双臂展开、直体向前对腰部和腘绳肌来说最轻松，这样能够帮助保持整个胸的扩张，并打开肩带。但肩关节不稳定的学生禁用此法。

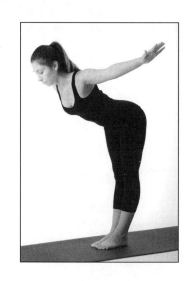

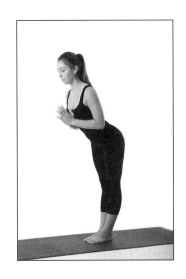

- 手臂／肩膀选择之二：向前、向下折叠时，双手在胸前合十，培养以心为中心的意识。这会让腰部和腘绳肌相对轻松，但是胸容易塌陷。

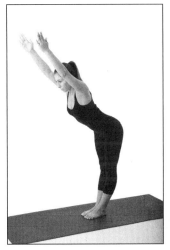

- 手臂／肩膀选择之三：向前、向下折叠时，双臂完全伸出头顶，这个选项对腰部、腿和核心的力量有一定要求。如果这些部位缺乏力量，这种折叠方法会令腰部和腘绳肌受压迫。

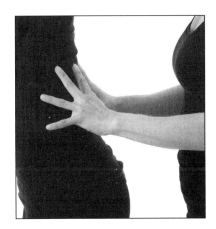

运用手指展开提示抬高肋骨远离髋。

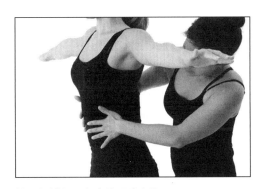

使用轻触提示突出的浮肋内收。

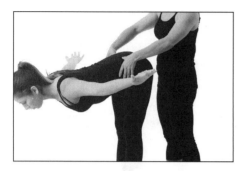

学生双手落到地面、瑜伽砖或墙壁之前，使用扶髋手势配合扣紧旋转促使其骨盆在舒适范围内最大限度地前旋，作为前屈折叠的主要动力。

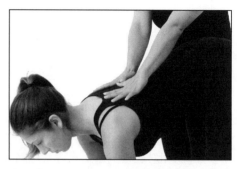

折叠到半程时口头提示学生拉长脊柱和前移胸骨，继续向下折叠前，在学生肩胛骨使用反向旋转提示肩胛骨下沉、胸骨远离腹部。

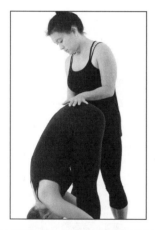

一只手张开手掌放在学生骶骨提示髋应在脚踝上方对齐。

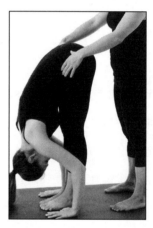

当学生吸气从前屈中起身时，老师使用扶髋手势配合扣紧旋转令学生双腿扎根、骨盆后旋，从而减轻其腰部的压力。

简化版

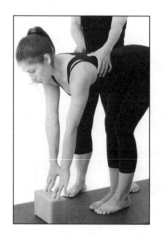

如果学生不曲背就无法做到半程的折叠，给他／她在地面放置瑜伽砖垫在双手下方，并建议屈膝以令腰部和腘绳肌更轻松。

进一步探索

《瑜伽教学》第 160 页（第 150 页）

《瑜伽序列》第 444 页

瑜伽教学资源中心 www.markstephensyoga.com/resources

手抓大脚趾站立前屈伸展式

保持脚的收束，像站立前屈伸展式一样向前折叠，然后像半站立前屈伸展式一样，胸向前伸展的同时，抓住大脚趾向上拉。然后向下折叠，肘部彼此拉开，肩胛骨下沉。如同站立前屈伸展式一样开始。能量通过双腿向下辐射，让双脚牢牢扎根，激活双腿；股骨内旋，耻骨向后、向上倾斜，胸骨向地面伸展。在脚跟扎稳地面的同时，将重心前移。借助腿部的力量和动作拉长脊柱。

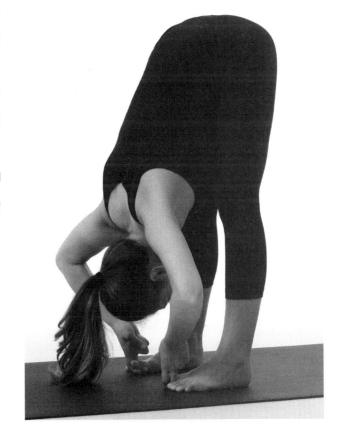

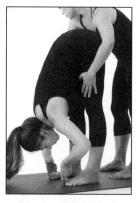

轻轻以手指收拢在膝盖上方点明或唤醒股四头肌参与。

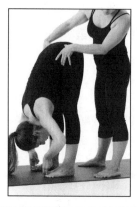

使用扶髋手势提示骨盆最大限度前旋，并提示骨盆位于脚上方居中的位置（坐骨位于脚跟正上方）。

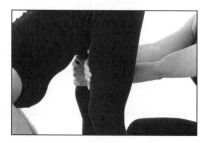

用手腕交叉提示大腿内旋。

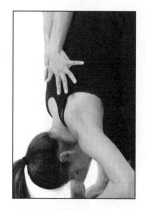

张开手掌放在肩胛骨上，双手内收，给出反向旋转提示：拇指提示肩胛骨内侧下沉，其他手指提示胸骨伸展远离腹部。

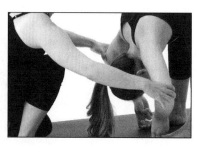

使用轻触提示手肘彼此分开并与手腕和肩膀对齐。

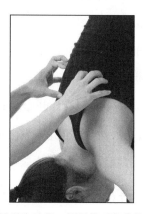

如果学生耸肩，轻轻将手指收拢提示肩胛骨下沉贴向肋骨后侧。

简化版

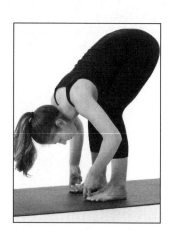

如果直腿无法抓住大脚趾，则保持膝盖弯曲。

变　体

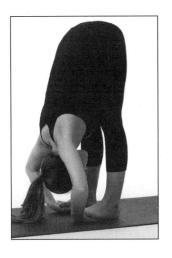

　　提供手碰脚前屈伸展式的选择，可达到手腕治疗和深度前屈的效果。

进一步探索

《瑜伽教学》第 184 页（第 170 页）

《瑜伽序列》第 403 页

瑜伽教学资源中心 www.markstephensyoga.com/resources

花环式

　　从山式开始，语言提示并演示双脚分开比髋略宽，然后缓慢屈膝直到进入完全的蹲姿（如果有必要，则靠墙完成，或者使用椅子或瑜伽砖）。

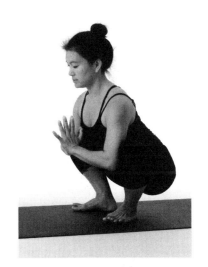

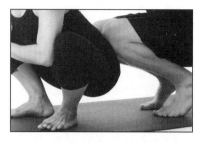 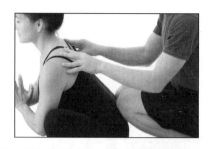

采用矮凳姿势，将双膝置于刚刚超过学生骨盆上缘的   口头提示学生抬起胸骨，同时用轻触提示学生的肩
位置，帮助他/她稳定、舒适地蹲坐在双脚上。   下沉。

简化版

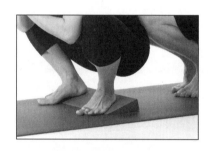

如果学生的脚跟无法扎根地面，则提供卷起的垫
子或斜板让学生踩在脚跟下。

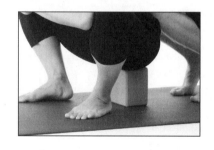

如果卷起的垫子或斜板不足以支撑学生双脚的稳
定，则提供一块（或两块）瑜伽砖放在坐骨下方。

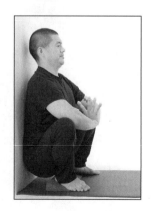

蹲坐仍然困难的学生可以靠墙练习该体式。

进一步探索

《瑜伽教学》第 327—329 页（第 300—302 页）

《瑜伽序列》第 397 页

瑜伽教学资源中心 www.markstephensyoga.com/resources

双角一式

开始时，双脚分开一条腿长的宽度，脚的外缘平行。膝盖可以弯曲，以减轻腘绳肌和腰部压力。手腕向后滑至手肘正下方，造成双手向前滑动的感觉以拉长脊柱，将肩胛骨下沉贴向肋骨后侧。双腿挺直有力，股骨微微内旋以（释放一定空间）帮助骨盆前旋，将耻骨向后、向上提，同时向地面方向拉伸肚脐和胸骨。脚跟前部扎根的同时，尽量将重心前移至大脚趾球，髋部位于脚跟正上方，放松颈部。

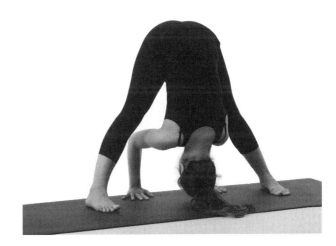

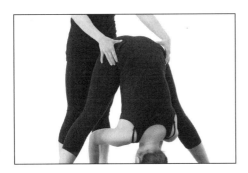

使用扶髋手势配合扣紧旋转促使学生骨盆在舒适范围内最大程度前旋，作为前屈折叠的主要动力，然后折叠躯干，头顶着地。

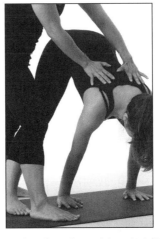

处于半程位置时，口头提示学生拉长脊柱和前移胸骨，在肩胛骨运用反向旋转引导其下沉、胸骨远离腹部，然后继续向下折叠。

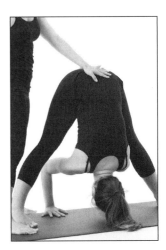

一只手张开手掌置于学生骶骨提示髋在脚踝正上方对齐。

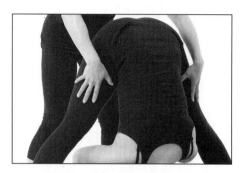

手指轻触点明并提示学生股四头肌收缩。

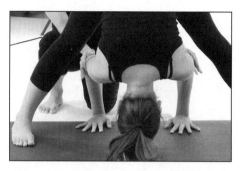

张开手掌用手指轻触提示学生手肘对齐肩膀。

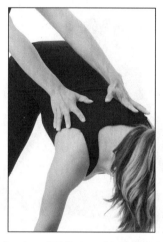

准备起身时，在一半的位置口头提示学生拉长脊柱和前移胸骨，在肩胛骨使用反向旋转提示其下沉、胸骨远离腹部，然后提示转入起身直立。

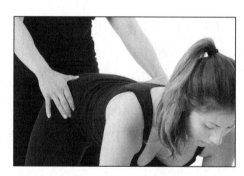

在学生吸气，从前屈转为直立时，使用扶髋手势配合扣紧旋转令双腿扎根、骨盆后旋，以此减轻腰部的压力。

简化版

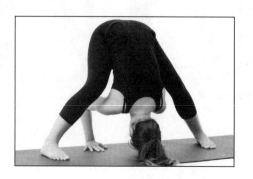

保持双膝微屈让腰部和腘绳肌更轻松。

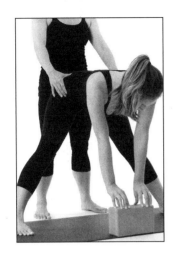

把手放在瑜伽砖上并将胸骨向前送，在不弯曲脊柱的情况下让骨盆完全前旋，这样腰部会更舒适。

进一步探索

《瑜伽教学》第 180 页（第 166—167 页）

《瑜伽序列》第 416 页

瑜伽教学资源中心 www.markstephensyoga.com/resources

双角三式

开始时，双脚分开一条腿长的宽度，脚的外缘平行。膝盖可以弯曲，以减轻腘绳肌和腰部的压力。保持肩胛骨下沉贴向肋骨后侧，同时手臂伸出头顶，扩展胸（如果肩过紧，可以在双手系上瑜伽伸展带）。腿部挺直有力，股骨微微内旋以（释放一定空间）帮助骨盆前旋，将耻骨向后、向上提，同时向地面拉伸肚脐和胸骨。脚跟前部扎根的同时，尽量将重心前移至大脚趾球，髋位于脚跟正上方，放松颈部。

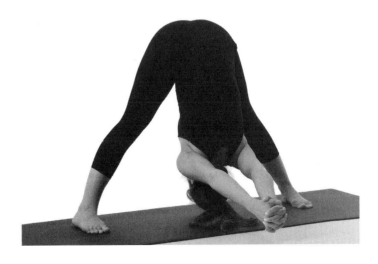

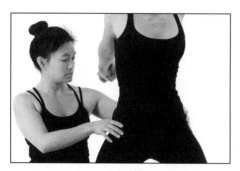

用扶髋手势提示学生骨盆中立，同时口头提示脊柱的中立伸展（当学生在背后握住双手时防止浮肋外翻）。

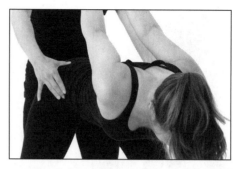

使用扶髋手势配合扣紧旋转促使学生骨盆在舒适范围内最大限度地前旋，以此作为前屈折叠的主要动力，然后折叠躯干，头顶着地。

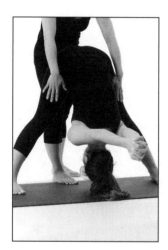

手指轻触点明并提示学生股四头肌收缩。

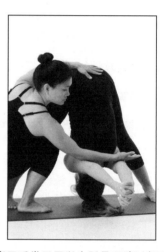

一只手张开手掌置于学生骶骨顶端以帮助稳定姿势，同时另一只手和前臂横放在学生上臂促进肩膀进一步伸展。（可以用一只膝盖支撑在学生腿后侧以增加稳定性。）

简化版

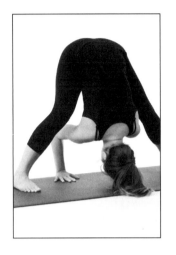

保持膝盖微屈令腰部和腘绳肌更轻松。

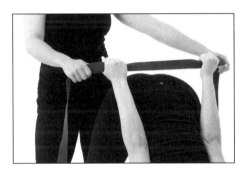

　　如果学生在背后无法握住双手，或者握紧双手后手臂只能抬起几厘米高，让他／她双手握住瑜伽伸展带，与肩膀等宽（对肩过紧的学生，可以再宽一些）。

进一步探索

《瑜伽教学》第 180 页（第 166—167 页）

《瑜伽序列》第 418 页

瑜伽教学资源中心 www.markstephensyoga.com/resources

低弓步式

右腿后撤，膝盖落地，强调保持脊柱的长度和胸口打开。膝盖对压力敏感的学生，可在着地的膝盖下放置垫子。考虑为学生提供以下指导，以帮助分解和整合这个体式中的各种动作：前侧腿不完全伸直，双手扶髋，骨盆轻微后倾，以找到骨盆中立位。慢慢弯曲前侧膝盖，加深弓步和髋屈肌的拉伸，同时继续保持骨盆中立。缓慢进出弓步最深处几次，逐渐进入髋部和腹股沟的深层拉伸。

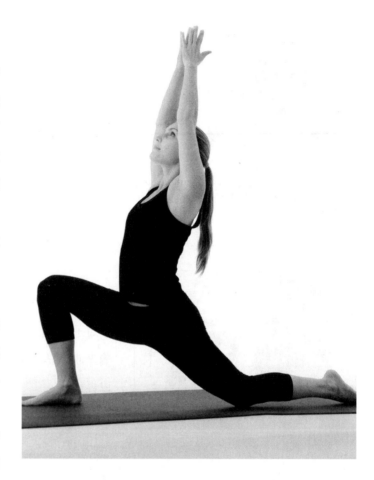

完全进入弓步后，让学生将双臂垂于体侧，向外翻转掌心带动手臂外旋，然后手臂举过头顶。双臂举过头顶后，要求学生向下看一会儿，在保持骨盆中立的状态下，轻柔地将肋骨前侧下部向内收拢，然后尝试进一步伸展手臂，防止肋骨前侧下部外翻。双臂可与肩同宽，头保持在水平位。让能保持手肘伸直的学生，通过抬高身体两侧、胸、背、手臂和指尖，将手掌在头顶合十。如果学生颈部没问题，则可凝视大拇指。

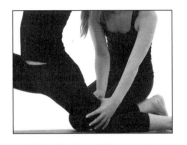

运用轻触手法或扣紧旋转，提示学生后侧大腿内旋，并且提示后侧脚背放平伸直，压向地面。膝盖着地不适的学生可以在膝盖下面放垫子。

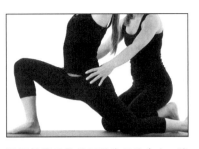

运用扶髋手势提示学生骨盆中立。注意：大部分学生骨盆都会前旋，尤其是当他/她加深弓步时，这可能会压迫腰椎间盘。

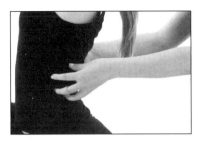

用手指展开提示拉长身体两侧和腰部。

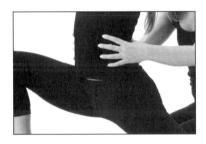

在学生肋骨下端使用轻触提示脊柱的中立延伸（对抗曲背的倾向）。

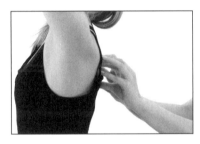

用手指收拢提示学生肩胛骨下沉。

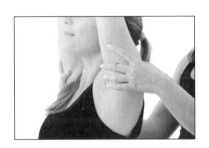

运用扣紧旋转提示学生手臂外旋和屈曲。

进一步探索

《瑜伽教学》第 162 页（第 151 页）

《瑜伽序列》第 364 页

瑜伽教学资源中心 www.markstephensyoga.com/resources

新月式/高弓步式

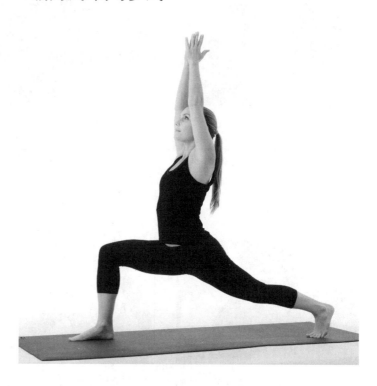

从山式开始，指导学生左脚后撤约 1.2 米，或者从下犬式开始，让学生右脚向前靠近右手，前侧腿伸直的同时双手扶髋。提示学生借助双手使骨盆达到水平位，抬起的后脚跟用力向后推，然后保持骨盆在水平位、激活后侧腿，同时前侧膝盖笔直向前弯曲，对齐脚跟正上方（不要超过脚跟）。交替伸展和弯曲前侧膝盖令髋屈肌更容易放开。接下来，引导学生手臂落于体侧，手掌向外带动手臂外旋，然后双臂举过头顶，可与肩同宽，如果学生能够完全伸直手肘，那么双手合十的同时凝视前方或拇指指尖。

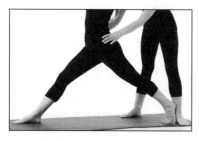

一只脚抵住学生后脚脚跟，双手用扶髋手势提示学生慢慢弯曲前腿膝盖，同时后脚跟发力推你的脚，用扶髋手势防止学生骨盆前旋。

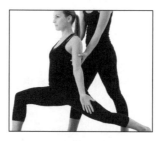

当你提示学生将手臂垂于体侧后，口头提示他/她手臂向外伸展、举过头顶，同时扣紧旋转上臂提示外旋。

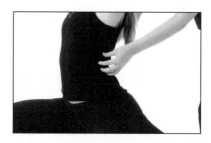

用手指展开提示学生将肋骨下缘抬高远离骨盆上缘，从而在腰部创造更多空间。

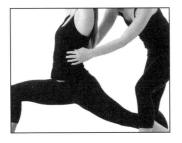

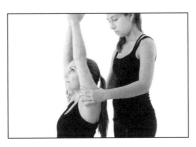

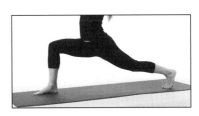

使用轻触并张开手掌提示学生防止浮肋外翻，从而在脊柱拉长过程中尽量减少背拱起的幅度。

在口头提示学生双臂举过头顶的同时，鼓励他／她将上臂向下扎根，落入肩关节窝，用扣紧旋转上臂来提示这个动作。

如果学生前侧膝盖超过了脚跟（甚至向前超出了脚面），提示学生将后脚后移，直到前膝与脚跟对齐。

简化版

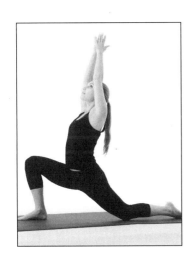

如果新月式太剧烈或者前侧膝盖感到紧张，则提示学生练习低弓步式作为替代。

进一步探索

《瑜伽教学》第 172—173 页（第 158—159 页）

《瑜伽序列》第 368—369 页

瑜伽教学资源中心 www.markstephensyoga.com/resources

三角伸展式

开始时，双脚打开一条腿长的宽度，右脚外转 90 度，左脚微微内转。髋部移向左边，右坐骨向左推，同时脊柱和手臂向右伸展到最大限度，然后将右手落到小腿或脚踝。提供向下看的选择，让颈部更轻松。建议将手放在小腿上方的位置，令脊柱拉长和轻微旋转更轻松。双腿伸直有力，膝盖不要超伸；前侧腿的髌骨上提并指向前方；尽量减少脊柱的侧屈；躯干侧向伸展，在腿正上方对齐。颈部舒展，能量从胸口经两臂和指尖辐射出去。

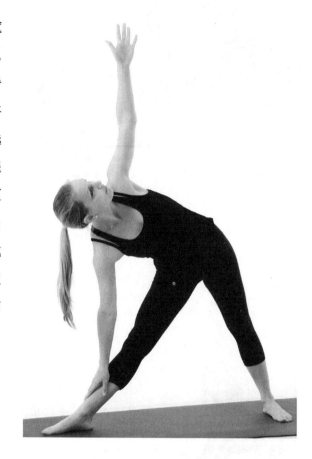

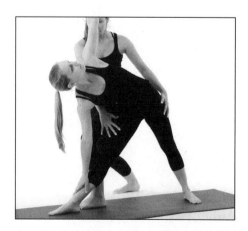

采取髋站姿立在学生旁边，用你的髋提示学生将前侧髋推向后侧脚，同时张开手掌提示后侧腿向后（打开髋）、前侧膝盖指向前方。

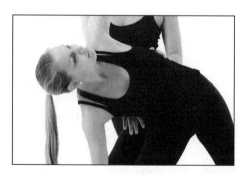

髋站姿立在学生旁边，使用扣紧旋转提示学生躯干的拉长和旋转，并提示下方的肋骨向前、向下，上方的肋骨向后、向下。

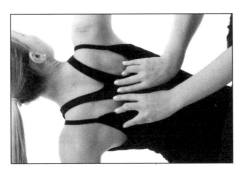

手指收拢提示学生肩胛骨下沉贴向肋骨后侧，同时口头提示能量从胸骨穿过手指向外辐射。

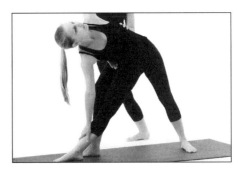

如果学生向前倒或脊柱中段侧向拱起，则提示将下方的手提到小腿上方（或放在椅子或瑜伽砖上）。

简化版

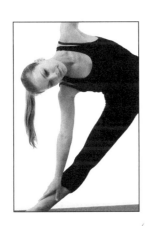

如果颈部支撑头部费力的话，放松颈部、垂头、向下看。

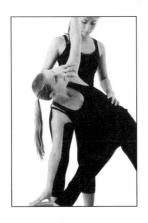

如果学生向前倒或脊柱中段侧向拱起，则提示学生将下方的手提到小腿上方（或放在椅子或瑜伽砖上），然后站到学生背后，提示学生后背贴向你并与前侧腿在同一平面对齐。

进一步探索

《**瑜伽教学**》第 178 页（第 164 页）

《**瑜伽序列**》第 447 页

瑜伽教学资源中心 www.markstephensyoga.com/resources

侧角伸展式

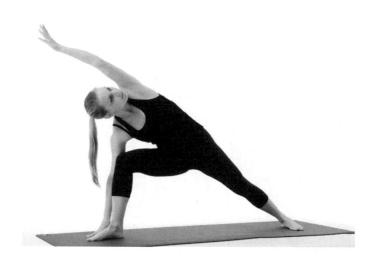

从战士二式进入，保持双脚扎根地面，身体向右侧伸展，先把手肘放在膝盖上；肩胛骨下沉，旋转打开躯干，左臂放在后腿上，翻转掌心向上以感受手臂外旋，然后将手臂举过头顶；逐渐将下方手的指尖或手掌放在前脚内侧的瑜伽砖或地面上，再逐渐移到脚的外侧。在旋转打开躯干时，尽量减少脊柱的侧屈。从着地的后脚到上方伸展的指尖保持一条有力的能量线。手肘或肩以等长方式用力推向膝盖，使膝盖保持正位，并利用杠杆作用平衡躯干的旋转。凝视上方指尖或放松颈部看向房间对面墙壁或地面。

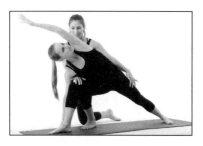

以单膝跪姿使用髋对髋的姿势来稳定学生的前侧髋，同时张开手掌放在前侧膝盖和后侧大腿以提示前侧膝盖的正位和骨盆前侧的打开。

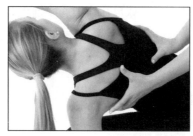

站在学生旁边，反向张开手掌提示躯干的拉长和旋转，并提示下方的肋骨向前、向下，上方的肋骨向后、向下。

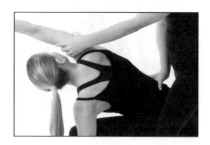

扣紧旋转上臂提示外旋。

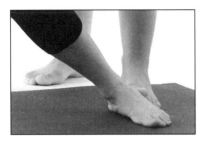

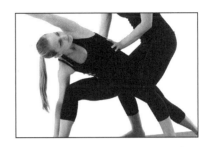

把一个脚趾放在学生后侧脚跟上提示其主动扎根，同时向前倾，用反向张开手掌提示躯干的拉长和旋转，并提示下方的肋骨向前、向下，上方的肋骨向后、向下。

采用双腿略微分开的剪刀山式站姿，用膝盖对学生大腿后侧和髋前侧均匀发力，以提示它们的正位和能量动作，同时如上所述用手法进行躯干和手臂的提示。

简化版

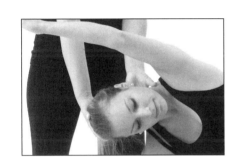

如果颈部支撑头部费力的话，则放松颈部、垂头、向下看。

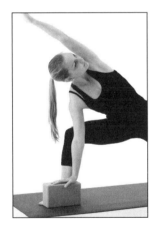

如果不能保持脊柱完全伸展并且躯干趋向平行地面（面向房间对侧墙壁），则将下方的手放在前脚内侧的瑜伽砖上，或将下方的手肘放在前侧膝盖上。

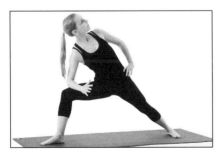

如果用简化版的姿势学生无法抬起手臂举过头，那么建议他们将那只手放在上方的髋部，专注于脊柱的拉长和扭转打开。

变 体

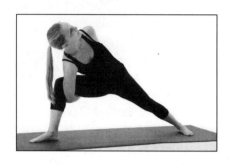

将下方手臂从腿下方穿过，上方手臂从背后去抓下方手臂的手腕，拉直手臂，同时利用抓握的部位靠着髋将髋下压，借助杠杆作用平衡躯干的旋转。

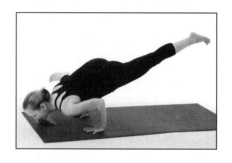

如果能够完成抓握，则在转入四柱式途中探索转入单腿圣哲康迪亚一式和八字扭转式。

进一步探索

《瑜伽教学》第 177 页（第 163—164 页）

《瑜伽序列》第 446 页

瑜伽教学资源中心 www.markstephensyoga.com/resources

半月式

从三角伸展式分阶段过渡，弯曲前方膝盖，将指尖放在距离前脚约30厘米的位置（在地面上或瑜伽砖上），滑动后脚靠近前脚，直到重心完全落在前脚和手上，然后慢慢开始伸直前腿，同时保持后侧髋旋转至完全打开。过渡时保持髋外旋，站立的脚不要向内转，将抬起的腿从髋向后伸直，能量从腹部通过脊柱和腿向外辐射，从胸口通过指尖向外辐射。

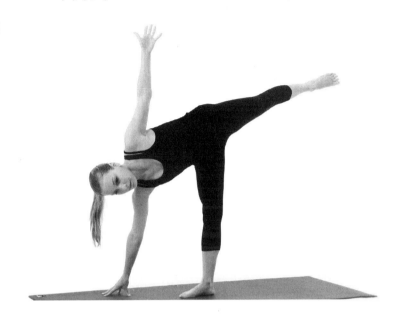

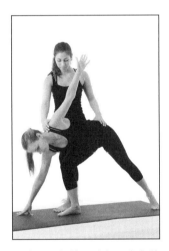

学生从三角伸展式起，老师使用髋站姿，张开手掌放在学生肩膀处，和学生一起运动，帮助其稳定舒适地向前转入单脚站立，口头提示避免站立的脚内转。

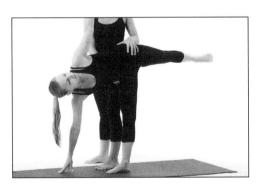

保持或进入髋站姿以辅助学生的平衡，并张开手掌提示保持骨盆的旋转打开。

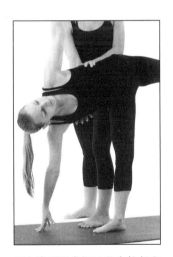

反向张开手掌提示学生拉长和旋转躯干，并提示下方的肋骨向前、向下，上方的肋骨向后、向下。

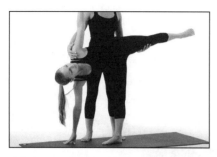

张开手掌轻轻提示学生抬起的腿从髋向后伸直，将上方肩膀向后仰，像倚靠墙面一样。

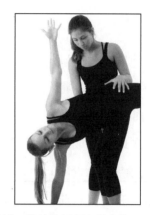

保持或进入髋站姿以便在学生转回三角伸展式时辅助其平衡。

简化版

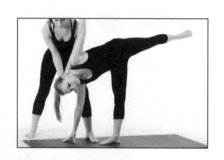

如果颈部支撑头部费力的话，那么放松颈部、垂头、向下看。

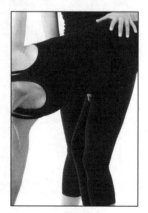

如果站立的腿膝盖抖动，则不要伸直，可退出体式或弯曲膝盖。

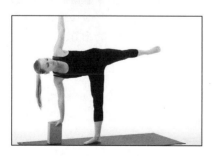

如果无法完全转动躯干面向房间侧面的话，则把下方手的指尖放在高立的瑜伽砖上。

变　体

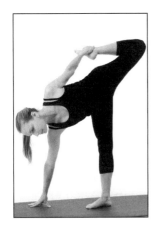

　　如果在基础体式中身体能完全打开且保持稳定，则可以探索将抬起的腿膝盖弯曲，脚转向背后，用上方的手抓住这只脚。如果可以的话，像蛙式一样从脚背位置抓脚，并把脚拉向髋外侧。不要为了抓握而把膝盖向前移，因为这会导致髋前旋，给髋关节增加额外压力。

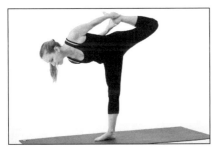

　　如果能够自如稳定地保持平衡，则可把下方的手抬离地面，双手抓脚。

进一步探索

《瑜伽教学》第 178 页（第 165 页）

《瑜伽序列》第 366 页

瑜伽教学资源中心 www.markstephensyoga.com/resources

加强侧伸展式

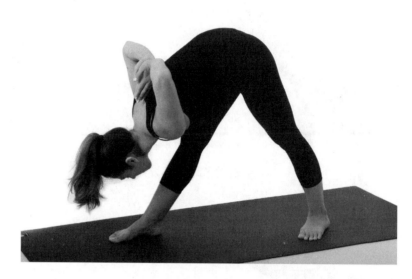

开始时双脚大大打开，分开一条腿长的宽度，然后将双脚靠近几厘米。双手扶髋，右脚外转 90 度，然后抬起左脚重新落地，位置差不多与右脚平行，将髋转向右侧垫子方向，同时还要感觉到左侧腹股沟的拉伸。双手在背后合十，呈反祈祷式（也可抓住手腕或手肘）；双腿伸直有力；前脚向下踩，前侧髋向后拉，后脚跟牢牢扎根，后侧大腿内旋，从而保持髋的均衡和水平。通过腿与脚的扎根，拉高脊柱，打开胸口，然后慢慢将骨盆前旋，耻骨向后、向上提，同时将肚脐靠向大腿方向、胸骨拉向脚趾方向。

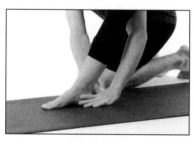

提示学生前脚直指前方，并与后脚跟的后侧对齐，或者双脚更宽一些，以便于髋的正位，更容易做到侧向平衡。

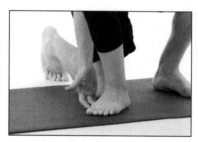

强调学生后脚的收束，以帮助它保持水平、平衡地扎根地面，从而令后侧大腿更容易内旋。

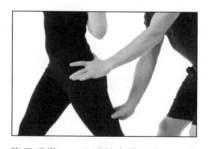

张开手掌，一只手放在髋以上，一只手放在大腿内侧，促使学生大腿内旋，作为后侧髋向前移动的动力。

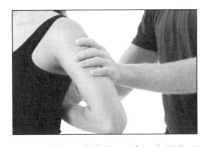

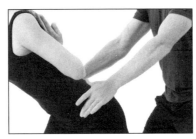

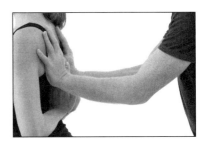

指导学生将手臂外展90度，在学生手臂靠近肩的地方使用扣紧旋转提示手臂的内旋，从而令手臂在背后的姿势更自如，合掌成反祈祷式。口头提示（或轻轻地张开手掌提示）学生手肘向后。

口头提示学生每次吸气时稍稍挺胸，老师张开手掌放在学生肩胛骨，双手内收，给出一个反向旋转提示：拇指提示肩胛骨内侧下沉，而其他手指提示胸骨伸展远离腹部。

使用扶髋手势配合扣紧旋转，促使学生骨盆在舒适的情况下最大限度地前旋，作为向前折叠的主要动力，然后折叠躯干将胸骨带向脚趾方向。

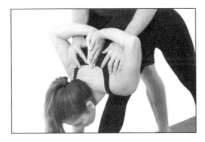

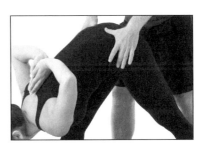

每次呼气时，口头提示学生继续向前、向下折叠，同时保持胸骨远离腹部，并在学生背部使用手指收拢来强调。

在学生吸气起身时，使用扶髋手势配合扣紧旋转让其双腿扎根、骨盆后旋，从而缓解腰部的压力。

简化版

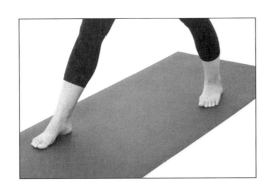

后方脚内转略少于传统的60度，或者双脚略微分开一些，这样腿、髋和骨盆的正位会更容易。

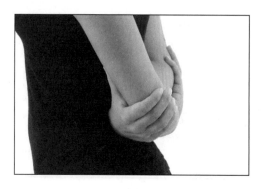

如果双手无法成反祈祷式，可以抓住手肘。

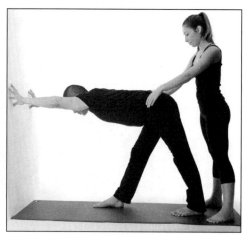

扶墙、椅子或瑜伽砖练习，更容易激活脚、腿和骨盆的动作，并在不拉紧腘绳肌和腰部的情况下进行探索。

变　体

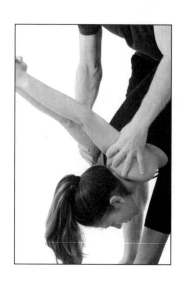

十指背后交叉相扣，抬起手臂举过头顶，脊柱不要塌陷。

进一步探索

《瑜伽教学》第 181 页（第 167 页）

《瑜伽序列》第 412 页

瑜伽教学资源中心 www.markstephensyoga.com/resources

三角扭转式

为了把手放在地面或者将躯干更多地向右转动，大部分学生都会移动髋，这往往会令腰部而不是胸椎扭转更多。鼓励学生更多地关注髋和腿的稳定而不是手的位置或者躯干的旋转。开始先将左手指尖放在瑜伽砖（也可以是墙面或者椅子）上，右手扶髋，促使髋的向后移和躯干的旋转打开。伸展右臂时，提醒学生不要把手臂向后超出肩平面。如果颈部紧张，就垂头向下。髋和腿与加强侧伸展式直立的起始姿势一致。右腿在前，右手扶髋稳定髋的位置，左手臂上举，骨盆前旋，随后右手放到地面（也可以是瑜伽砖或椅子）上，置于右脚内侧（逐渐移向外侧），躯干向右旋转打开，同时保持腿和髋的位置。肩胛骨下沉，能量从胸口通过手臂和指尖向外辐射。

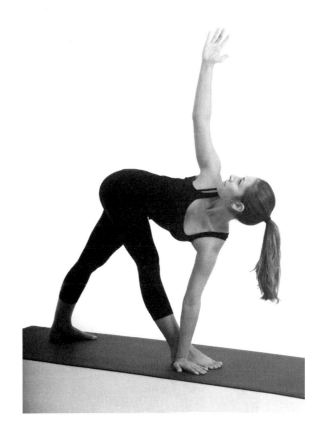

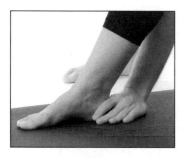

提示学生前脚直指前方，或与后脚跟的后侧对齐，或双脚距离更宽一些，以便于髋的正位和侧向平衡。

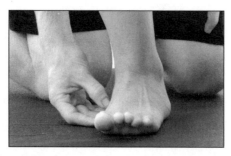

强调学生后脚的收束，以帮助它保持水平、平衡地扎根地面，从而令这侧的大腿更容易内旋。脚内转略少于传统的60度，这样腿、髋和骨盆的正位会容易一些。

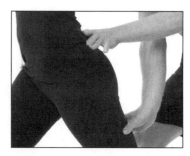

使用张开手掌，一只手高于髋，一只手放在大腿内侧，鼓励学生大腿内旋，作为后侧髋向前移动的动力。

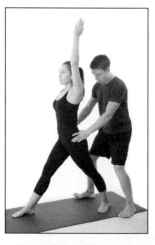

先使用扶髋手势配合扣紧旋转提示学生骨盆在中立位，再指导学生在预备姿势和下一步中，通过伸直抬起的手臂拉长该侧身体。

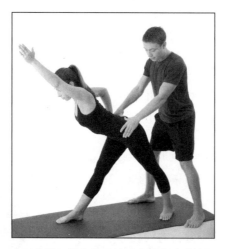

在口头提示学生将手放置在瑜伽砖或地面上之前，使用扶髋手势配合扣紧旋转促使其骨盆在舒适范围内最大限度地前旋，作为向前折叠的主要动力。

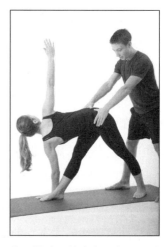

使用扶髋手势稳定学生骨盆并帮助其正位，口头提示学生旋转躯干中段，同时将上方手臂伸直。

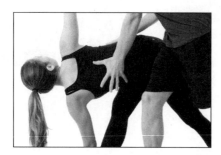

与学生同方向站立，以髋对髋的位置来帮助稳定其平衡，在学生躯干两侧张开手掌，通过提示下方的肋骨向前、向下，上方的肋骨向后、向下来促使拉长和旋转躯干。

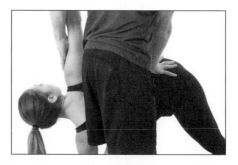

站在与学生相反的方向，以髋对髋的位置来稳定平衡，张开手掌，一只放在学生的骨盆上引导骨盆保持在水平位，另一只放在学生的肩膀上方促使躯干旋转。

简化版

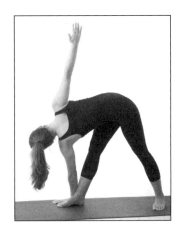

如果颈部支撑头部费力，那么放松颈部、垂头、向下看。

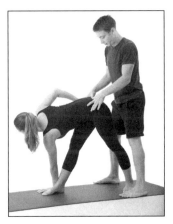

如果只有移动骨盆偏离水平位，躯干才能扭转到肩与地面成 90 度的位置，则提示将抬起的手放在同侧髋上，将髋推回原位，帮助拉长脊柱，促进扭转。

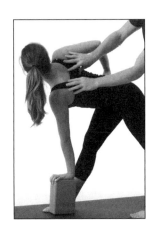

为了更容易拉长脊柱和扭转躯干，可将手放在瑜伽砖上。

进一步探索

《**瑜伽教学**》第 181 页（第 168 页）

《**瑜伽序列**》第 409 页

瑜伽教学资源中心 www.markstephensyoga.com/resources

侧角扭转式

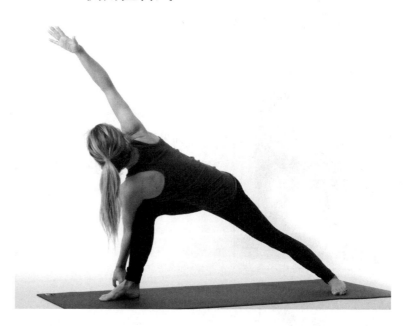

从右脚在前的新月式开始，想要更具挑战性的话则从战士一式开始。将左手放在左髋，帮助稳定髋的位置。强调髋的位置以及前膝对齐前脚跟的重要性。伸直右臂帮助拉长右侧躯干，然后向前伸展，同时向右扭转，将左手肘放在右膝成祈祷式，或者如果学生柔韧性足以进行更大幅度的扭转和开髋，那么可将肩膀越过膝盖，把左手置于右脚外侧的地面上。最后，右臂向上伸展举过头顶，手臂外旋，同时躯干向右扭转。强调前侧膝盖对齐前脚跟正上方，右髋像战士一式一样对齐膝盖。保持后侧脚跟像在新月式中一样抬起，以便更容易地进入体式。保持后侧腿发力。如果处于后侧脚跟着地的完全体式中，则要投入更多精力在后侧脚外缘的扎根以帮助同侧髋前旋。

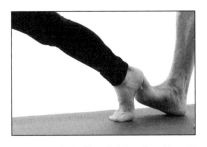

如果从更容易进入的新月式开始，则要求学生保持后脚跟抬起，并将你的脚放在这个脚跟的位置，提示学生通过这个脚跟和腿来激活能量。

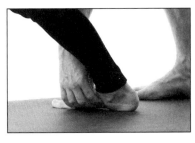

如果从传统的战士一式开始，则让学生后侧脚跟内转并扎根，强调那只脚的收束，以帮它在着地时保持水平与平衡，并令这侧大腿更易内旋。

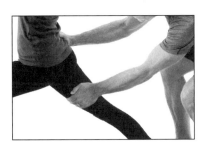

张开手掌置于学生的腰部和腿部，一只手高于髋，一只手放在大腿内侧，促使大腿内旋，作为后侧髋向前移动的动力。

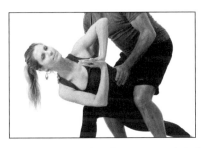

根据你和学生的相对高度，你可以采用跨坐姿势，用膝盖夹固来稳定学生的平衡，同时用手提示上半身的动作。

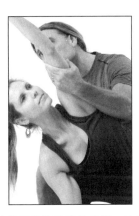

使用扣紧旋转提示学生手臂的外旋。给提示时要在近端——靠近肩膀，不超过肘部上方 10 厘米的位置。

简化版

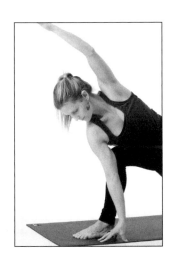

如果颈部支撑头部费力的话，则放松颈部、垂头、向下看。

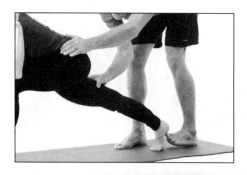

如果学生无法避免前侧髋抬起和外展、前侧膝盖内扣，则指导学生抬起后脚跟并直接向后推（新月式的姿势），同时张开手掌提示学生后侧大腿内旋和后侧髋的前旋。使用对骨盆、躯干和手臂的其他所有提示。

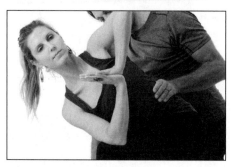

如果学生不能在保持腿的正位及脊柱和胸不塌陷的情况下将肩拉过膝盖，则指导学生以祈祷式扭转，并张开手掌放在其躯干的两侧，通过提示下方的肋骨向前、向下，上方的肋骨向后、向下，以促使躯干的拉长和旋转。

变　体

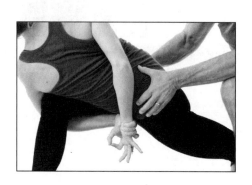

如果学生很容易进入完全体式，可指导学生在背后抓住上方手臂的手腕。这个变体可以完全自我调整，但提示时要强调此变体容易失去后脚的正确扎根，以及髋、前侧膝盖、脊柱的正位。

进一步探索

《瑜伽教学》第 179 页（第 165—166 页）

《瑜伽序列》第 408 页

瑜伽教学资源中心 www.markstephensyoga.com/resources

战士一式

当从下犬式过渡到战士一式时，有两种基本技巧。在传统的阿斯汤伽瑜伽中，先将左脚跟内转约半程、扎根，然后再向前迈出右脚。在许多流瑜伽课程中采用的方法是，吸气时先将右腿向后、向上伸展，然后在呼气时向前迈右脚，落于右手旁。无论选用哪种方法，都可以考虑先指导学生进入新月式而不是战士一式，以此介绍高弓步姿势，并提供空间，用于轻柔地打开髋屈肌和腹股沟，同时确保学生理解膝盖位于脚跟正上方的重要正位原则。在进一步准备第一个新月式或战士一式时，要求学生手指尖着地，肩胛骨下沉，胸骨向前延伸，拉长脊柱，在颈部创造更多的空间。

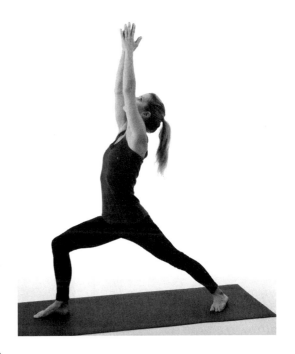

在新月式或战士一式中，开始时要求学生把前侧腿完全伸直，躯干直立垂直地面，双手扶髋，骨盆中立，同时后侧腿伸直、有力。如果从新月式开始的话，接下来提示学生将后脚跟内转，踩实地面，为战士一式打好根基：改进脚的收束，后侧髋前旋，后侧大腿内侧后旋，骨盆保持在水平位。双手仍然扶髋，要求学生尽量保持骨盆中立——保持髋和前侧大腿之间的空间——同时缓缓弯曲前侧腿，有意识地引导膝盖向小脚趾一侧移动。确保前侧膝盖不要超出脚跟非常重要，膝盖向前更多，会对前交叉韧带造成过大压力。如果学生在弯曲前膝进入战士一式时感到后侧膝盖或腰部有压力，就引导他退出弓步或尝试弯曲膝盖幅度小一些。在新月式的姿势中，保持后脚跟竖直抬起，也可以减少或消除后膝和腰部的压力。

无论哪个体式，当学生起身进入弓步姿势后，要求学生将双臂垂于体侧，翻掌向外，感受双臂在肩关节的外旋，然后伸展双臂举过头顶，同时保持肩胛骨下沉贴向肋骨后侧。提示学生低头看一会儿，将自己的肋骨前侧下部微微内收，然后试着保持这个姿势，凝视前方，手臂向后。这将帮助学生发展在肩膀前屈更多时脊柱的中立延伸，后者对塑造手倒立式等体式的身体控制有重要帮助。鼓励能保持手臂伸直的学生在头顶双手合十，如果颈部没问题，可凝视大拇指指尖。

　　为了加深学生对战士一式的体验，老师要强调双脚的稳定扎根、后腿内旋同时小腿发力向后推以进一步让后脚跟踩实地面、双脚的收束、会阴收束，以及能量稳定地上升通过脊柱穿过胸口由指尖向外。建议学生将肋骨下缘上提，远离髋的上缘，为腰部创造更多的空间和舒适感。呼吸要平稳均匀，眼神柔和，胸打开。对于教授多条能量线、根基和延伸的关系、稳定和舒适的平衡，战士一式是绝佳的体式。在从战士一式过渡到四柱式的过程中，鼓励学生保持动作简单、流畅，并与呼吸相连。你会观察到，许多学生（尤其是进步中的初学者）在进入和完成四柱式的过程中始终有一只脚离开地面。这破坏了四柱式的稳定根基。四柱式的完整性被一个不对称的三柱变化破坏了，从而影响了进入上犬式的平衡运动。反复这么做，会破坏骶髂关节的稳定性，可能导致慢性腰部问题。

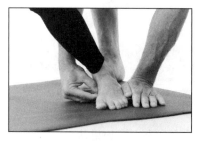

使用弹指和张开手掌提示学生后侧脚的收束。

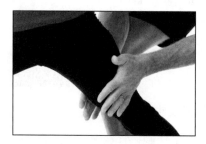

将一个脚趾放在学生后侧脚跟提示主动扎根，同时使用张开手掌提示学生后侧大腿内旋，以此作为后侧髋向前与另一侧髋对齐的动力。

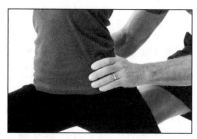

使用扶髋手势配合扣紧旋转提示学生骨盆中立，并再次提示后侧髋前旋，还要使用扶髋手势提示骨盆的水平和中立。

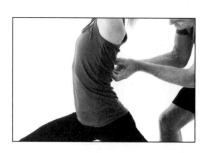

运用手指展开支持学生胸廓均匀抬高远离骨盆。

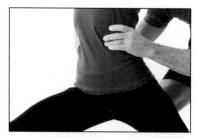

张开手掌提示学生浮肋不要外翻，从而帮助改进脊柱的中立延伸。

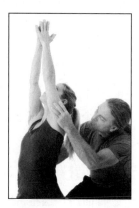

使用扣紧旋转提示并帮助学生手臂的上举和外旋。

简化版

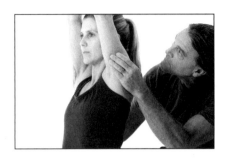

如果学生向上看感到颈部不适的话，则头保持水平、向前看。

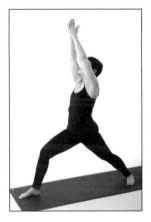

如果学生反映腰部不适，则提示他 / 她伸直前侧腿到紧张得以缓解的位置。

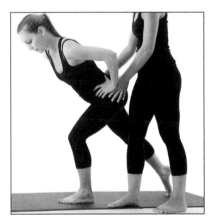

如果学生反映后侧腿膝盖有剧烈疼痛或受到压迫，提示其抬起后脚跟直接向后推，以消除扭转对膝盖的影响（由此进入新月式）。

进一步探索

《瑜伽教学》第 172 页（第 159 页）

《瑜伽序列》第 450 页

瑜伽教学资源中心 www.markstephensyoga.com/resources

战士二式

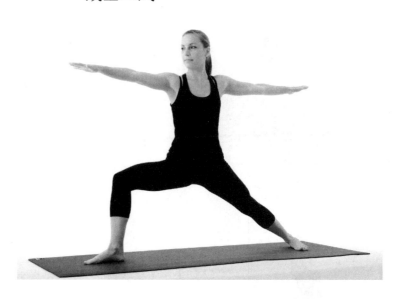

开始时双脚宽站姿，右脚外转，左脚微微内转，缓慢弯曲右膝，同时引导右膝偏向小脚趾一侧。如果膝盖超出脚跟，则脚趾沿着地面向前移动一些，令弓步更长。如果从战士一式开始，则强调保持前侧膝盖的正位，同时后侧大腿向后发力。前侧膝盖对齐脚跟正上方（它容易向内倒）；前侧坐骨下沉；髋在水平位，骨盆中立，后腿稳固有力，足弓抬高；肩胛骨下沉；能量通过脊柱向上运行，从胸口向外穿过指尖流出。还原时双脚发力。

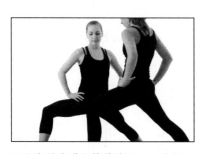

双脚宽站姿进行镜像演示，口头提示并演示一只脚外转 90 度，另一只脚微微内转，保持前侧脚对准后侧脚跟。髋在水平位、骨盆中立，水平展开手臂，同时肩胛骨下沉贴向肋骨后侧。

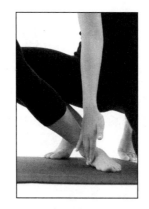

演示并口头提示学生前侧膝盖弯曲，对齐脚跟正上方。如果学生膝盖超过脚跟，则提示脚趾沿地面向前移动，令脚跟位于膝盖正下方，然后使用弹指和张开手掌提示后脚的收束。

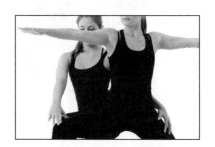

以单膝跪姿并采用髋对髋的姿势来稳定学生的前侧髋，同时在其前侧膝盖和后侧大腿使用张开手掌来提示前侧膝盖的正位和骨盆前侧的打开。

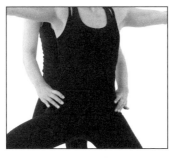

如果学生的骨盆前旋，则要语言提示其前侧腿伸直一些，然后运用扶髋手势配合扣紧旋转提示骨盆中立，同时让学生屈膝进入较深的弓步。

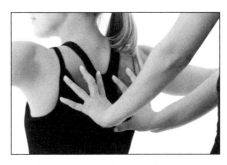

运用手指展开提示学生脊柱更大程度地拉长。

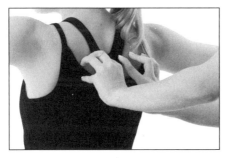

在学生肩胛骨使用手指收拢或在其肩上轻轻扣紧旋转提示肩胛骨下沉贴向肋骨后侧。

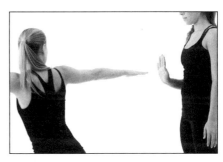

用一只手作为视觉参照，同时对学生说："来够我的手"，提示其保持躯干垂直（而不是向前在前侧腿上方）。

简化版

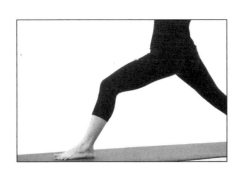

如果学生在屈膝时膝盖总是向内倒或者骨盆总是前旋，则提示学生减少屈膝的幅度。

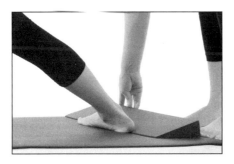

如果学生反映后侧脚踝受压迫或紧张，则提供一个斜板，稍微抬高这只脚的外缘。

变　体

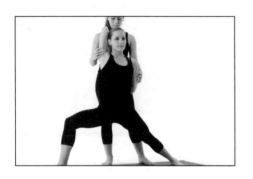

探索各种手臂姿势（鹰式或牛面式的手臂姿
势）配合整个体式序列，专注肩膀的伸展。

进一步探索

《瑜伽教学》第 177 页（第 163 页）

《瑜伽序列》第 451 页

瑜伽教学资源中心 www.markstephensyoga.com/resources

战士三式

这个体式双手扶墙最容易
做到。探索从新月式转入，轻
盈地向前弹跳到前侧脚和腿上，
再回到新月式，最终将重心放
在前侧脚，并探索缓慢、稳定
地伸直前侧腿，同时抬高后侧
腿直至与髋等高。提供手臂向
后位于体侧的选择，令腰部更

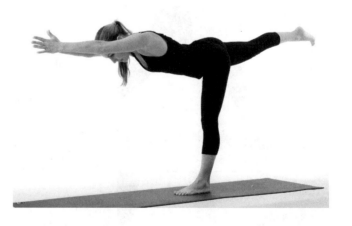

轻松，或像飞机一样展开手臂更便于平衡。不要锁住站立腿的膝盖。收紧站立腿的大腿，
保持脚踝稳定，髌骨指向前方；保持髋在水平位，抬起的腿股骨内旋；拉长躯干两侧和胸；
在完整体式中，手臂向前伸展，最终将手掌并拢，凝视大拇指。

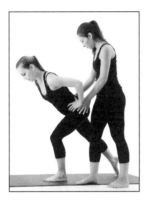

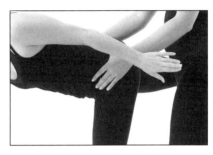

在从新月式转入时，提示学生髋保持在水平位，同时辅助其过渡到单脚站立。

老师立于学生站立腿同侧，使用扶髋手势提示其骨盆的水平正位，并辅助学生稳定平衡。

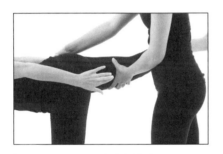

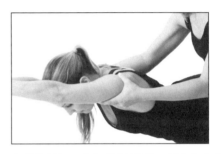

张开手掌，一只手提示学生髋保持水平，另一只手提示抬起的腿的伸展和内旋及其膝盖的伸展。

使用扣紧旋转提示学生手臂的外旋、屈曲和内收。

简化版

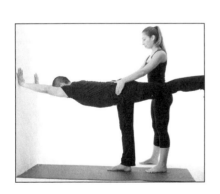

双手扶墙练习。

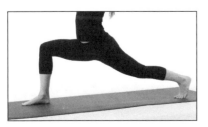

后脚停留在地面。

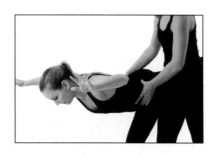

保持站立腿的膝盖弯曲，让膝盖和髋更轻松。

进一步探索

《瑜伽教学》第 182 页（第 168 页）

《瑜伽序列》第 452 页

瑜伽教学资源中心 www.markstephensyoga.com/resources

扭转半月式

与三角扭转式一样，许多学生为了创造扭转更深的表象或感觉，会倾向于牺牲腿和髋的稳定姿势。提示保持髋在水平位，后侧腿抬起并充满能量，然后从那里开始扭转。腿和髋的位置与战士三式一致。左腿站立，将右手（最初是指尖）带到右肩正下方的瑜伽砖或地面上，并考虑在三角扭转式中将左手放在左髋上的选择。向左旋转躯干，最后左臂上举。

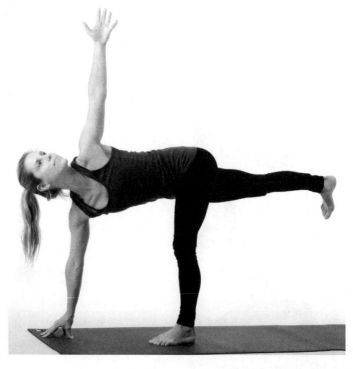

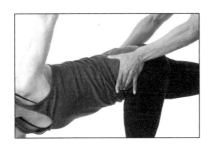

使用轻触提示学生骨盆与地面平行。

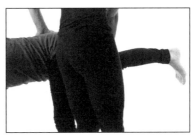

立于学生站立腿同侧，面向抬起的腿，以髋站姿稳定其平衡。

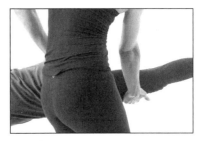

用轻触（如果需要很小的调整）或扣紧旋转（如果需要更大的调整）提示学生抬起的腿从髋直接向后完全伸直并且内旋。

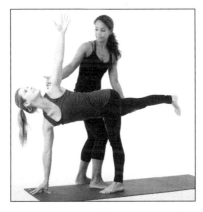

一只手张开手掌提示学生抬起的腿与髋保持在水平位，另一只手张开手掌在肩膀提示躯干旋转。

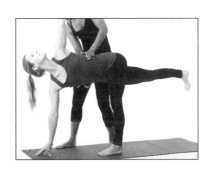

以髋站姿帮学生探索反向转动，并使用反向张开手掌提示学生躯干的拉长和旋转，下方的肋骨向前、向下，上方的肋骨向后、向下。

简化版

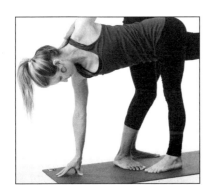

如果颈部支撑头部向上费力的话，则放松颈部、垂头、凝视下方。

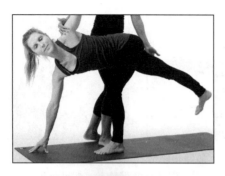

如果该体式对站立腿的腘绳肌来说难度过大，则保持膝盖弯曲。

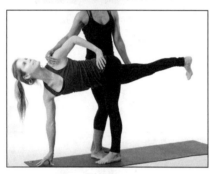

可以选择不把上方的手举高，而是放在髋上，把髋向后推，以促进扭转而非伸直那只手。

变　体

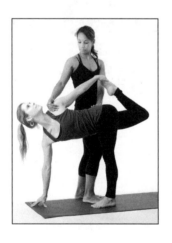

探索上方的手向后抓住抬起的脚，手和脚彼此拉开以加强扭转，同时格外关注腰部的感受。

进一步探索

《瑜伽教学》第 183 页（第 169 页）

《瑜伽序列》第 405—406 页

瑜伽教学资源中心 www.markstephensyoga.com/resources

树　式

从山式开始。以墙面作为支持，抬起的脚跟如果无法置于膝盖以上，则放在膝盖下方。双手扶髋或在胸前合十。轻轻提示学生髋保持在水平位、骨盆中立、抬起的腿外展。站立腿要稳定，抬起的脚跟高于膝盖，髋保持在水平位，骨盆中立，脊柱中立，凝视点稳固，呼吸稳定。慢慢还原。

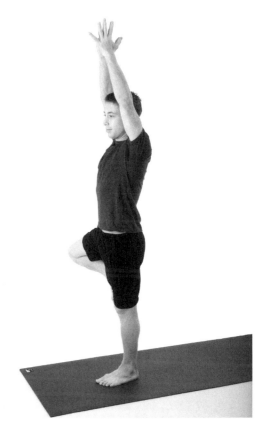

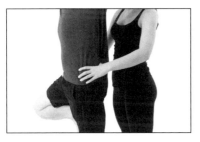

用扶髋手势轻轻辅助学生平衡并提示髋保持在水平位、骨盆中立。

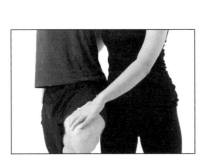

用髋对髋的站姿，面向学生抬起膝盖的方向，帮其稳定那侧髋的位置，张开手掌提示学生抬起的腿外展（尽量不要让髋向后移动）。

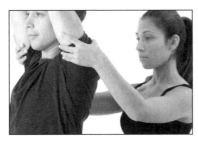

用手指展开提示学生脊柱进一步拉长。

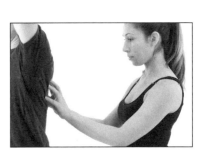

用扣紧旋转提示学生手臂外旋、屈曲和内收。

简化版

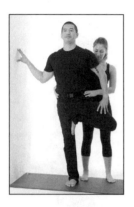

以墙面作为外部支持来探索单腿平衡。如果学生无法把脚完全置于膝盖上方，提示他们把脚完全放在膝盖以下，绝不能直接压迫膝盖。

进一步探索

《瑜伽教学》第 176 页（第 162 页）

《瑜伽序列》第 454 页

瑜伽教学资源中心 www.markstephensyoga.com/resources

手抓大脚趾单腿站立伸展式

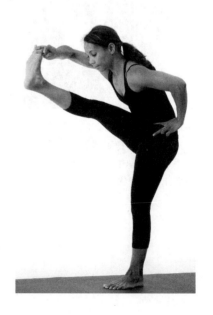

从手抓大脚趾站立开始，然后像做树式那样保持平衡。鼓励学生更注重保持站立腿稳定、髋在水平位和骨盆中立，而不是把抬起的腿向外侧打开。提供使用瑜伽伸展带拉住抬起的脚的选择，或者在大腿外展时抱住那条腿的膝盖并保持屈膝。站立腿向下扎根，通过站立腿的髋、脊柱，穿过头顶感受更多的空间。扩张胸，探索抬起的腿外展，同时越过另一侧肩膀看相反方向。呼吸和凝视点稳定。

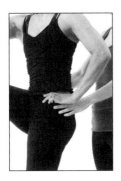 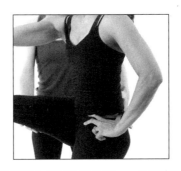 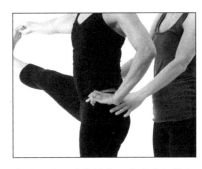

站在学生后侧，使用扶髋手势配合扣紧旋转在学生抬腿时提示骨盆中立，并使其保持稳定。

站在学生抬起的腿外侧，一只手张开手掌放在骶骨上提示其骨盆中立，同时另一只手轻触提示其将抬起的腿抬得更高一些。

在外展的二式变体中，当学生把抬起的腿打开移向一侧时，使用扶髋手势提示其保持髋的水平和对称。

简化版

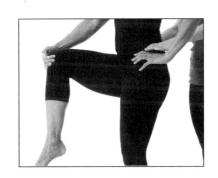

如果无法保持站立腿伸直和脊柱竖直，则保持抬起的腿膝盖弯曲或用瑜伽伸展带拉住这只脚。

进一步探索

《瑜伽教学》第 184 页（第 171 页）

《瑜伽序列》第 445 页

瑜伽教学资源中心 www.markstephensyoga.com/resources

扭转手抓大脚趾单腿站立伸展式

演示并讲解从山式抬起左膝，或者
从战士三式抬起躯干、收回抬起的腿向
前，然后右手握住膝盖、腿或抓住脚。
很多学生会因为曲腿而影响站立腿的稳
定扎根，或者因为俯身去够抬起的脚而
影响脊柱的伸展。鼓励学生更注重保持
站立腿的笔直和发力，以及维持脊柱直
立，而非尝试够得很远。强调脚的收束
来帮助稳定站立腿的脚踝。

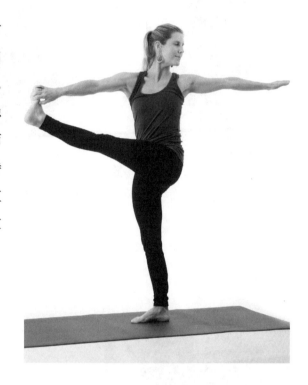

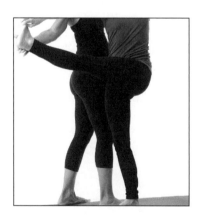

立于学生站立腿的同侧，与学生面对
面，用髋站姿帮其稳定平衡和直立的
姿势。

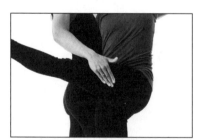

张开手掌提示学生抬起的腿保持稳定。

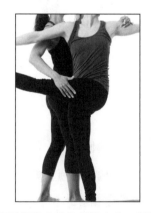

张开手掌放在学生扭转方向一侧的肩
膀上，以帮助其躯干的旋转。这只手
也可以用来帮助学生调整手臂，使其
与地面平行，并促进肩胛骨下沉。

简化版

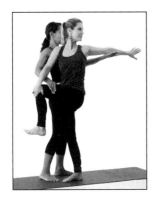

　　如果抓住抬起的脚，学生无法保持站立腿伸直或者躯干的完全直立，则要鼓励他 / 她用瑜伽伸展带套住抬起的脚或腿，也可以建议他 / 她曲腿并扶住膝盖。

进一步探索

《瑜伽序列》第 406—407 页

瑜伽教学资源中心 www.markstephensyoga.com/resources

鹰式准备式

　　从山式开始，指导学生微屈膝，然后抬起右脚踝在左膝上交叉（脚踝有力回钩以稳定右膝）。然后展开双臂，扩张胸和上背部，再将左手肘交叉叠放在右手肘上，手掌合拢（如果够不到，可以握住大拇指或用右手将左臂横放胸前）。

　　鼓励学生加深屈膝的幅度，这样既能稳定平衡，又能加深髋外旋肌的伸展。同时将手肘抬起与肩等高，手肘夹在一起，加深肩胛骨之间的拉伸，保持脊柱直立，胸口开阔，双手用力推离面部。

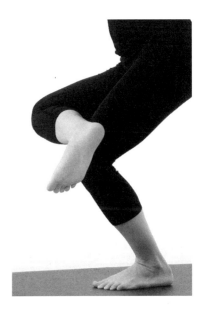

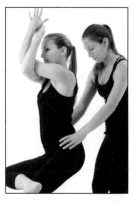

用扶髋手势配合扣紧旋转提示学生骨盆中立。

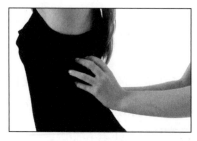

用手指展开提示学生脊柱更大程度地拉长。

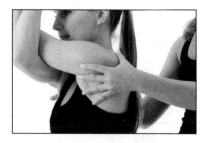

用反向旋转提示学生抬高手臂（手肘向上与肩齐平），肩胛骨下沉贴向肋骨后侧。

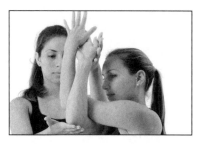

张开手掌并轻触，进一步提示学生手肘向上与肩齐平，双手远离面部。

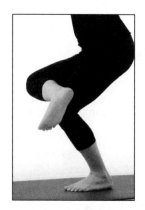

介绍这个体式时放在膝盖上的脚踝要有力地背屈，以保护膝盖。如果学生无法在鹰式完全交叠双膝，可以保持这个姿势。

进一步探索

《瑜伽教学》第 183 页（第 169—170 页）

《瑜伽序列》第 386 页

瑜伽教学资源中心 www.markstephensyoga.com/resources

鹰式/鸟王式

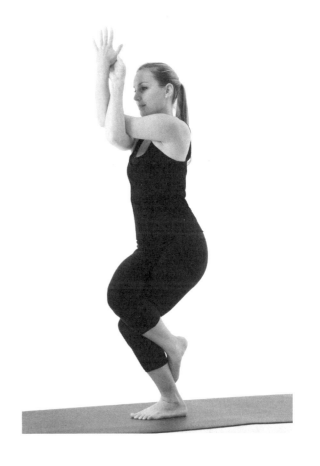

按步骤教学：微屈膝，手臂向外展开，屈肘，扩展胸；抬起右脚踝搭在左膝上方，勾脚以稳定右膝，或者，如果可以的话，把右膝交叠放在左膝上，右脚勾住左脚踝或左小腿；手臂展开，然后手肘交叉，左肘置于右肘上，前臂向上伸，掌心相对合拢（或尝试握住右手大拇指），保持呼吸和凝视点稳定。手肘尽量抬到与肩等高，同时肩胛骨下沉，双手推离面部；通过收紧手肘、对推双掌来加深肩胛骨间的拉伸。尽量加深屈膝的幅度同时抬高脊柱和胸。如果有必要，就使用墙面支撑。

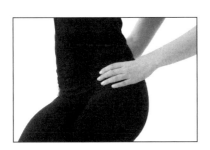

用扶髋手势辅助学生平衡并提示骨盆与腰椎中立。

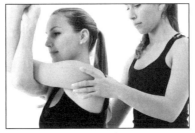

用反向旋转来提示学生肩胛骨下沉并抬起手臂（如果可以的话，在学生的上臂下方伸开你的手指）。

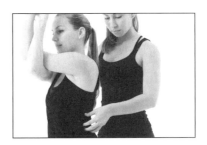

用手指展开提示学生肋骨向上远离骨盆，拉长脊柱。

简化版

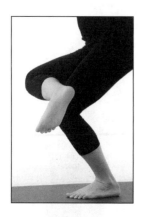

如果膝盖无法完全交叠，则保持脚踝放在膝盖以外即可，同时抬起的脚要有力地背屈以保护那侧的膝盖。

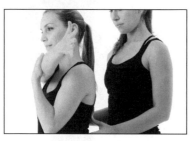

如果无法完全交叠手肘，则用下方的手臂帮忙把上方的手臂横着拉过胸前。

进一步探索

《瑜伽教学》第 183 页（第 169—170 页）

《瑜伽序列》第 386 页

瑜伽教学资源中心 www.markstephensyoga.com/resources

半莲花加强前屈伸展式

从山式开始，抬起左膝，抱住小腿，把左脚跟拉向右髋（髂前上棘，简称 ASIS），然后从左内腹股沟放开，允许左膝向下进入半莲花的姿势。左手从背后绕过抓住成半莲花的脚。右臂向上伸直，然后像站立前屈伸展式一样慢慢向前、向下折叠。吸气，像半站立前屈伸展式一样抬起，再呼气，向下折叠并保持五到八个呼吸。向上起身时，吸气，抬起到半站立前屈伸展式的位置，保持并呼气，感受腹部靠向脊柱，然后利用这样的支撑吸气继续回到直立。保持站立腿稳定有力，屈膝让腘绳肌和腰部更轻松。格外关注成半莲花的膝盖，尤其在向前折叠的过程中，因为这会增加膝盖扭转的倾向。

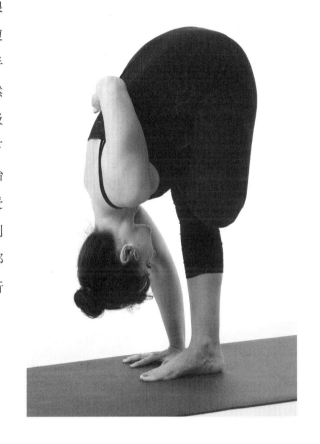

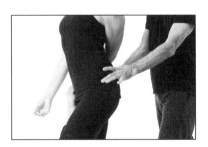

用扶髋手势提示学生保持平衡和骨盆中立，同时注意这样做可能给成半莲花的膝盖增加的额外压力。

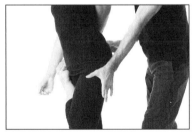

用扣紧旋转提示学生成半莲花的大腿外旋，同时对膝盖的额外压力保持敏感。

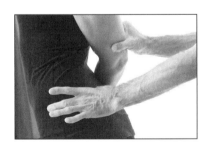

用扣紧旋转提示学生握住成半莲花的脚的手臂内旋。

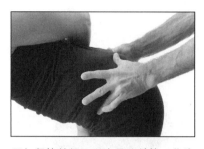 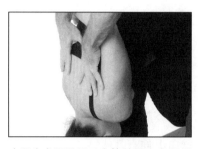 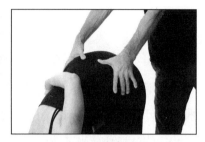

用扣紧旋转提示学生骨盆前旋，作为向前折叠的初始和主要动力，同时口头提示其关注腰部和腘绳肌的感受。 | 在学生肩胛骨用反向旋转提示肩胛骨下沉，胸骨远离腹部。 | 运用扣紧旋转辅助和提示学生骨盆后旋，作为回到直立的启动动作。

简化版

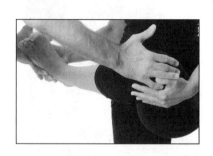

如果无法舒适地把腿盘成半莲花式，则尝试抱着小腿同时有力地勾脚以保护膝盖。

进一步探索

《瑜伽教学》第 185 页（第 171 页）

《瑜伽序列》第 365—366 页

瑜伽教学资源中心 www.markstephensyoga.com/resources

第五章
腹部核心整合

　　被唤醒和协同整合的腹部核心是腰椎的主要支撑，能使我们的手臂平衡和流动中的前后穿跳更轻松，让我们面对生活中的挑战和机遇时更优雅地行动。在流行健身文化中，"六块腹肌"往往象征理想的核心，它们是腹部核心肌肉中最浅层的腹直肌。当腹直肌过于发达和紧绷时，便会导致压迫性紧张以及脊柱和呼吸问题，影响精心锻炼的核心所带来的优雅自如、平衡飘逸和舒适稳定。正如瑜伽导师安娜·福里斯特（Ana Forrest）一直强调的那样，我们要打开情绪和身体上的郁结与局限，释放如鲠在喉的深层焦虑，而不是把它封闭起来。提醒学生，瑜伽是为了创造空间，我们希望引导学生培养一个强壮而柔软的核心，将觉知深入到身体核心的同时，能够向外辐射能量。当核心得到强化、打开和完善时，它就成为平衡、稳定、自如、轻盈之源。

　　用更广的视角看待核心，让学生形成一种视觉想象——核心从被脚的收束唤醒的内侧足弓开始，沿腿内侧到骨盆底部，顺着脊柱向上，穿过头顶向外延伸。然后，在整个体式练习过程中，鼓励学生将能量向身体中线聚集，同时从中线向外辐射以创造空间。以脚的收束和会阴收束作为唤醒这种能量意识的关键能量动作。它们本身就有助于强化和完善对增强核心至关重要的肌肉，让练习者更易完成精细的核心唤醒练习并持之以恒。

　　核心唤醒练习在整体热身的同时，会更有针对性地提升脊柱、骨盆、腹部和背部的温度，均衡地激活所有主要的腹部核心肌肉：腹直肌、内外斜肌、腹横肌和髂腰肌。最好在手臂平衡之前唤醒核心，在起重机式这类体式中创造轻盈感，在手倒立式等体式中创造稳定性。在为起重机式、上公鸡式、格拉威亚式和其他骨盆高于肩的手臂平衡动作做准备时，要特别关注唤醒腹直肌和髂腰肌。在准备侧起重机式、八字扭转式和其他躯干扭转的手臂平衡动作时，要更多注意唤醒腹横肌和内外斜肌。在全船式等体式中对髂腰肌进行强化练习后，要先对其进行拉伸，再探索手倒立式，尽量减少骨盆前旋。

在长时间持续的腹部核心练习后，立即拉伸腹部会感觉良好。一开始时用简单的脊柱和腹部的中立扭转来做，千万不要在深层的腹部核心强化练习后立即进行深度后弯练习——即使一开始可能感觉还不错。如果核心练习后要进行后弯，首先要通过一系列简单的扭转动作让核心中立，接着在后弯之后进行核心整合练习，为腰椎恢复支撑。

会阴收束和收腹收束

前面我们讲过如何培养脚的收束，通过收缩小腿胫骨后肌和腓骨长肌的类马镫效应，唤醒脚部的能量。这两块肌肉附着的筋膜与髋内收肌的筋膜交织在一起，后者的起点位于坐骨结节及其周围。坐骨位于骨盆底的侧面，耻骨联合在其前，尾骨在其后。这个钻石形部位的前半部分是尿生殖三角区——尿生殖横膈的标志，它是由三组肌肉构成的吊床状的肌层，这三组肌肉分别是会阴横肌（连接两块坐骨）、球海绵体肌（环绕阴道或尿道球部）和坐骨海绵体肌（连接坐骨和阴蒂或覆盖阴茎脚）（Aldous 2004，41）。收缩这组肌肉会唤醒提肛肌，这是由尾骨肌、髂尾肌和耻尾肌组成的另一个吊床状肌层。当这些肌肉收缩时，会将整个骨盆底拉起，自然地通过耻骨附着的肌肉激活腹部核心肌肉（尤其是腹横肌和腹直肌）。这就是会阴收束的肌肉动作，它能在体式练习中产生一种有根基的轻盈感，支撑骨盆的器官，造成一种向上的能量运动，并激活收腹收束。通过练习，可以直接做会阴收束——独立于脚的收束——并在整个体式练习中稳定且轻微地保持，而无须竭尽全力。

收腹收束是瑜伽练习中最被误解的方面，部分原因是不同的传统和老师对它的定义和指导差别巨大。在完全的收腹收束中，当呼气呼尽后将整个腹部强烈地向后拉向脊柱，再向上拉向胸骨。它是特定的呼吸控制法和克里亚（kriya）练习的一部分，而不属于体式练习，然而许多老师错误地指导学生在做体式时启用它。在体式练习中，我们希望呼吸顺畅、连续、充分地流动，让横膈膜完全、自然地发挥作用。但是收腹收束阻止了横膈膜的自然扩张，从而严重限制了气息的吸入。

收腹收束常同一个与呼吸相关的下腹肌肉动作混淆，这个动作与它有很大差别，我们也的确想在体式练习中培养这个动作。随着每一次完整的呼气，腹部的主要肌肉自然收缩（主要是腹横肌，但也有内外斜肌和腹直肌）。当这个过程与会阴收束共同发生时，这些腹部肌肉轻微细小的参与能够让许多（但不是所有）体式和体式转换更为明显、深入，并且带来更大的稳定性和舒展感。事实上，在一些体式中，我们希望腹部相当放松，以便让脊柱、骨盆恰当地移动，让呼吸合适地流动。我们可以将其称为"腹部轻度收束"，以区别于在呼吸控制法中腹部收束的完全形式。

会阴收束和收腹收束可以作为工具，以不同的形式参与各种能量动作。但在任何情况下，我们都不希望像完全的收腹收束那样收紧腹部，这会限制体式练习中的呼吸，我们也不想令骨盆底紧张。相反，会阴收束和收腹收束最适合作为轻盈稳定的能量提升动作来培养，它们既能引导能量向上进入身体核心，又能让能量向外辐射并为练习供能。这种平衡的特性是通过练习达到的，随着时间的推移，它的效果会越来越微妙且无处不在。

在这里，我们将专注于体式和动态动作，旨在加强身体前侧和中心的肌肉，它们在躯干下部与骨盆和脊柱的联系中给予其支撑和灵活性。（收缩后弯和进出体式的各种动态动作会加强身体背面支撑脊柱的肌肉。）深入和持续的核心唤醒练习对于大多数怀孕的学生来说是禁忌，腰部有问题的学生也应该非常谨慎地练习。

腹部扭转式

这个体式的基本形式可以是保持扭转（卧扭转放松式），也可以是一个腹部核心强化动作。双臂展开，身体像十字，手掌向下压，提示学生双腿（或屈膝）交替在左右两边前后移动，同时凝视与双腿相反的方向，保持膝盖或腿不碰到地面。吸气时伸展双腿，呼气时将双腿收回中心。在移动双腿的同时，将肩和手掌紧紧向下压，转动的幅度以腰部感觉舒适为限。

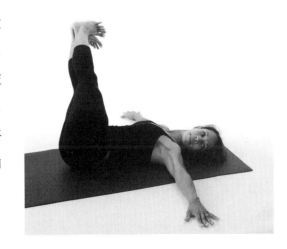

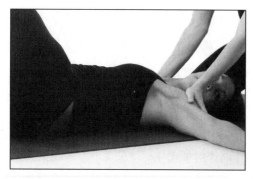

在学生肩和手臂使用轻触提示它们的主动扎根。

简化版

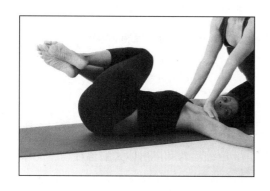

如果学生做这个动作感觉吃力，则提示他/她保持屈膝并限制膝盖向两侧转动的幅度。

进一步探索

《瑜伽教学》第 186 页（第 173 页）

《瑜伽序列》第 390 页

瑜伽教学资源中心 www.markstephensyoga.com/resources

天平式

从莲花式或简易坐式开始，双手放在髋部两侧地面上。凝视上方，呼气时双手向下把身体推离地面（或者尝试如此），保持动作同时呼吸。专注于直接从地面推起身体。要增加强度，可练习圣光调息。

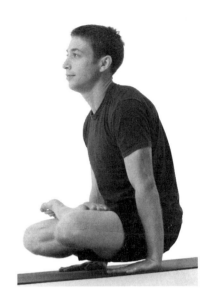

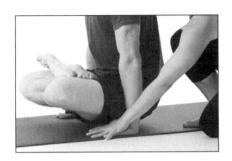

使用轻触提示学生食指的主动扎根。

简化版

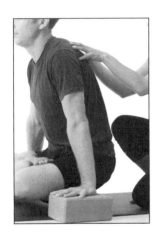

在手下垫瑜伽砖会使把身体推离地面变得更容易一些，尤其对于那些无法屈肘、把手掌牢固压在地面，同时保持脊柱和躯干直立的学生而言。

进一步探索

《瑜伽教学》第 188 页（第 175 页）

《瑜伽序列》第 433 页

瑜伽教学资源中心 www.markstephensyoga.com/resources

秋千式

从雷电式（金刚坐）开始，指导学生交叉脚踝，双手置于大腿两侧地面上。凝视上方，呼气，手下压，同时拱起背部、膝盖收向胸，最终脚跟收向尾骨。随着练习的深入，引导学生流畅地从手杖式过渡到天平式，然后到秋千式，再到四柱式。更高阶的学生可以从秋千式转入手倒立式。

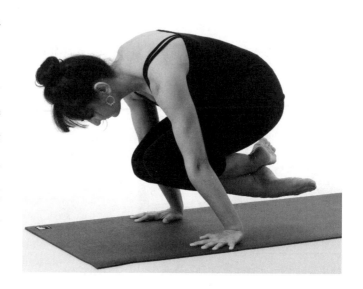

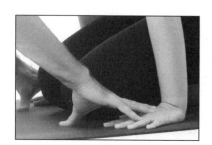

用轻触提示学生食指的主动扎根。

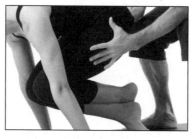

辅助学生推起身体时，保持你的膝盖弯曲、手肘放在膝盖上，同时扶住学生的髋以帮助学生推起身体并把重心置于双手。

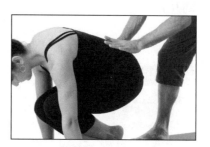

用轻触提示学生髋抬高到与肩膀齐平即可。

进一步探索

《瑜伽教学》第 189 页（第 175 页）

《瑜伽序列》第 396 页

瑜伽教学资源中心 www.markstephensyoga.com/resources

全船式

从手杖式开始，指导学生将一个脚跟滑向同侧的髋，抱住那只脚的膝盖，以利用骨盆前旋的杠杆作用坐得更直，然后收另一个脚跟，双手握住双膝后侧，同时身体微微向后倾斜。保持重心在坐骨前侧，慢慢将双脚抬离地面，最终伸直双腿，脚趾与眼睛等高，脊柱不塌陷。逐渐放松双手，最终手臂向前伸展。强调骨盆中立以

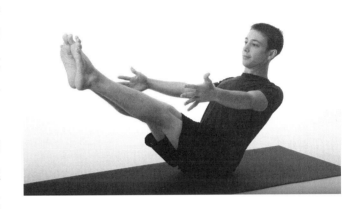

及胸口打开。如果能够伸直双腿，向外推大脚趾球，张开脚趾，内旋大腿。对于半船式，要将腰部沉向地面，双手在胸前合十，屈膝（比较容易）或直腿，离地 30 厘米左右。增加圣光调息以提高强度。

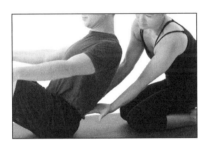

轻触学生腰部提示骨盆前旋进入中立位。

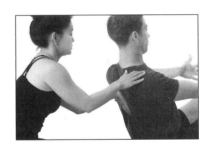

一只手在学生肩膀轻触，另一只手在肩胛骨中间轻触，提示其脊柱抬高进入心的区域。

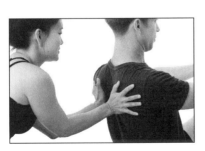

用手指收拢提示学生肩胛骨下沉贴向肋骨后侧，同时口头提示抬高胸骨。

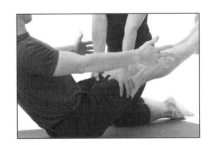

在学生大腿用扣紧旋转提示内旋。

进一步探索

《瑜伽教学》第 188 页（第 174 页）

《瑜伽序列》第 401 页

瑜伽教学资源中心 www.markstephensyoga.com/resources

瑜伽自行车式

从膝到胸式开始，手指交叉托住头。随着呼气，卷起躯干，手肘收向膝盖，同时右腿伸直抬离地面约 30 厘米，右臂在右腿上方伸直。完成呼气，同时右臂伸过左膝，两个手肘靠

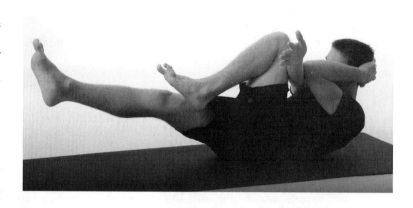

紧。吸气，身体放松落回膝到胸式，膝盖收向胸，头和手肘落地。重复练习另一侧，持续一到三分钟。

强调动作缓慢，尽可能低、深、宽地通过腹部来带动身体。鼓励学生注重动作的缓慢和稳定，而不是在一定时间内完成的次数。随着呼吸而动。

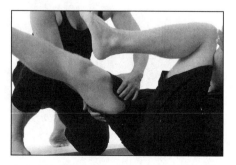

在学生伸直的大腿上用轻触提示内旋。

进一步探索

《瑜伽教学》第 187 页（第 173 页）

《瑜伽序列》第 456 页

瑜伽教学资源中心 www.markstephensyoga.com/resources

骨盆倾斜

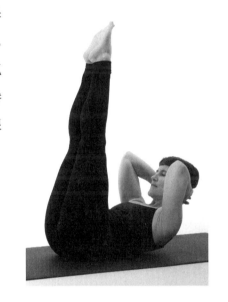

从膝到胸式开始，双腿伸直向上，双手手指交叉托住头。保持双腿垂直于地面，呼气时，腿的位置不变，将手肘向膝盖收拢。保持上背部和肩抬起，每次呼气，非常缓慢平稳地卷起尾骨，呼气结束时放下。重复五到二十五次。学生往往把注意力集中在快速卷起尾骨。鼓励他们更多地关注缓慢平稳的动作，而不是骨盆最大限度地倾斜。强调保持双腿垂直于地面，而不是将它们拉向肘部。

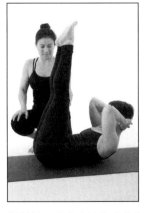

使用轻触提示学生大腿的垂直位置。

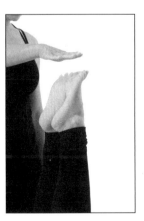

把一只手掌放在学生脚趾上方提示上提的方向。

进一步探索

《瑜伽教学》第 187 页（第 174 页）

《瑜伽序列》第 61—62 页

瑜伽教学资源中心 www.markstephensyoga.com/resources

第六章
手臂支撑和平衡

在双手上平衡整个身体需要绝对的专注，这要求学生在体式练习中更深入专注（dharana）地冥想。手臂平衡还能让学生更接近一种对跌倒的深藏的、完全合理的恐惧，这种恐惧与自我中心和想要掌控的欲望密不可分地交织在一起。这一点使手臂平衡成为培养自信和谦逊的完美体式类别。因为大多数学生会发现总有一些手臂平衡体式是非常具有挑战性的，这些体式也是带着幽默感和趣味性来练习的绝佳选择。

与任何体式一样，耐心和练习会令这些体式更易完成和更持久，而焦躁几乎无一例外地导致挫败或受伤。在所有手臂支撑体式中，手腕的风险最大。有急性手腕问题的学生，包括腕管综合征，不应该做完全的手臂平衡体式，而手腕即使只是轻度拉伤的学生，也应尽量减少对手腕的压力，并使用斜板辅助，直到他们的疼痛完全消失。无论是在练习中穿插手臂支撑体式，还是将它们作为一串体式进行教学，重要的是为学生提供《瑜伽序列》中健康手腕序列里描述的手腕理疗练习。在尝试任何手臂平衡体式之前，学生应该有足够的手腕伸展能力，当手掌平放在地面上，前臂垂直于地面移动时，应当没有任何压力或疼痛。

肩膀脆弱、不稳定或受过撞击的学生，建议做《瑜伽序列》中的健康肩膀序列，直到肩带发展出足够的稳定性和灵活性，能够保持下犬式两分钟没有疼痛感时，再尝试其他肩膀强烈参与的手臂平衡体式。肩部前屈受限也是导致在下犬式和孔雀起舞式中脊柱变成弓形的主要原因。除了手腕、手臂、肩的力量和稳定性之外，手臂平衡体式还需要唤醒腹部核心肌肉。

如上所述，手臂平衡前的腹部练习可以帮助学生创造一种抬起身体和从核心向外辐射能量的感觉。然而手臂平衡体式也需要核心的柔软，而不是紧绷或竭尽全力。在核心主动参与和舒展之间找到这种平衡是在双手上平衡身体的要素之一。这一点在手倒立式中表现得最为明显，强壮的核心肌肉可以稳定身体的中心，而过度紧绷的核心肌肉，尤其是腰肌和腹直肌，会限制髋和脊柱相对于骨盆的充分伸展，加剧学生的骨盆前旋和弓腰。

下犬式

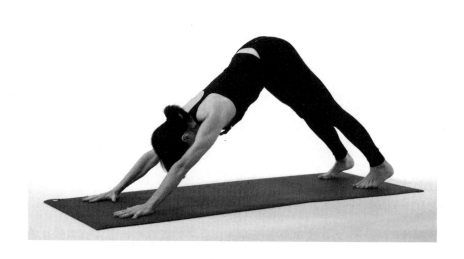

下犬式是所有其他手臂支撑体式的基础体式，是学习和体现根基和伸展原则的绝佳体式。遵循体式练习的基本原则，从基础开始指导下犬式，从最容易拉伤或受伤的部位开始：手腕、肩和腘绳肌。我们将交替观察上半身（从手向上）和下半身（从脚向上）。

提示学生将整个手和手指用力向下压实，尤其要注意食指指节的扎根，以此来平衡腕关节的压力。这个扎根的动作应该源自手臂的顶端。随着这个动作，让学生通过腕关节、肘关节、肩关节的自然拉长，感受这个扎根动作的"反弹"效果。手指要充分张开，大拇指只张开约三分之二，以保护大拇指和食指之间的鱼际间隙。一般来说，两手中指应平行并与肩对齐。观察学生的手臂是否平行，这将显示他们的手是否与肩对齐。手腕与肩对齐，可使肩适当外旋，从而激活和加强小圆肌和冈下肌（肩袖肌群四块肌肉中的两块），通过将肩胛骨紧贴在肋骨后侧来稳定肩关节，在上背部创造更多的空间，从而使颈部更容易放松。如果学生的手臂难以伸直，可以让他／她试试将双手微微外转；如果学生的手肘易于超伸，

可以让他 / 她将手掌微微内转。

　　肩紧绷或无力会对下犬式中的颈、背、手肘、手腕和肩造成特定风险。无论哪种情况，在这个体式中，适度地用力都能发展力量和柔韧性，使肩部打开到完全前屈，同时发展更深层、更平衡的力量。肩胛骨应该下沉，同时将肩胛骨向两侧展开远离脊柱。注意，肩膀外旋容易导致手掌内侧抬起。这可以通过前臂内旋来解决。

　　扎根与延伸的原则同样适用于下半身。脚掌扎根有助于抬高内侧纵弓，这是脚的收束的一种作用（见第四章）。这将帮助激活会阴收束（见第五章）。双脚与髋等宽或再宽一些，脚的外缘平行。在这个体式中，收紧大腿，从股骨顶端向后用力推（以及双手扎根）是拉长脊柱的关键动作。在大腿收紧的同时，鼓励学生将大腿内侧稍向后旋，以减少骶骨的压力，同时将耻骨向后、向上提，尾骨向后、略向下拉。在任何练习中做这个体式，前几次都可以让腿呈"踩自行车"状，双腿交替向各侧髋弯曲和滑动，拉伸身体两侧，同时探索腘绳肌、腰、肩、脚踝和脚，这能帮助身体轻柔打开，令人感觉良好。

　　非常灵活的学生在下犬式中膝盖容易超伸。引导他们微微弯曲膝盖。髋和腘绳肌过紧的学生伸直腿很难、很痛，或者无法做到。鼓励他们将双脚分开得更宽一些（甚至和瑜伽垫一样宽），以帮助骨盆的前旋和维持腰椎的自然弯曲。让学生知道，在保持这个体式的时候膝盖可以弯曲，逐渐地加强腘绳肌和其他髋伸肌的灵活性。

　　通过规律地练习，颈部将变得强壮和柔软，足以支撑头部保持在两臂之间，耳朵与手臂对齐。在发展出这种力量之前，鼓励学生让颈部放松、头悬空。每一次呼气，学生都会感觉到腹部肌肉轻微自然地参与。鼓励他们在吸气时保持腹部轻微自然地参与，不要紧绷或竭尽全力。不断地将学生的意识带回到平衡的乌伽依呼吸法、扎根和伸展、平稳的凝视、稳定与舒适的培养。

　　总之，在探索下犬式时，留意让学生的四肢都能参与，教授手、手臂和骨盆的基础动作，然后向上抬起髋并向后倾，同时尝试伸直双腿。健康的学生，如果手臂、肩和核心有足够的力量与稳定性，可以探索直接将髋向上抬起并向后倾，进入下犬式，一次迈一只脚（相对容易）或同时翻转双脚脚趾（更具挑战性）。许多新手身体很紧绷或很虚弱，还没有准备好安全地练习完全的下犬式。可以让他们保持四脚板凳式继续做准备练习，或者双手扶墙探索这个姿势。

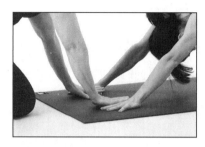

用轻触提示食指的扎根。

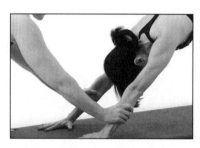

用扣紧旋转提示前臂内旋。

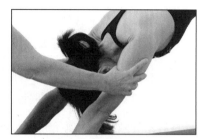

用扣紧旋转提示上臂外旋。

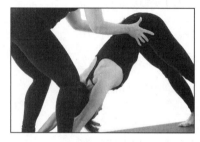

用扶髋手势配合扣紧旋转提示骨盆与脊柱中立，同时向远离指尖的方向推动骨盆。（如果学生的膝盖弯曲或他们的脚跟离地很高的话，不要往上推。）

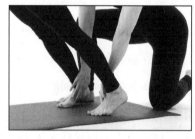

用弹指提示脚的收束，用轻触提示脚跟与脚对齐。

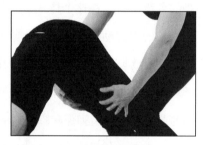

用轻触点明或强调大腿的参与和髌骨上提。

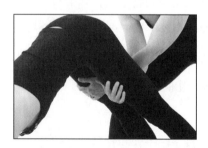

用手腕交叉提示大腿内旋，并发力把大腿向后推，作为拉长脊柱的主要动力。

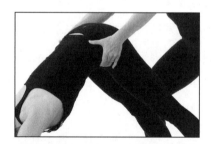

用扶髋手势配合扣紧旋转提示骨盆与脊柱中立，同时向远离指尖的方向推动骨盆。（如果学生的膝盖弯曲或他们的脚跟离地很高的话不要往上推。）

简化版

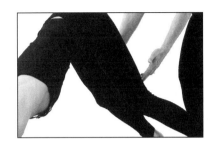

如果学生弓腰或脚跟离地很高的话，提示他们屈膝以减少腘绳肌的压力，并尝试把脚分开和瑜伽垫同宽，让髋更易旋转。

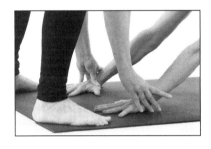

如果学生手肘超伸，且自己无法控制，提示他们微微向内转动双手。如果学生无法完全伸直手肘，提示他们微微向外转动双手。

进一步探索

《**瑜伽教学**》第 164 页（第 153 页）

《**瑜伽序列**》第 360 页

瑜伽教学资源中心 www.markstephensyoga.com/resources

板 式

板式是一个有助于学生为其他手臂支撑体式做准备的基础体式，也是转入四柱式的基础预备姿势。对于手腕有严重伤病的学生来说它是禁忌，而腰部有问题的学生在练习时应该保持膝盖触地。强调保持双腿和核心的激活，以防止骨盆下垂，并提示用手掌和手指向下推，保持肩胛骨下沉贴

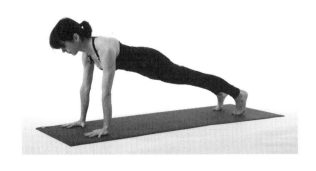

向肋骨后侧。鼓励学生向下直视或微微向前看，帮助胸骨向前送，同时保持颈部舒适。

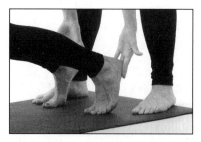

用轻触学生脚跟提示通过脚跟主动向后发力扎根。

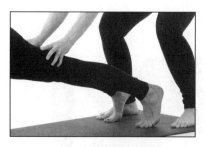

在学生大腿用扣紧旋转提示微微内旋。

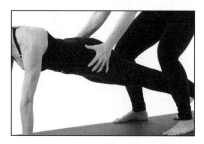

使用扶髋手势提示骨盆与肩和脚踝位于同一平面，并帮
助学生找到骨盆中立。

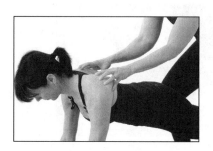

用手指收拢提示学生肩胛骨下沉。

简化版

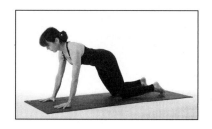

在有足够力量轻松保持完整体式至少五个呼吸之
前，膝盖不离地。

进一步探索

《瑜伽教学》第 167—168 页（第 155—156 页）

《瑜伽序列》第 414 页

瑜伽教学资源中心 www.markstephensyoga.com/resources

四柱式

在板式中为四柱式做准备，教授它的所有要素。提示学生在呼气时缓慢弯曲手肘，同时保持双腿与核心的激活，胸骨向前送。下降时提示腹部肌肉在呼气时自然参与，以此支撑身体中心避免下垂。下降过程中，提示学生的手肘

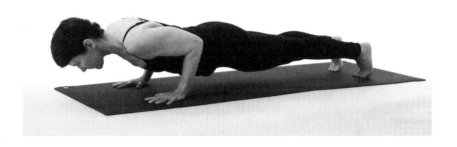

位于肩膀的正后方，不要夹紧肋骨侧面（虽然对那些正在发展力量使下降过程稳定和自如的学生而言，手肘夹紧肋骨侧面能够令他们更轻松）。强调下降只需到达与手肘等高的位置，以减少肩前侧的压力；整个过程中肩胛骨应下沉贴向肋骨后侧，胸要开阔，胸骨向前。凝视点应直向下令颈部更轻松，或者微微向前令胸开阔。

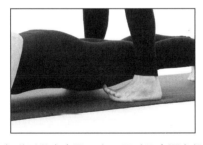

脚趾抬起碰到学生大腿下方，同时配合语言提示腿部激活。

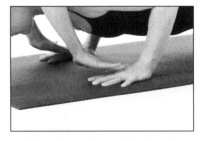

轻触学生的双手提示它们平衡扎根。

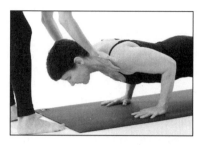

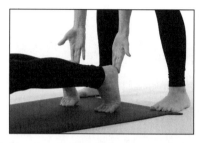

当学生下降时，在学生肩膀下方手肘高度的位置轻触，同时口头提示降低到那个位置。

双手轻触学生脚跟，同时口头提示通过脚跟向后推。

简化版

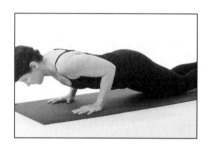

如果学生力量不足以自如地下降进入四柱式，鼓励他们下降时保持膝盖着地。

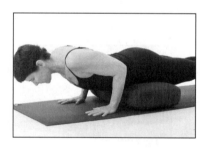

在介绍四柱式时，在学生的躯干和骨盆下方放置一个高抱枕，然后提示学生向上推起身体离开抱枕进入四柱式，再慢慢向下回到抱枕上，这样重复多次，逐渐培养出完全的四柱式所需的各种能量动作。

进一步探索

《瑜伽教学》第 167—168 页（第 155—156 页）

《瑜伽序列》第 377 页

瑜伽教学资源中心 www.markstephensyoga.com/resources

起重机式/鹤禅式

　　让学生进入脚跟提起、双膝宽距分开的蹲姿。尽量向远方伸展手臂，拉长脊柱、肩膀和手臂，然后双手向后滑至肩正下方，手肘位于小腿外侧，从而让膝盖尽量向上抵住手臂或者腋窝。膝盖挤压手臂或腋窝，手和脚用力下压，同时从腹部开始将髋尽量抬高。向前倾斜把重心更多地移到双手，然后开始探索分别将左脚和右脚抬离地面，最终同时抬起双脚收向臀部，并伸直手臂。在面部下方放一摞毯子以减少恐惧。手掌牢固扎根，每次呼气时重新上提腹部靠向脊柱，同时耻骨向后、向上提。保持凝视点固定在头部下方。

　　动作稳定之后，教授学生向后穿跳直接进入四柱式。创造一种胸骨向地平线伸展的感觉，双手更加牢固地扎根，伴随呼气，脚直接向后伸直，同时屈肘进入四柱式。

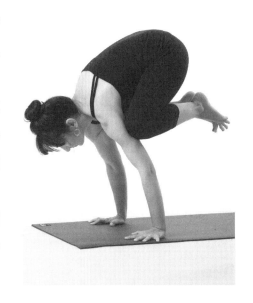

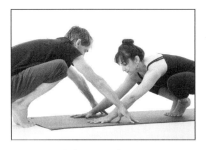

口头提示并演示双膝宽距分开，脚跟抬起并拢，立在大脚趾球上的姿势。然后手臂向前伸展，双手着地与肩同宽。

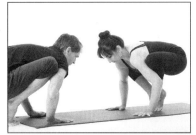

语言提示并演示滑动手腕至肩正下方，手肘位于小腿外侧。

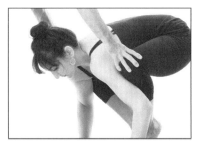

轻触提示学生膝盖的位置尽可能高过手臂。

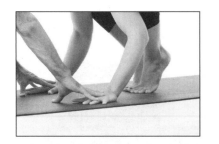

轻触将学生食指压实。

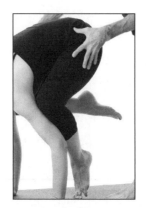

口头提示并演示交替抬起一只脚，交替几次或者最终双脚同时抬起且牢固地并在一起。用扶髋手势辅助学生脚的抬起和平衡。

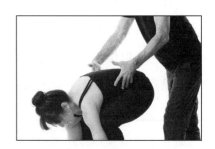

在学生腹部用轻触暗示激活腹部核心，作为抬高髋部的动力。

进一步探索

《**瑜伽教学**》第 190 页（第 177 页）

《**瑜伽序列**》第 371 页

瑜伽教学资源中心 www.markstephensyoga.com/resources

侧起重机式

开始时像起重机式一样下蹲，高高踮起脚尖，腿伸直一半，从躯干开始扭转，双膝转向左侧，再蹲回去。然后左臂向上伸展，膝盖再向后推，左臂和右膝交叉（腹部上提，大腿横放），然后左手落地，双手像四柱式一样就位。

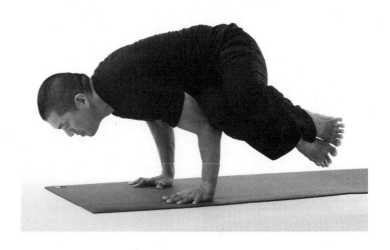

　　双手扎根，同时提起胸骨，开始轻轻向前倾斜让脚趾点地，把重心全部移到手上，屈肘同时把胸骨向前送，脚离地时脚跟并拢。继续手掌扎根，保持手肘与肩对齐、膝平衡、呼吸平稳、凝视点稳定。整体姿势稳定后，转入双腿或单腿圣哲康迪亚式。这种循序渐进的方法的每一步都为练习者提供了特定的练习姿势：开髋蹲姿、扭转开髋蹲姿、扭转手臂平衡。

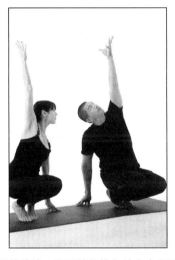

口头提示并镜像演示脚跟并拢抬起站在大脚趾球上，指尖在肩下方撑地，然后腿伸直一半，通过躯干扭转让膝盖右转90度，接着右臂向天空伸直。

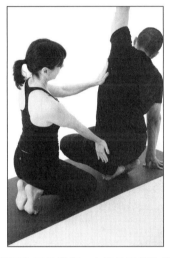

在学生后侧采取双膝跪姿，在肋骨后侧和侧面张开手掌，鼓励学生吸气时拉长脊柱和抬起的手臂，然后引导学生呼气时扭转，把左臂和右膝交叉，手掌落地，指尖向前。

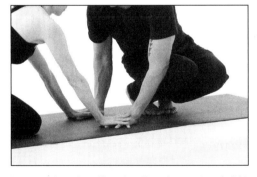

口头提示并演示左手落到地上位于肩正下方。轻触提示学生手和手指向地面压实。

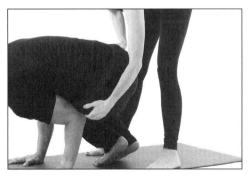

口头提示并演示左髋靠在左手肘辅助支撑的选择。引导学生通过练习，探索让髋离开手肘。

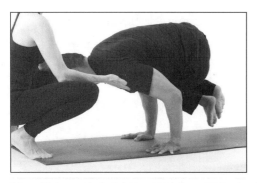

口头提示并演示，当脚趾离地、屈肘进入手平衡时，向前倾将重心转移到双手。张开手掌提示学生肩与手肘对齐，并防止手肘向外张开。

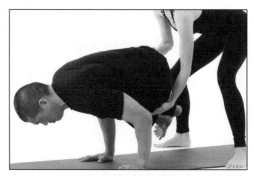

在学生背后采取马步站姿和扶髋手势辅助学生轻盈地抬起腿和保持平衡。

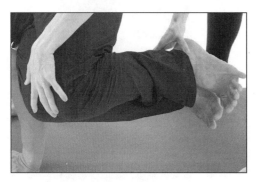

用轻触提示学生双膝和脚踝保持并拢。

进一步探索

《**瑜伽教学**》第 191 页（第 177 页）

《**瑜伽序列**》第 411 页

瑜伽教学资源中心 www.markstephensyoga.com/resources

脚交叉双臂支撑式

从下犬式开始，像玩跳背游戏一样把脚绕到手上；双手尽量向后滑，同时保持手腕和掌心扎根，膝盖对着肩。双膝用力夹上臂或肩，髋略微沉向地面让脚能更容易抬离地面，然后尝试交叉脚踝。如果膝抬到肩的位置，那么尝试把脚跟拉向臀部，头顶移向地面，保持五个呼吸或者更久，然后转回来。

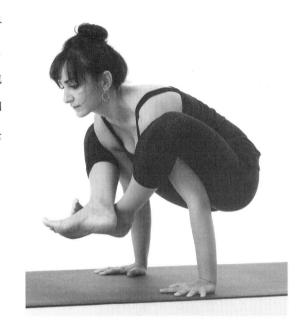

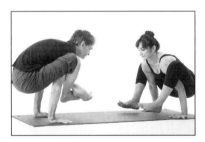

口头提示并演示从双角一式或者下犬式像玩跳背游戏一样把脚向前绕到双手外侧，然后脚趾在地面前移，把膝放在上臂尽可能高的位置。

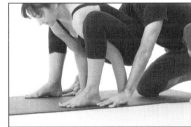

轻触提示双手和手指压实地面。

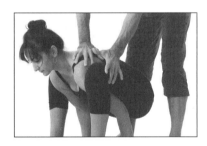

张开手掌辅助学生把膝拉到上臂更高的位置。

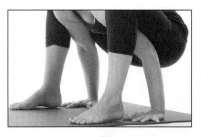

口头提示并演示向后朝手肘坐下去，同时抬起脚踝并交叉。

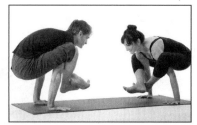

口头提示并演示通过双手有力下压把手臂伸直、双脚抬离地面。

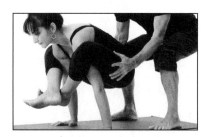

用扶髋手势辅助学生把腿抬高并帮助保持平衡。

简化版

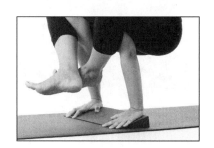

给无法把双手完全压实在地面的学生提供一个斜板或瑜伽砖垫在手底下。

进一步探索

《瑜伽教学》第 192 页（第 178 页）

《瑜伽序列》第 375 页

瑜伽教学资源中心 www.markstephensyoga.com/resources

萤火虫式

从脚交叉双臂支撑式开始，慢慢伸直双腿，脚趾分开，从大脚趾球向外展开。格外关注手腕，通过食指的指关节更扎实地扎根。中阶的学生可以尝试转到起重机式，抬高髋的同时脚跟向外、向后、向上拉。

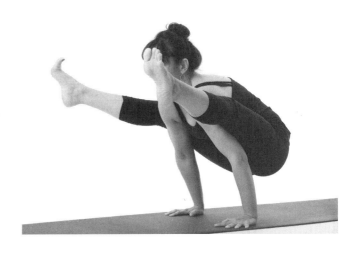

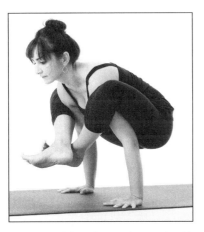

口头提示并演示进入脚交叉双臂支撑式的过程。

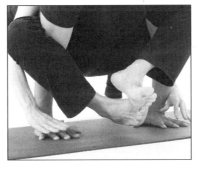

口头提示并演示缓慢伸直双腿，绷脚，分开脚趾。用轻触提示学生食指压实。

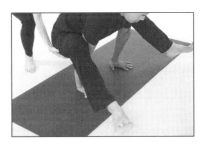

用扶髋手势辅助学生在完全伸直双腿的过程中提起髋、伸直手臂。

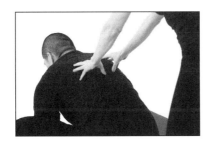

用手指收拢提示学生肩胛骨下沉，同时口头提示上提胸骨。

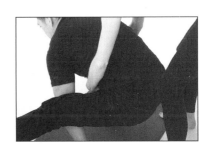

在学生抬高髋时，使用轻触点明并支持其腹部的主动参与。

简化版

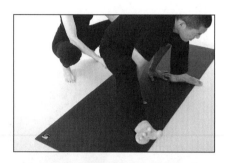

为准备萤火虫式，从脚交叉双臂支撑式开始，交替伸直和弯曲每侧膝盖。

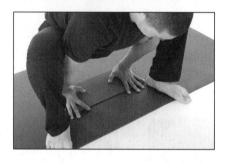

对于无法把手掌压实在地面的学生，提供一个斜板放在手下方。这还可以减少腕关节的压力。

变　体

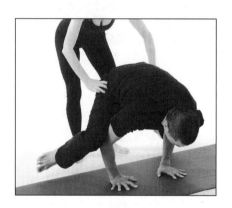

使用扶髋手势辅助学生转入起重机式。

进一步探索

《瑜伽教学》第 193 页（第 179 页）

《瑜伽序列》第 432 页

瑜伽教学资源中心 www.markstephensyoga.com/resources

侧板式

从板式开始，转到左脚外缘着地，同时右手扶右髋。将右脚踝置于左脚踝之上，勾脚，并把下方的髋向上推。从左肩经左手扎根，探索或者像树式那样把右脚滑到左大腿内侧，或者抓住右脚大脚趾将右腿伸直。保持左手和左脚外缘牢牢扎根。抬起右膝或右腿时，尽量保持右髋不前后移动。凝视上方大脚趾、对面墙壁，或者向下看地面。

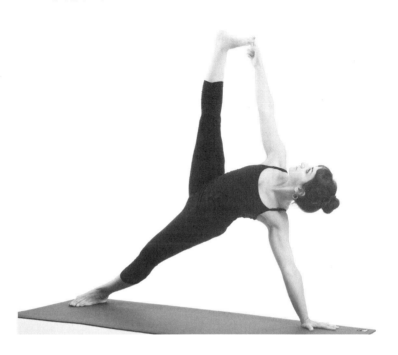

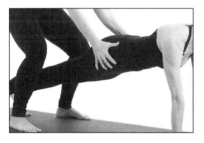

口头提示并演示板式，然后张开手掌提示髋与肩和脚踝对齐（既不要下垂也不要抬高）。

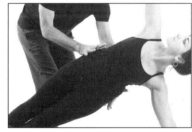

口头提示并演示转到左脚外缘着地的过程，脚踝叠放，双脚有力回勾，再一次用张开手掌提示髋与肩和脚踝对齐。

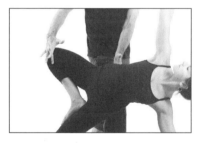

站在学生身后，腿轻轻抵住他们的骶骨，语言提示像树式一样摆放上方的脚，避免髋下垂或者上方的髋向后倒。在学生弯曲的膝盖用张开手掌促使这侧的髋打开，同时用你的腿防止学生上方的髋向后倒。

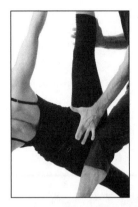 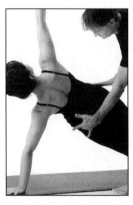 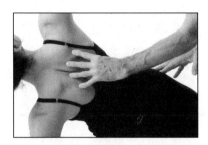

口头提示抓住上方呈树式的脚的大脚趾，并伸直那条腿，髋不要下垂，上方的髋不要向后倒。张开手掌放在抬起的腿上以鼓励这侧髋打开，同时用你的腿防止学生上方的髋向后倒。

如果学生下方的髋下垂，轻触提示其保持抬高。

用手指收拢提示肩胛骨下沉抵住肋骨后侧，并展开胸。

简化版

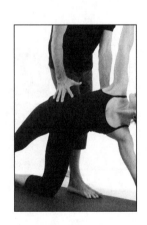

基础的简化姿势是让下方的膝盖着地。支撑的手可以放在离肩较远的地方以减少手腕的压力。在肩上使用张开手掌提示躯干面对墙（而不是塌向地面）。

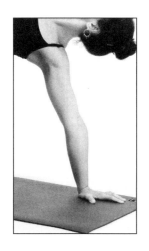

支撑的手可以放在离肩膀较远的位置以减少手腕的压力。把前臂放在地面上可以消除手腕的压力。

进一步探索

《瑜伽教学》第 196 页（第 182 页）

《瑜伽序列》第 448 页

瑜伽教学资源中心 www.markstephensyoga.com/resources

单腿圣哲康迪亚一式

从战士二式的捆绑变体或从新月式的准备式开始，将右肩拉到右膝下方，手和手臂像四柱式一样放置，伸展右腿，同时将后脚抬起，尝试在手上保持平衡。凝视前方（或向下看令颈部更轻松），保持肩和耳与地面平行，呼气时，运用轻微的收腹收束来获得穿跳进入四柱式的轻盈。

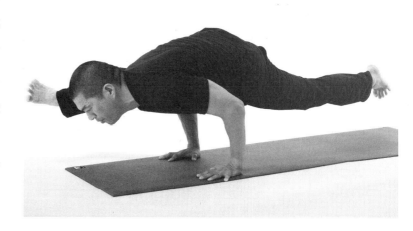

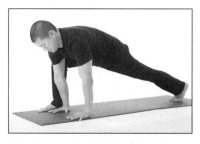

从新月式或侧角伸展式开始，然后双手像四柱式一样放置。

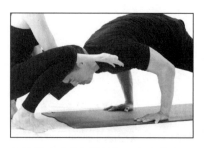

使用张开手掌和轻触提示学生肩和手肘等高，与四柱式一样。

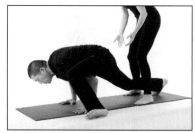

口头提示并演示前侧腿向前、向外伸展，同时借助提起后脚重心前移来达到平衡。

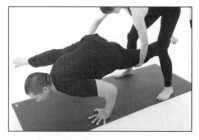

跨在学生的腿两侧，张开手掌扶住学生双腿，协助学生后腿向后伸展、髋部离地，前腿向前延伸、向侧面伸出。

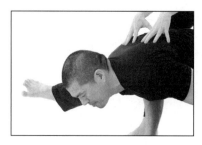

用手指收拢提示学生肩胛骨下沉贴向肋骨后侧。

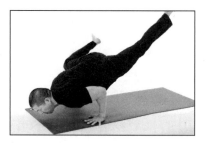

口头提示并演示呼气时穿跳进入四柱式。

简化版

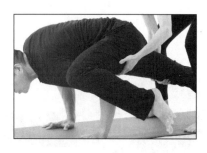

　　对于髋和腘绳肌紧绷的学生，提示他们后脚趾抬起时，保持前侧膝盖弯曲。使用跨步辅助这个动作。

变　体

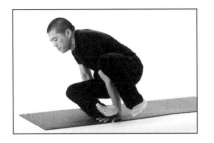

直接转入八字扭转式，然后回到单腿圣哲康迪亚一式，再穿跳回到四柱式。

进一步探索

《瑜伽教学》第 195 页（第 181 页）

《瑜伽序列》第 381 页

瑜伽教学资源中心 www.markstephensyoga.com/resources

手倒立式

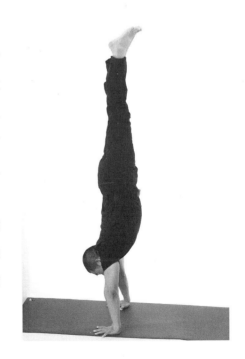

靠墙分三步介绍这个体式。第一步，双手扶墙身体成 L 形（像下犬式一样），双脚放在地上，交替向上伸展一条腿，同时保持上半身呈下犬式。第二步，双手在地面身体成 L 形，手在肩膀正下方，双脚放在刚才手所在的墙上的位置，交替将一条腿向上伸直。第三步，指尖离墙约 13 厘米。一条腿向后、向上伸展，保持腿伸直有力。地面的腿开始弹跳，同时将抬起的腿向上摆动。弹跳腿弹起的瞬间，将其伸直，去找另一条腿。

像下犬式那样双手发力压实，先勾脚，腿和脚跟向上延伸；然后绷脚，大脚趾球向外推。在拉长身体核心的同时，像下犬式那样肩胛骨展开，腹部轻轻地收紧以支撑躯干和骨盆的稳定连接，保持浮肋内收远离皮肤，同时将尾骨和耻骨向上提，激活会阴收束，股骨内旋，向下凝视两个大拇指中间的位置，呼吸。

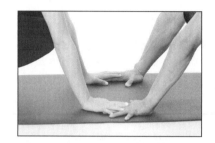

轻触提示学生食指扎根。

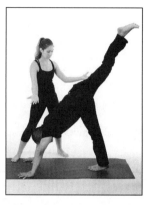

辅助学生做剪刀式踢腿时，采取马步
站姿站在学生抬起的腿一侧与学生成
45度角的位置，伸出一只手臂对齐学
生手腕（作为防止学生摔倒的阻挡），
另一只手准备辅助抬起的腿向上摆动。

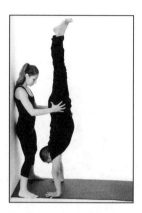

学生倒立之后，移动到其背后，用牢
固的扣紧旋转让其髋位于手腕正上
方，并辅助双腿伸直。

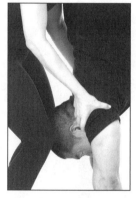

学生进入基本正位后（靠墙或在教室
中间），像辅助下犬式一样提示其手
指、手臂和肩膀的动作。

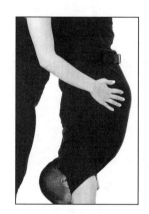

轻触学生肋骨前侧下部提示其内收。

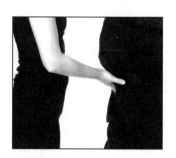

轻触学生骶骨提示骨盆中立。

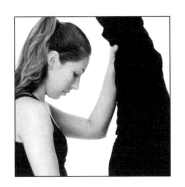

把一只手短暂放在学生膝盖处，提示一下双腿并拢，像一条腿一样。

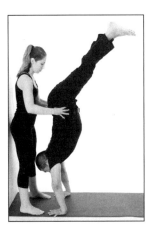

在学生髋部扣紧旋转，让其轻松地下来进入简单的站立前屈，保持几个呼吸。

简化版

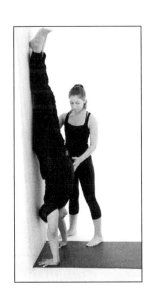

用墙支撑。也可留在任意一个准备姿势。

进一步探索

《瑜伽教学》第 193 页（第 179 页）

《瑜伽序列》第 361 页

瑜伽教学资源中心 www.markstephensyoga.com/resources

海豚式

口头提示并演示，从四脚板凳式开始，脚趾蜷曲踩地，然后前臂着地，相互平行。若前臂无法保持平行，可在食指间放一块瑜伽砖并在肘部上方绑一条瑜伽伸展带，也可以将手指交叉相扣并考虑配合使用瑜伽伸展带。提示手和前臂向下扎根，同时把肩向远离手腕的方向推，向后、向上提起髋，逐渐推直双腿。

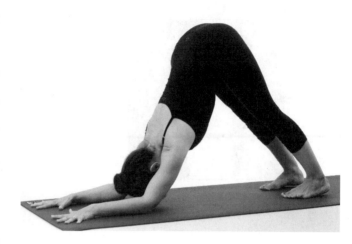

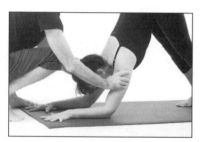

在学生肩部扣紧旋转，提示它们主动外旋，由此稳定肩并减少颈部的压力。

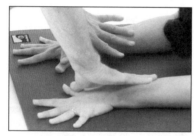

轻触学生双手然后轻触前臂，提示它们内旋，由此让双手更好地扎根并尽量减少手腕的压力。

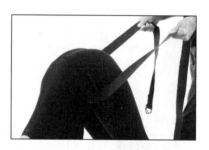

在学生大腿上部系一条瑜伽伸展带，均匀地向上、向后拉，提示学生把重心更多地放到双腿，从而拉长脊柱。

简化版

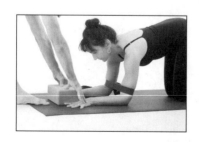

膝盖着地，尝试各种手臂姿势和手臂辅具的使用。

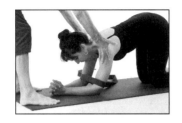

对于肩膀紧绷的学生，提示他 / 她手指交叉相扣，可令肩膀和手臂更容易地进入体式。

变　体

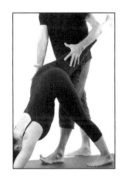

提示抬一条腿向上伸再收回，使用张开手掌扣紧旋转提示髋保持在水平位，以及腿的内旋与更大的伸展。

进一步探索

《瑜伽序列》第 427 页

瑜伽教学资源中心 www.markstephensyoga.com/resources

孔雀起舞式 / 前臂平衡式

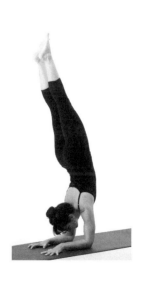

除了前臂放在地面上以外，用与手倒立式相同的步骤介绍这个体式。如果学生的前臂张开，则在食指之间放一块瑜伽砖，在手肘上方绑一条瑜伽伸展带。在第三步，把肩膀尽量向远离手腕的方向推。当用剪刀式踢腿把腿踢到头顶时，保持这个姿势。一旦进入孔雀起舞式，通过手掌和手肘稳固地下压，把肩膀推离手腕，同时把尾骨向脚和天花板方向推。股骨内旋。

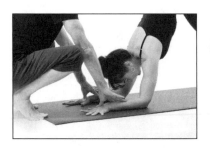

像海豚式一样做准备，轻触提示手和手指的牢固扎根。

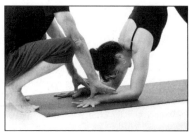

口头提示双脚走向手肘以把髋置于肩正上方，运用张开手掌以强调手内侧扎根，并把肩膀向远离手腕的方向推。

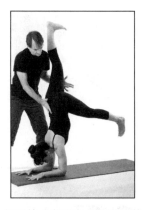

口头提示抬一条腿向上，采用剪刀式踢腿姿势，然后进一步提示在向上摆动的时候保持那条腿完全伸直，同时另一只脚跳起，脚一离地就把这条腿伸直并保持有力。

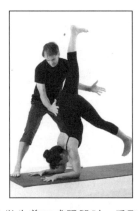

辅助学生剪刀式踢腿时，采取马步站姿站在学生抬起的腿一侧与学生成 45 度角的位置，伸出一只手臂对齐学生手腕（作为防止学生摔倒的阻挡），另一只手准备辅助抬起的腿向上摆动。

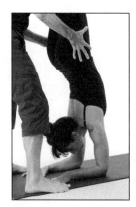

倒立之后，移动到学生背面，用牢固的扣紧旋转让髋位于肩膀正上方，并辅助双腿伸直。

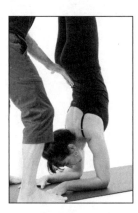

轻触学生骶骨提示骨盆中立。

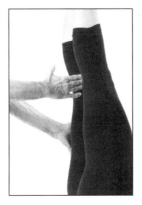

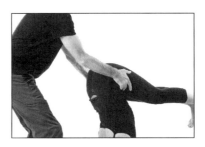

把一只手短暂放在学生双膝之间，提示一下双腿并拢，像一条腿一样。

在髋部扣紧旋转，让学生轻松地下来。

简化版

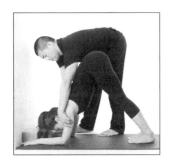

对墙练习，放一块或几块瑜伽砖在食指之间，并且/或者在手肘上方绑一条瑜伽伸展带保持手臂对齐，口头提示按海豚式向上推，张开手掌提示将肩膀推向远离手腕的方向。

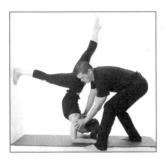

更容易的选择是把前臂放在墙上来发展这个体式的基本结构和觉知。张开手掌提示学生肩胛骨分开、下沉、远离耳朵。下一步，学生脚放在墙面与髋等高，前臂着地，身体成L形，然后伸直一条腿向上，再换另一条腿。

进一步探索

《瑜伽教学》第 194 页（第 180 页）

《瑜伽序列》第 414 页

瑜伽教学资源中心 www.markstephensyoga.com/resources

八字扭转式

在手杖式中，右脚沿地面滑回来，抱膝利用杠杆作用将骨盆前旋、脊柱拉长。然后做下列动作：第一，抓住右脚以数字 8 形拉到胸前；第二，把右小腿放在手肘之间，勾右脚，左右晃动右腿；第三，

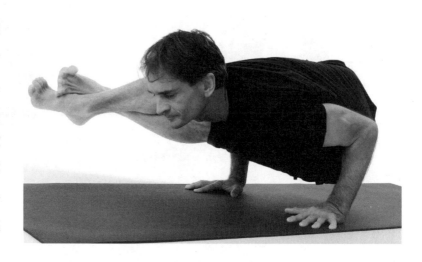

右臂向前的同时把右膝拉到右肩上方，右手掌置于右髋旁，左手掌置于左髋旁；第四，左腿抬离地面，然后伴随呼气，双手发力将臀部推离地面；第五，将左脚踝交叉在右脚踝上，双腿向右伸直；第六，弯曲手肘，直到与肩膀等高。

继续让手掌扎根，向上推髋，脚掌向外推，膝盖互相夹紧，胸骨向前送，凝视下方（让颈部更为轻松）或者水平方向。探索通过以下方式过渡到单腿圣哲康迪亚式：第一，伸直手臂；第二，抬起臀部；第三，解开双脚；第四，将左腿穿回手臂之间；第五，将双腿剪刀式打开。再从单腿圣哲康迪亚式穿跳进入四柱式。

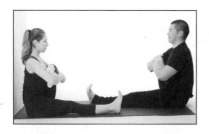

口头提示并演示手杖式，然后像圣哲玛里琪一式一样收回一侧膝盖，接着在胸前横向抱住那侧小腿，再把膝盖放到肩上，手落回地面。

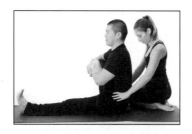

使用扶髋手势反向旋转提示骨盆前旋，并轻触背部提醒拉长脊柱。

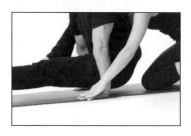

口头提示并演示将伸直的腿抬离地面，然后双手下压让腿完全离地。使用轻触把食指向下压实。

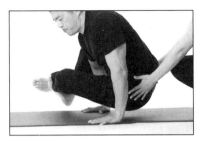 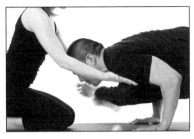 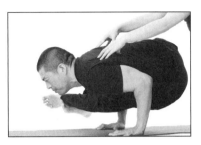

口头提示并演示把伸直的腿的脚踝交叉在另一只脚踝上，然后双腿向外伸直。在学生髋部使用张开手掌辅助其抬起髋。

口头提示并演示缓慢弯曲手肘至与肩膀平行的高度。张开手掌提示肩膀应到达的位置。

用手指收拢提示学生肩胛骨下沉。

进一步探索

《瑜伽教学》第 194 页（第 180 页）

《瑜伽序列》第 369 页

瑜伽教学资源中心 www.markstephensyoga.com/resources

格拉威亚式

分步教学。第一，从山式开始，屈膝，然后抬起右脚踝搭到左膝上，右脚用力背屈；第二，手掌在胸口合十；第三，手掌落地放在肩下方，右脚勾住左上臂靠近肩处，同时将左膝压向左肩；第四，手掌下压，重心前移；第五，左腿向后、向上伸展。在双手扎根的同时，将胸骨向前送，并将伸展的左腿向外推。穿跳进入四柱式或转入头倒立二式，为直接转入该体式的另一侧做好准备。

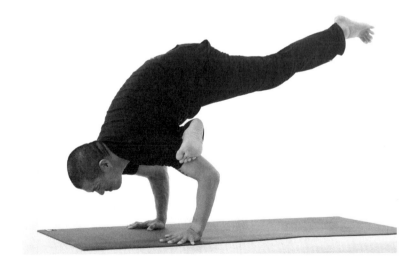

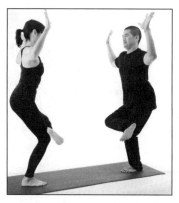

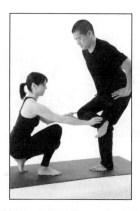

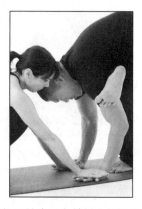

从山式开始，口头提示并演示弯曲一侧膝盖同时把另一侧脚踝放到弯曲的膝盖上，这只脚用力背屈以稳定抬起的膝盖，然后手掌在胸口合十。

用轻触提示脚踝的位置正好在膝盖之上（没有到大腿），并弯曲脚踝。

口头提示并演示向前折叠把手放在地面上，轻触提示手腕的位置在肩下方，并令上臂靠近交叉的小腿。

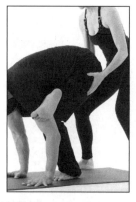

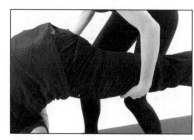

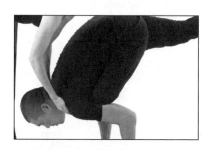

口头提示并演示重心前移至双手，同时尽量把手臂推直，或站在学生一侧用扶髋手势进行辅助，帮学生推直手臂。

口头提示并演示将地面的脚抬起，把那条腿向后、向上伸展，或者站在学生一侧辅助其抬起髋。

一旦学生向后、向上伸直腿，在其肩部使用张开手掌暗示手臂推直同时把身体重量均匀分布在双手上。

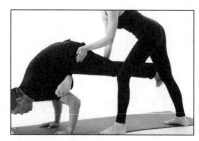

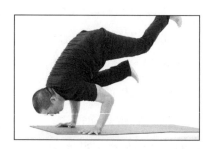

在学生伸展的腿的髋外侧和大腿内侧张开手掌提示其保持髋水平、大腿内旋和腿的伸展。

口头提示并演示呼气时穿跳进入四柱式。

进一步探索

《瑜伽教学》第 195 页（第 181 页）

《瑜伽序列》第 385 页

瑜伽教学资源中心 www.markstephensyoga.com/resources

上公鸡式

进入这个体式有两种基本的方法：第一，从莲花式起，双手向下推同时用膝跪立，然后呼气，将膝盖沿手臂滑上去；第二，从头倒立二式盘腿进入莲花式，膝盖落向肩，双手推直手臂。

保持脚的收束、会阴收束和轻微的收腹。凝视正下方。转入四柱式或者头倒立二式。再从那个体式用侧起重机式的扭转探索侧公鸡式。

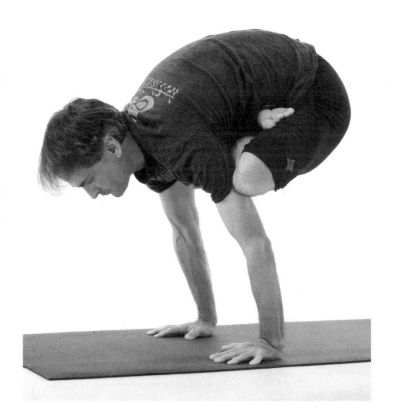

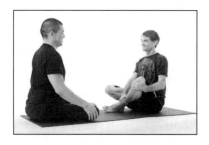

口头提示并演示如何进入莲花式。

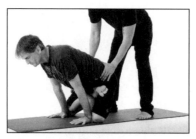

使用扶髋手势辅助学生用膝跪立，双手在肩下方的地面支撑。口头提示双手均衡、牢固地下压，同时感受呼气时腹部收紧。

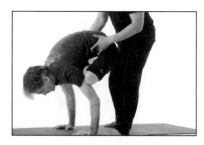

使用扶髋手势辅助学生呼气时把小腿沿手臂上滑，利用腹部引起髋部的抬升，并把小腿尽量抬高到靠近肩膀的位置。用扶髋手势辅助学生在双手寻找平衡。

变 体

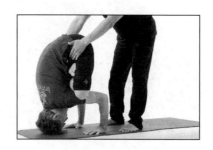

使用扶髋手势让学生的头更容易着地进入头倒立二式的位置，然后提示将膝盖推向头顶，准备做侧公鸡式。

进一步探索

《瑜伽教学》第 197 页（第 183 页）

《瑜伽序列》第 437 页

瑜伽教学资源中心 www.markstephensyoga.com/resources

飞蜥蜴式

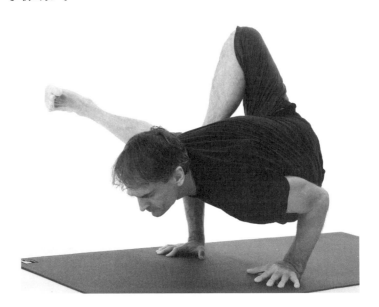

进入格拉威亚式准备式的第二步，然后做下列动作：第一，用左手稳定左膝上的右脚踝；第二，右臂向上伸展拉伸身体右侧；第三，扭转躯干让右手肘抵住右足弓，双手掌对推作为扭转的杠杆；第四，右肩拉向足弓，把右手放到左脚踝外侧的地面；第五，左手放在地面上，双手与肩同宽；第六，重心左移同时弯曲手肘，向右伸直左腿并抬离地面，胸向前送。指导学生尽量把肩放平。通过伸展的腿向外发力。穿跳进入四柱式。

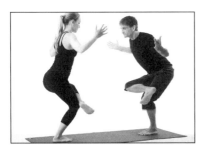

口头提示并演示进入格拉威亚式的站立准备姿势，右脚踝搭在左膝上。

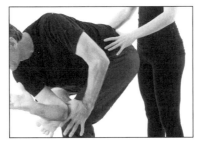

口头提示并演示把左手放在右脚跟，同时伸直右臂向上举过头顶，然后张开手掌在学生肋骨后面和侧面鼓励其吸气时拉长脊柱和伸展的手臂，接着呼气时扭转身体把右手肘横放在左膝上成祈祷式扭转。

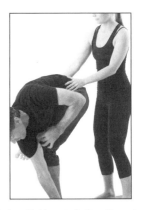

用扶髋手势辅助学生的平衡，或者如果你身高足够高的话，那么以较宽的山式跨在学生两侧，用膝盖夹住学生的髋，腾出双手，张开手掌沿着其肋骨侧面加深扭转直到学生的右肩超过膝盖。这是该体式的关键。

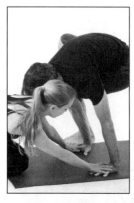

口头提示把右手放在左脚旁的地面上，然后向左倾斜，左手放在地面上，手的位置与下犬式一样。轻触提示手和手指均衡地下压。

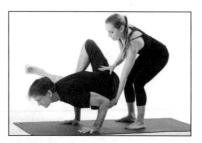

用扶髋手势减少学生手臂和肩的承重，口头提示像四柱式一样屈肘同时向右伸直左腿。左腿应当紧邻右脚放在右上臂上方。

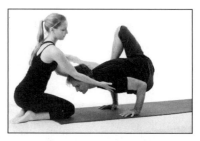

轻触或张开手掌提示学生保持肩膀水平与手肘等高。

进一步探索

《瑜伽教学》第 196 页（第 182 页）

《瑜伽序列》第 443 页

瑜伽教学资源中心 www.markstephensyoga.com/resources

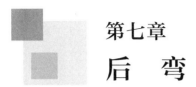

第七章
后 弯

随着整个身体前侧（特别是胸口、腹部和腹股沟）的深层拉伸，后弯的刺激会点燃学生的热情。这种热情容易发展成毫无顾忌的尝试或恐惧的退缩，从而为学生提供了另一个契机，让他们在这些极端情绪中培养沉静。

在身体层面，后弯的主要目的是令身体前侧的呼吸更为充分和能量更加充沛，而不是让身体前侧进入耀眼的深度拉伸。通过强调后弯体式打开胸腔的特质，你可以指导学生在后弯体式练习中获得持续努力的意识：在摸索中对自己产生怜悯之心，接纳自己内在的和谐，以此作为不贪婪的源泉；在呼吸中感受疗愈，这种疗愈强调的是自我评估而不是判断好坏；认识到内心的爱是无常变化中凝聚万物的胶质。鼓励把后弯作为一种平静的练习，而不是为了达成什么成就。净化的目的是为了自由而不是完美，专注于心的打开。

后弯体式类别可以分为收缩后弯、牵引后弯和平衡后弯，每种体式都有显著的区分和动作特点。

- **收缩后弯**：身体后侧的肌肉向心收缩以克服重力（例如蝗虫一式中身体向上提升）。
- **牵引后弯**：身体前侧的肌肉离心收缩以克服重力（例如背向下进入骆驼式）。
- **平衡后弯**：手臂和／或腿推向一个固定物体（地面、墙或身体的其他部分）以拉伸身体前侧（例如弓式或上弓式）。

在这些后弯类型中肱骨或伸展或屈曲。在诸如蝗虫一式、骆驼式、桥式肩倒立这类体式中，肱骨伸展；在诸如蝗虫三式、鸽子式、倒手杖式这类体式中，肱骨屈曲。手臂的不同位置要求身体不同区域通过肩带参与和放松。

- **肩伸展的后弯：**手臂的伸展要求用菱形肌、下斜方肌和前屈肌来稳定肩胛骨，同时胸大肌和胸小肌必须放松。
- **肩屈曲的后弯：**肩屈曲要求菱形肌、背阔肌、胸大肌、肱三头肌放松。

蝗虫一、二、三式

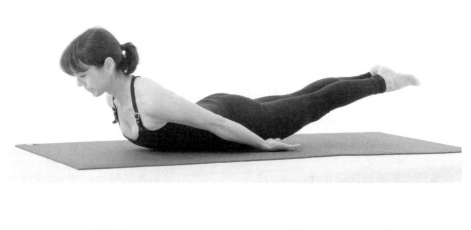

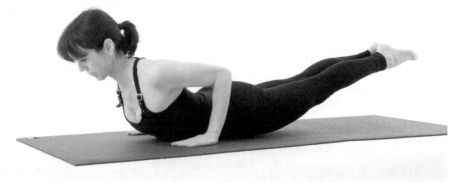

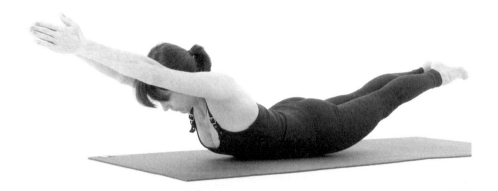

从板式开始，呼气时依次将膝盖、胸和下巴落地（ashtanga pranam，八体投地或八点跪拜），然后身体完全落地，将髋和脚压在地面上，用力向后伸展腿和脚，大腿内旋，尾骨推向脚跟。当学生保持腿的主动参与时，按以下步骤引导他们进入蝗虫一、二、三式。

- 一式：保持手背压实地面，作为杠杆抬起胸，保持胸椎向前、向上向胸口延伸。
- 二式：提示学生双手下压，置于手肘下方，并将胸抬起，同时肩胛骨下沉，略向下看，保持颈部放松。
- 三式：在变体三式中，强调保持肩胛骨下沉贴向肋骨后侧，同时像下犬式那样将它们向外旋转展开。

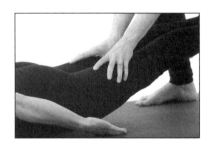

轻触提示学生大腿内旋。

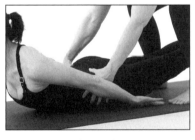

用扶髋手势配合扣紧旋转提示学生骨盆扎根并微微后旋。然后提示学生将腿抬离地面（如果这令腰部受压迫，腿可以不抬起），并且完全伸展双腿。

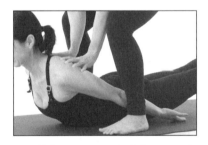

对于蝗虫一式，用手指收拢提示学生肩胛骨下沉，同时口头提示把脊柱中上段带向胸口。

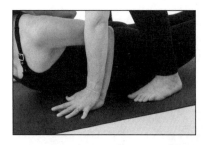

对于蝗虫二式，轻触学生的手提示其双手外旋而不移动，由此帮助手肘对齐肩膀后侧并扩展胸部。

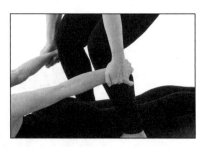

对于蝗虫三式，以手指在背后交叉相扣的准备姿势开始。如果学生很容易做到且腰部无恙，以马步站姿分立于学生髋的两侧，你的手肘放在膝上，然后握住学生的手腕，引导他们双手握住你的小腿。

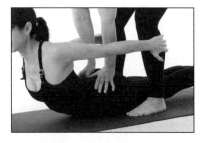

仍然是蝗虫三式准备式，用扶髋手势扣紧旋转提示骨盆的扎根和轻微后旋，同时慢慢把你的腿伸直一些，从而加深学生的后弯。在把学生放下之前，牢牢握住他 / 她的手臂，务必在落地后，再让学生松开你的小腿。

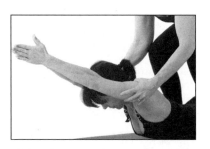

在完全的蝗虫三式中，扣紧旋转学生的上臂提示内旋。

简化版

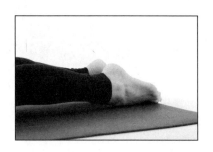

对于蝗虫一、二、三式，建议保持双脚主动向地面扎根以让腰部更舒适。

进一步探索

《瑜伽教学》第 163—164 页（第 152 页）

《瑜伽序列》第 421 页

瑜伽教学资源中心 www.markstephensyoga.com/resources

眼镜蛇式

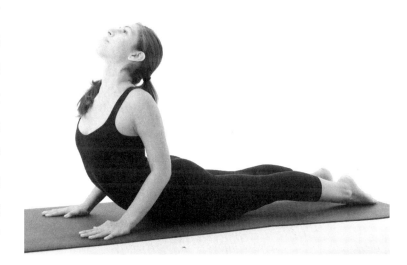

俯卧，额头着地，掌心向下置于肩膀两侧，肩胛骨下沉。像蝗虫式一样唤醒双腿，大腿内旋，尾骨推向脚后跟。双手不用力，尽量将胸抬高，然后双手下压，每次吸气时把胸再推高一点，呼气时保持高度，并将脊柱向前拉向胸口。继续这样做，在舒适的情况下，随着呼吸进入最深的后弯。手掌下压时，用力外旋（但手掌不移动），从这个动作中感受手肘微向内收、胸扩张、肩胛骨下端收向胸口。

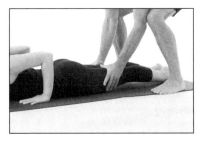

扣紧旋转学生大腿提示内旋同时把双腿并拢，口头提示学生通过双腿向外辐射能量，同时双脚向地面扎根令膝盖离地。

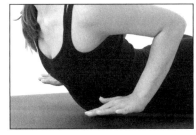

口头提示学生不借助双手力量，在舒适的情况下将胸抬离地面尽可能高，然后提示双手扎根。

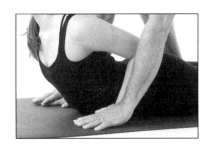

用轻触提示双手扎根，并造成一种手旋转向外的感觉来帮助手肘收回体侧，打开胸。

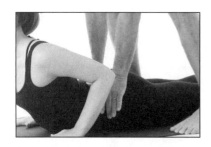 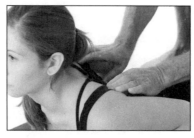 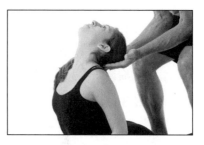

把大拇指放在学生的骶骨，用扶髋手势提示其把尾骨推向脚跟，由此保持腰部的空间。

口头提示学生双手均衡地下压，随着每次吸气把胸再推高一点，呼气时保持高度同时抬高胸骨。用手指收拢下拉学生肩胛骨以增加胸口扩展的感觉。

当学生随着呼吸逐渐进入舒适前提下最大限度的后弯，如果学生的头可以舒适地向后放开，用轻触支撑其头后侧。

简化版

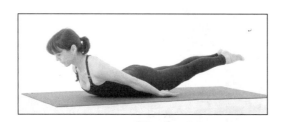

如果学生练习眼镜蛇式感觉不舒服的话，就建议其保持在蝗虫一式和二式。

变　体

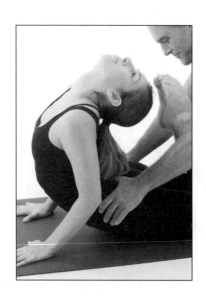

如果学生能够舒适地向后放开头部，提示其屈膝，双脚拉向头部或者触碰头部。这一步不需要辅助，更适合用扶髋手势配合扣紧旋转，帮助学生骨盆扎根并保持腰部的空间。

进一步探索

《瑜伽教学》第 200 页（第 186 页）

《瑜伽序列》第 375 页

瑜伽教学资源中心 www.markstephensyoga.com/resources

上犬式

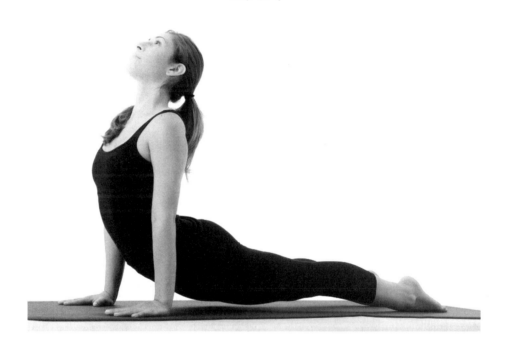

　　上犬式是一个强度高而能量充沛的唤醒后弯体式。以下情况的学生可用蝗虫二式作为替代方案：腰部疼痛，手臂、肩或腿的力量不足以用手脚悬挂身体。在初学上犬式时，先练习蝗虫二式很有帮助，它可以强化腰部的力量，并教授上犬式中重要的腿部动作。强调双腿的激活和正位：双脚向后伸展、紧紧向下压实，同时双腿牢固，人腿内侧向上旋转。鼓励学生将脚背向下压实，造成一种脚趾向后伸直的感觉。双脚扎根时，更要激活双腿。从脚的根基起，指导学生将骨盆向前拉远离脚踝，尾骨推向脚跟，保持臀部柔软，同时让骨盆的重量给腰部一个牵引力。不要指导学生夹紧臀部肌肉，这会导致股骨外旋，压迫骶髂关节。

引导学生进入完整的体式，要求学生双手有力向下推，抬起胸，并创造一种后弯集中于胸口的感觉。食指指节压实有助于平衡整个手和腕关节的压力，从而减少手腕劳损的可能性。双手有力均衡地扎根也会令手臂更充分地伸展、胸抬高扩张，这对于加深后弯所需的脊柱长度至关重要。手腕应该在肩的正下方对齐。如果手腕的位置在肩前方，学生会感到腰部的压力过大；如果手腕的位置比肩更靠后，他们的手腕会超伸。肩相对于手腕的最终位置是由双脚从四柱式过渡到上犬式的运动和后弯的深度决定的。固定脚尖翻转脚趾会使髋和肩更向前；在推直手臂的同时向后伸展脚会令肩更往后。没有绝对正确的方法。实际上，每个学生身体独特的（和变化的）几何结构——手臂、腿、脚和躯干的长度，加上他们的后弯弧度——决定了翻转脚趾与向后伸展脚的相对比重。通过演示这些选项，强调它们对腰部、手腕和上犬式整体完整性的影响。

要求学生有意识地形成脊柱弯曲的背部曲线，创造一种肩胛骨下端向内、向上拉，仿佛进入胸口的感觉。肩膀无力的学生，往往会出现耸肩的现象。这常会拉伤颈部，关闭胸口，影响呼吸，并加剧塌腰的倾向。鼓励这些学生（在手腕允许的前提下）双手更主动地向下推，以便更好地沉肩。头部可以保持水平，随着练习获得舒适感和稳定感，体式的最后动作可以放开头向后。在手掌紧紧向下推时，鼓励学生手掌用力外旋，在整个胸口创造更多的空间，并将脊柱拉向胸口的方向，以此加深后弯。

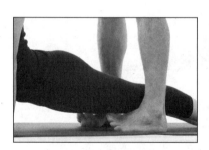 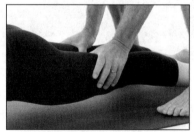 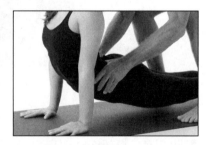

由于这个体式一般都在动态中完成，只在吸满气时才停顿保持，所以提示时需要相对快速、果断。当学生向上进入后弯；而你用语言提示他们双脚扎实地向外、向下扎根时，把你的双脚滑至学生大腿中段的下侧，脚趾抬起触碰大腿，强调腿部的主动参与，从而延展膝盖。

用轻触提示大腿内旋，同时口头提示学生通过双脚有力地下压，产生将髋向前拉远离脚踝的感觉。

用扶髋手势，拇指向后压在学生骶骨上，提示骨盆后旋，从而在腰椎创造更多的空间。

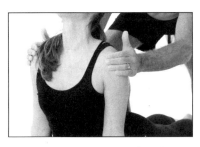 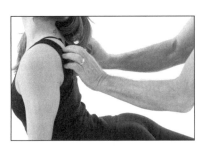 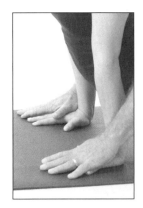

非常轻地触碰引导肩向后拉，但不要向后拉学生的肩膀，因为这样会压迫腰部。	用手指收拢提示肩胛骨下沉，同时口头提示把胸椎向前拉向胸口。	轻触学生的手，外旋你的手，同时口头提示学生以这样的方式发力（学生的手实际上不移动），由此帮助展开锁骨并打开胸。

简化版

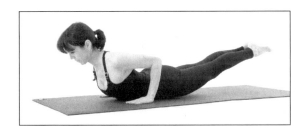

如果练习上犬式不舒服的话，建议保持在蝗虫一式和二式。

进一步探索

《瑜伽教学》第 167 页（第 155 页）

《瑜伽序列》第 439 页

瑜伽教学资源中心 www.markstephensyoga.com/resources

人面狮身式

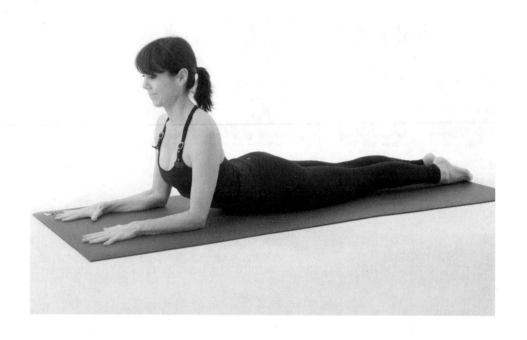

　　俯卧，前臂支撑，手肘对齐肩正下方，前臂和双手向前保持平行。像蝗虫式一样激活双腿，髋和脚扎根，股骨内旋，骶骨推向脚跟方向。前臂压实同时将它们用力向后、向内拉，展开胸的同时下沉肩胛骨，并把脊柱向胸口的方向收。逐渐抬头凝视前方。这是具有欺骗性的深度后弯，可能会令腰部和颈部拉伤。加强腿的主动参与和骨盆的后倾，以保持腰部的空间。鼓励学生向下看，以减轻颈部的压力。

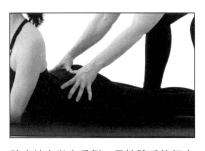 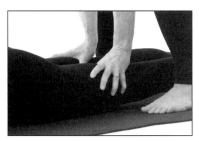 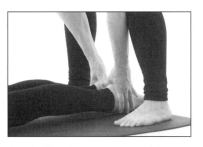

跨步站在学生后侧，用扶髋手势把大拇指朝向学生骶骨，提示骨盆的轻度后旋，减少腰部的压力。

在学生大腿用扣紧旋转提示内旋，同时也提示双腿并拢。

向下轻触学生的双脚，提示它们的主动扎根直到学生的髌骨离地，以此激活双腿。

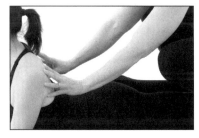 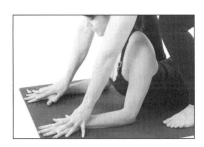

使用强力的手指收拢提示肩胛骨下沉，同时口头提示把胸椎上段推向胸口。

轻触学生的手，提示手用力向后滑，但不移动位置，以此加深脊柱中段的拉伸。

简化版

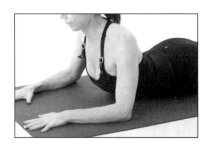

手肘的位置分开宽一些，可减少后弯的强度。

进一步探索

《瑜伽教学》第 200 页（第 185 页）

瑜伽教学资源中心 www.markstephensyoga.com/resources

弓 式

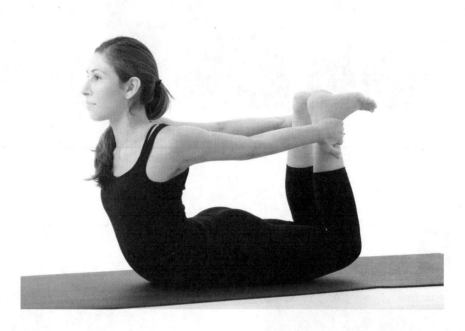

　　俯卧，屈膝，手臂向后抓住脚踝。勾脚以激活脚的收束并稳定膝盖。髋扎根，拉动脚踝通过杠杆作用将胸和腿抬离地面，尾骨向后推，同时脊柱拉向胸口的方向，并展开锁骨。身体再向后伸，让大腿支撑身体并把胸抬高，然后双脚向后、向上推。专注胸椎中段的后弯。如果颈部稳定，头部可向后朝脚的方向放开。

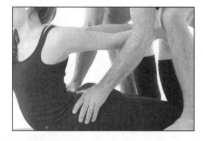

用扶髋手势鼓励骨盆后旋，骶骨推向膝盖。

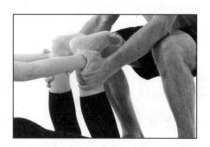

以低马步站姿站在学生后方，手肘放在你的膝盖上，你的手抓住学生的脚踝（或手），然后把你的身体重量逐渐向后移，同时将学生的脚跟拉向你的肩膀。

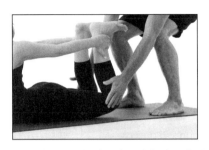

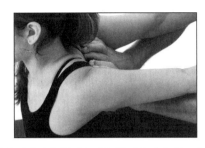

用轻触提示膝盖收拢到与髋同宽（它们容易向外分开）。 在学生肩膀上方轻触或沿肩胛骨手指收拢提示肩下沉远离耳朵。

简化版

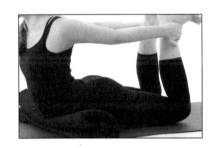

折叠一张毯子垫在学生骨盆前侧（正好在髂前上棘之下）以使重心更易后移，并减少腰部的压力。

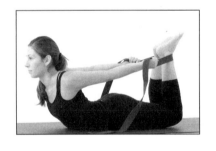

如果学生不能轻松地抓到脚踝，就给他们一条瑜伽伸展带套在脚上。

变 体

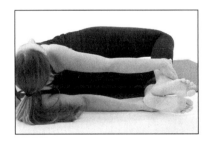

建议学生探索侧弓式，滚动到髋的一侧保持几个呼吸，然后再换另一侧。语言提示学生关注膝盖外侧（腓侧副韧带和半月板）的感受。

进一步探索

《瑜伽教学》第 202 页（第 187 页）

《瑜伽序列》第 378 页

瑜伽教学资源中心 www.markstephensyoga.com/resources

蛙 式

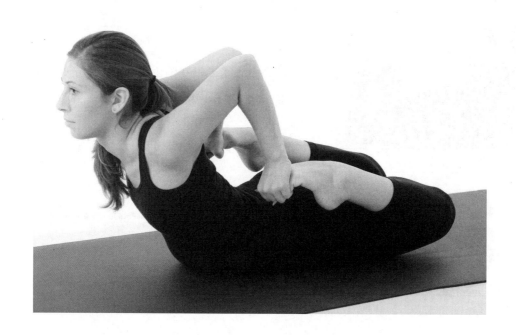

　　像蝗虫式一样开始，然后像人面狮身式一样将前臂放在地面上，手肘位于肩正下方。每次探索一边，先用右手抓住右脚，把右脚跟拉到右髋外侧。这样做的时候，试着向上旋转手肘，手握脚时手指和脚趾指向同一方向。尝试让右肩向前转，让肩和垫子的前边对齐。如果柔韧性足够，可以双手同时抓脚。髋向下扎根，尾骨向后推，脚向地面拉，同时抬起胸（格外关注膝盖和腰部）。尽量让肩胛骨下沉，肩胛骨下端推向胸口的方向。凝视下方或前方，选择让颈部舒适的方式。

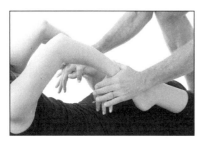

轻触辅助学生把手放在脚上，让手指和脚趾指向同一方向。

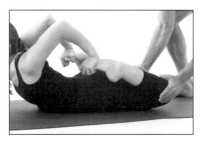

非常轻地触碰膝盖，提示与髋直接对齐（膝盖容易向外分开，可能拉伤膝盖外侧）。

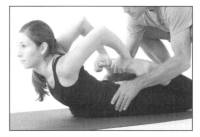

运用扶髋手势提示骨盆后旋，由此在腰椎创造更多空间，同时更好地固定骨盆，以便身体从骨盆开始后弯。

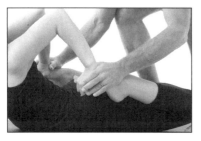

非常轻地触碰，鼓励学生把脚向地面拉靠近髋，同时抬高胸。

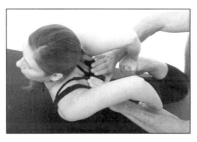

运用手指收拢以鼓励肩胛骨下沉，同时口头提示胸抬高。

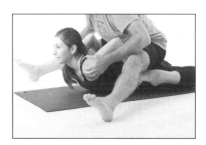

如果学生能够把脚拉到骨盆高度，那么你以坐角式的准备姿势坐在学生身上，坐骨压在学生的骶骨处，同时把你的脚向外、向下推，从而把学生的脚进一步压向地面。现在你的手已经空出来，可调整学生上半身。

简化版

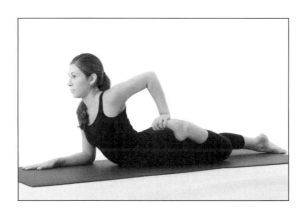

从人面狮身式的准备姿势开始，口头提示并演示右手抓右脚，保持几个呼吸，然后换另一侧。

进一步探索

《瑜伽教学》第 201 页（第 187 页）

《瑜伽序列》第 374 页

瑜伽教学资源中心 www.markstephensyoga.com/resources

骆驼式

跪立，脚趾踩地（或者脚背放平加深后弯），膝与髋等宽，手扶髋将尾骨下压，髋向前送，以杠杆作用向上推胸骨，造成一种把脊柱向胸的方向推升的感觉。腿和脚扎根，把髋向前推，尾骨向下推，同时手放到脚跟或脚踝（或瑜伽砖）上。用力推，从髋到膝，从肩到手再到脚，借助这些支点让胸椎形成较深的弯曲，同时尾骨下压，胸骨向天空抬高。

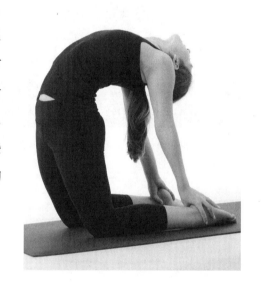

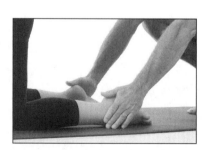

用轻触辅助学生把脚伸直与髋对齐（如果脚朝后的话，容易内翻）。

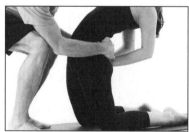

在学生腰部和骶骨使用扶髋手势帮助放松背部进入体式。用同样的手法帮助学生起身向上退出体式。

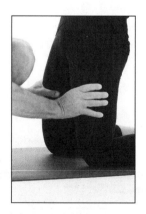

在学生大腿用扣紧旋转提示大腿内旋。

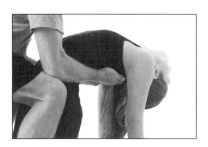

采用马步站姿，在学生肩胛骨用轻触提示把肩胛骨下端推向胸的方向。

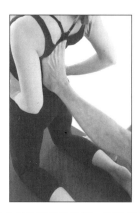

把你的脚跟放在学生骶骨的顶端，脚掌抵住肩胛骨的底部（如果你的脚相对于学生的脊柱长度太短，将另一个脚跟叠放在第一只脚上）。然后，当学生向后倾时，你用下面的脚跟将骶骨往下压，上面的脚掌把胸腔向上推，从而在腰部和胸口创造空间。学生向上起身时，简单地沿着肩胛骨向上推你的脚掌，令学生更轻松。

简化版

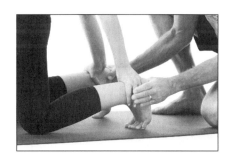

如果学生在跖屈时无法够到脚跟，让他们选择背屈（脚趾踩地）或者在脚踝旁边放瑜伽砖。

变　体

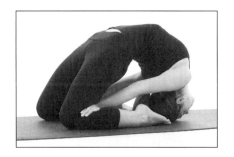

如果很容易进入骆驼式的话，尝试小雷电式。

进一步探索

《瑜伽教学》第 202 页（第 188 页）

《瑜伽序列》第 441 页

瑜伽教学资源中心 www.markstephensyoga.com/resources

小雷电式

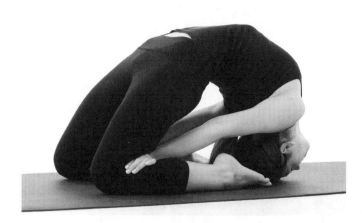

保持骆驼式的所有要素，将双手向前移到膝盖或朝向膝盖移动。吸气时，头向后落向地面，动作务必控制在学生的能力范围之内。呼气时，舒适地向上起身进入骆驼式。重复五次，最后一次向后时保持五到八次呼吸。保持脚和膝盖牢固扎根，同时拉长脊柱，注意保持腰部和颈部的空间与舒适度。保持胸骨抬高、气息稳定，凝视第三眼。

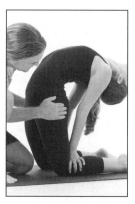

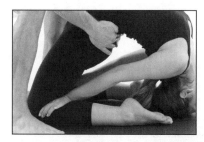

从骆驼式开始，口头提示学生在舒适的前提下，把手放在脚踝或向前靠近膝盖。更换口头提示（并加以轻触强调），让学生从髋到膝盖（稳定）向下扎根，同时双脚紧实下压（用杠杆作用为腰部创造更多空间）。

在学生前侧站立或跪立，双手以反向扶髋手势（四指在后背指向骶骨）配合手指展开提示其腰部的空间，并鼓励学生向后倾时仍向前推髋。

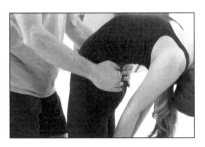

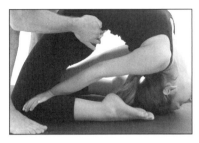

在学生由下方回到骆驼式时保持同样的手势和动作，然后学生再向后倾，重复几次，让学生在后倾幅度较大的位置保持五个呼吸。接着以同样的方式辅助学生回到骆驼式。

当学生头舒适地落到地面上后，保持几个呼吸，再向上回到骆驼式，或者尝试鸽子式。

进一步探索

《瑜伽教学》第 203 页（第 188 页）

《瑜伽序列》第 395 页

瑜伽教学资源中心 www.markstephensyoga.com/resources

鸽子式

从膝盖跪地开始，双手胸前合十。身体像骆驼式一样扎根并展开，同练习小雷电式一样头慢慢向后落，头顶着地。把手肘放到地面上，手抓住脚（最终抓到膝盖）。五到八个呼吸后，把手掌放到刚刚手肘落地的位置，伸直手臂，保持五到八个呼吸。吸气向上起身。尽量保持手肘、双脚和膝盖的牢固扎根，展开身体前侧同时保持腰部的空间和舒适。

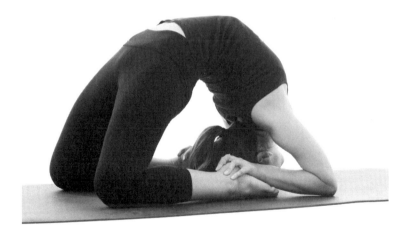

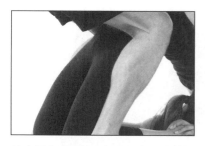 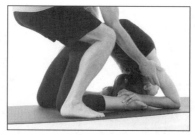 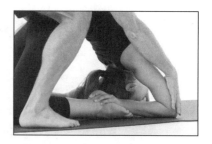

从小雷电式开始，如果学生的头着地了，你可以微屈膝跨在学生髋部以稳定髋的位置，然后逐渐将你的膝盖向后推，强调将骨盆推离背部的动作。

保持你的膝盖夹紧学生的髋，在学生用手够脚趾（最终是膝盖）时，双手扣紧旋转学生的上臂辅助外旋和屈曲。

用轻触鼓励学生手肘找地面。

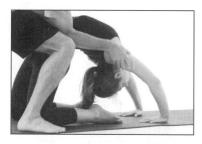 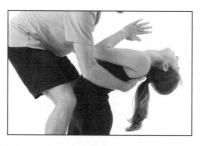

还原的第一步，提示学生把手掌放在刚刚手肘落地的位置，手指指向脚的方向，然后推直手臂。扣紧旋转辅助学生上臂外旋。

在学生背的中部和上部用轻触辅助其回到骆驼式。

进一步探索

《瑜伽教学》第 203 页（第 189 页）

《瑜伽序列》第 391 页

瑜伽教学资源中心 www.markstephensyoga.com/resources

单腿鸽王二式

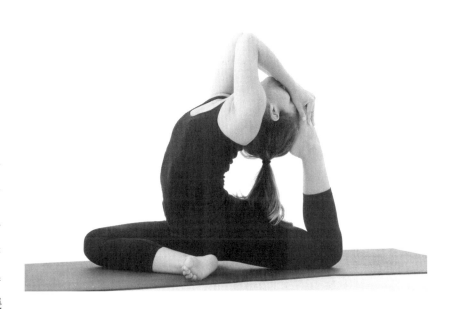

从下犬式开始，把右膝拉到紧贴右手外侧，同时左髋和左腿着地。根据需要垫高左侧坐骨以确保：第一，坐骨得到稳固支持；第二，髋处于水平位；第三，右膝内侧没有压力。保持坐骨扎根、髋水平，左手抓左脚（有需要的话用瑜伽伸展带），然后双臂举过头一起抓住左脚（或握住瑜伽伸展带），头顶向后落入足弓。在这个体式中保持髋的水平和扎根对于保护腰部和膝盖前侧至关重要。在后弯中，向前转动后侧腿的髋，那条腿内旋以减少骶骨的压力，让后侧腿与骨盆更易对齐。尾骨下压，同时胸向上抬，手肘彼此靠拢，创造一种把肩胛骨下端上提到胸的感觉，同时让胸抬高和扩展，向天空打开。

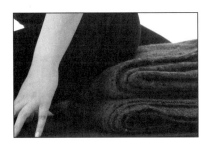

如果有必要的话就使用辅具，确保髋两侧水平对称，坐骨牢固扎根，从而为体式打下良好的根基，降低膝盖和腰部的风险。

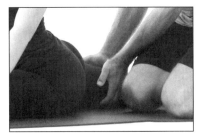

采取双膝跪姿来做以下提示。在准备姿势（后腿向后伸，指尖着地位于髋两侧），在学生后侧大腿用扣紧旋转提示内旋。

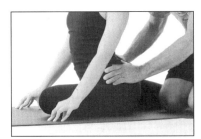

使用扶髋手势提示骨盆进入中立、水平和对称的位置。

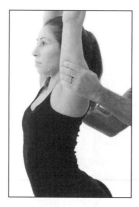

当学生双臂向上举过头顶时，在其上臂用扣紧旋转提示外旋和进一步屈曲。

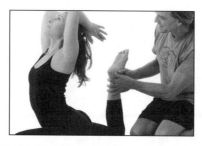

使用轻触辅助学生弯曲后侧膝盖，引导学生后面的脚去找手。

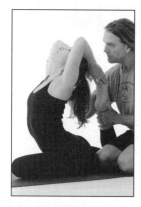

在学生双手抓脚时用轻触辅助，同时把后弯沿脊柱进一步上升到胸。双手在头顶抓脚时，不要让学生用流行的一只手肘勾住脚的方式，因为这会在深度后弯中给腰椎造成扭转，可能严重扭伤腰部。

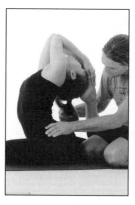

一旦学生进入完整体式，用扶髋手势再次提示骨盆的后旋，扣紧旋转学生上臂以助其更充分地外旋和屈曲，并口头提示头部向后落向脚底。

简化版

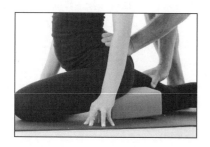

在坐骨下方垫瑜伽砖，提示手指尖着地，同时提示后侧腿与骨盆的正位和动作。

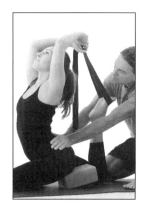

如果学生无法双手同时抓脚，就给他们一个瑜伽伸展带套在脚上用手拉住。再次强调，在双手举过头顶这一步时，不要采取流行的做法用一只手肘勾住脚，因为这会在深度后弯中给腰椎造成扭转，可能严重扭伤腰部。

进一步探索

《瑜伽教学》第 206 页（第 192 页）

《瑜伽序列》第 383 页

瑜伽教学资源中心 www.markstephensyoga.com/resources

卧英雄式

从英雄式开始，依次探索：第一，双手落在髋后侧几厘米的位置，微微抬起臀部将尾骨向下卷，然后坐回去同时抬高并展开胸；第二，手肘撑地向后倾斜，并重复第一步的动作；第三，背部着地躺下，并重复第一步的动作。

保持膝盖压实地面，大腿内旋，尾骨下卷。要增加强度的话，可以抬起一侧膝盖收向同侧肩。探索双臂举过头顶，交叉握住手肘。

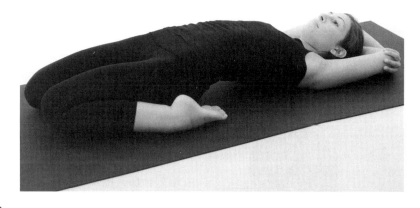

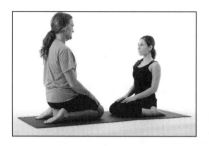

口头提示并演示如何进入英雄式。

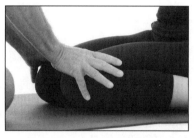

使用轻触，在紧邻膝盖上方的位置下压大腿，以减少拉动股四头肌对膝盖的压力。

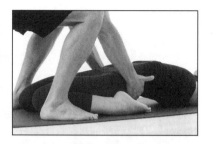

展开手掌横放在学生腰部和骶骨，推骶骨给腰部创造更多空间。

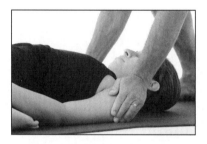

在学生肩膀采用轻触轻轻向下压以打开胸口。

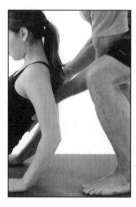

在起身还原时，口头提示学生（或伴随轻触辅助）首先把下巴收向胸以减少颈部的压力，然后手肘支撑向上，再以双手支撑，最后完全起身。如果学生起身向上遇到困难，把你的手放在他／她的背部向上托起。

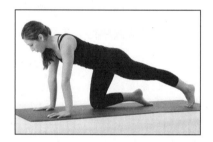

由于大部分学生在起身时都会感到膝盖紧绷，口头提示并演示如何进入四脚板凳式，然后一条腿向后伸直脚趾踩地，再换另一条腿。

简化版

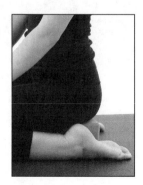

像英雄式一样，如果学生直接坐下时膝盖紧绷或者骨盆、脊柱塌陷，那么提供一块瑜伽砖或其他辅具垫在学生坐骨下方。

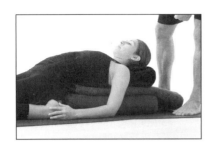

如果学生的膝盖抬离地面或学生反映膝盖或腰部紧绷，那么提供双手支撑轻微后仰的选择，或者进一步以手肘支撑。如果手肘支撑的话，就提供抱枕等辅具来支撑学生的后背和头部。

变　体

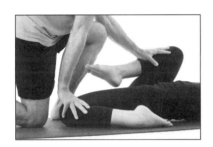

如果已经完全仰卧并感觉舒适，大腿和髋没有突出的拉伸感，就提示学生收一个膝盖向同侧的肩膀。一只手轻触学生前侧膝盖，把它向下压，一只手放在另一条小腿紧邻膝盖的位置以轻触把它推向肩膀。

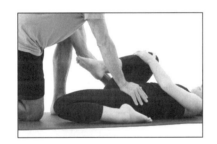

如果前面的动作中有一个膝盖向回收了，那么使用扶髋手势引导髋两侧对称。

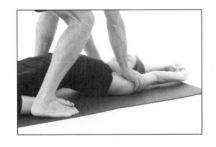

提供各种手臂姿势以打开肩，尤其是双臂举过头顶落向地面的姿势。在学生肋骨前侧下端用轻触提示内收，然后扣紧旋转上臂提示外旋。

进一步探索

《瑜伽教学》第 204 页（第 189 页）

《瑜伽序列》第 429 页

瑜伽教学资源中心 www.markstephensyoga.com/resources

桥式肩倒立

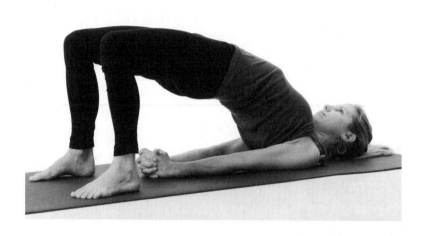

　　仰卧，双脚滑向臀部，与髋等宽、保持平行。呼气完成时，感受腰部压向地面，尾骨上卷。吸气，随着大腿内侧向下旋的感觉，双脚用力（强力的脚的收束）推起髋，尾骨引导为腰部创造空间。双手在背部下方交叉相扣，略微耸肩，足以卸掉颈部的压力即可。保持脚的收束和股骨内旋，双脚更有力地蹬地推起髋部。下压肩膀、手肘和手腕，把肩胛骨的下端推向胸的方向，同时胸骨抬向下巴，锁骨和上背部充分展开。还原时，提起脚跟，双臂举过头顶，椎骨一节一节慢慢落地。

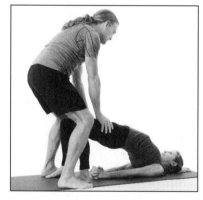

在学生大腿扣紧旋转提示内旋，并帮助其将膝盖与髋对齐。尝试用你的膝盖抵住学生膝盖来完善膝盖的正位。

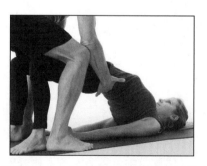

跨立在学生之上，在学生腰部和骶骨张开手掌或轻触，提示其轻轻上提骨盆，同时用适当的力量提示骨盆微微卷动，由此在腰部创造更多的空间。

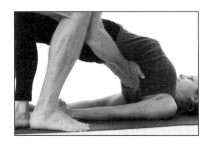 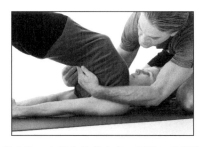

继续跨立（如果高度足够，用你的膝盖抵住学生大腿外侧保持其正位），完全张开手掌滑至学生肩胛骨，然后用手推肩胛骨提示把背部的曲线向上拉，同时让胸骨抬向下巴。

还有一种方法，在学生头部上方，采取双膝跪姿，将你的手放在学生背后，张开手掌抵住肩胛骨，推它并把后弯扩展到上背部和胸口。可以把你的前臂压在学生上臂上，令它们扎根并加强后弯。

简化版

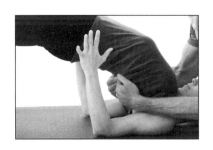

如果学生无法在背部下方交扣手指且完全伸直手臂让手肘和手腕着地的话，则提示学生屈肘，手肘扎根地面，前臂和手指向上。

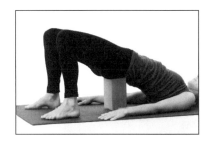

如果基础体式对学生难度过大，则在骶骨下放一块瑜伽砖，这样会有更多支撑。

进一步探索

《瑜伽教学》第 204 页（第 190 页）

《瑜伽序列》第 426 页

瑜伽教学资源中心 www.markstephensyoga.com/resources

上弓式/轮式

像桥式肩倒立一样开始，双脚平行并靠近髋部，双手放在地面与肩对齐。通过肩外旋让手肘竖直向上，如果做不到，可以把双手分开宽一点、指尖微微外转，让肩的外旋更轻松，创造一种手掌向后滑

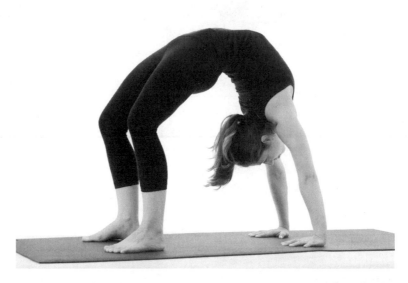

的感觉让肩胛骨在肋骨后侧扎根。吸气，髋离地，头顶着地，重新调整手肘和肩膀的位置，将其摆正。伴随吸气，手臂推直。保持脚的收束，双腿激活，股骨内旋，尾骨向膝盖拉长。双手均匀地向下推，手臂主动外旋，扩展上背部和胸。随着时间推移，可把双手靠近双脚，以加深体式。如果手腕感觉受压迫或者手肘有些弯曲，探索将瑜伽砖倾斜 45 度靠墙放置、双手扶砖的方法。

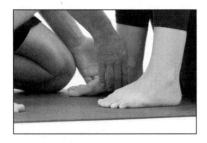

用轻触帮助学生摆放手和脚，弹指提示脚的收束。

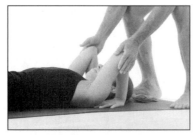

用轻触提示膝与髋对齐、手肘与肩对齐（膝和手肘都易向外张开）。

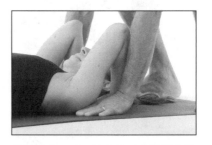

轻触学生双手，把你的手外旋并轻轻往回拉暗示学生做出同样的能量动作，以此保持手肘的正位和肩胛骨在肋骨后侧的扎根，同时进入下一步。

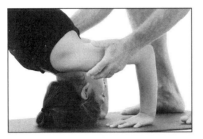

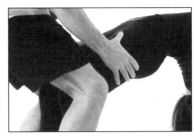

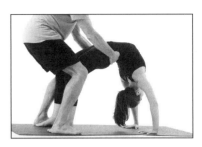

口头提示学生头顶着地，然后在学生推直手臂时扣紧旋转上臂辅助外旋。学生手臂伸直后再做一遍这个提示手法。一定不要把学生肩膀向你的方向拉动，要绝对清楚你在做外旋和稳定肩膀，因为反向旋转或者拉动可能导致肩膀脱臼。

跨立，让你的膝盖轻轻夹住学生的膝盖外侧，让膝盖与髋对齐，同时用扣紧旋转提示大腿内旋。

在学生的腰部和骶骨轻触，轻柔上提骨盆，同时适当用力提示骨盆轻微卷动，由此给腰部创造更多空间。口头提示把腿伸直，双手用力对抗由此产生的压力。

简化版

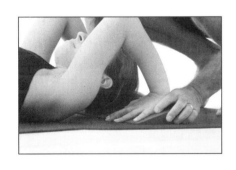

如果学生无法完全伸直手肘，那么鼓励他们从体式中退出，练习桥式肩倒立和弓式直到肩膀和手臂打开，或者尝试把手放在斜板或斜放的瑜伽砖上。

变　体

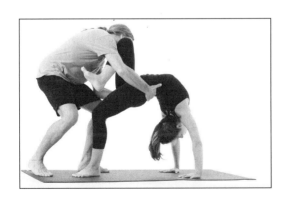

如果学生感觉稳定且舒适，那么口头提示逐渐将一只脚抬离地面，然后提起膝盖，最后把腿向上伸直进入单腿变体。在学生骨盆后方用扶髋手势或者轻触增加稳定性。

进一步探索

《瑜伽教学》第 205 页（第 190 页）

《瑜伽序列》第 435 页

瑜伽教学资源中心 www.markstephensyoga.com/resources

倒手杖式

从上弓式准备式头顶着地开始，让手肘落地，与肩同宽，手指交叉绕头，像头倒立一式一样。前臂向下压实，把头抬离地面，伸直腿，双脚并拢，腿脚向下发力。前臂和脚扎根，大腿有力地内旋，尾骨推向脚跟的方向，展开胸。

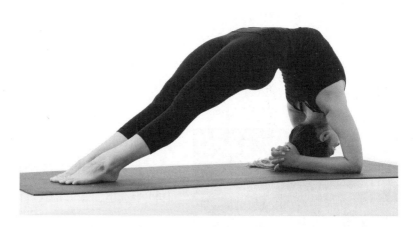

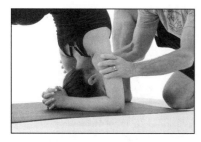

学生手肘落地后，扣紧旋转其上臂提示外旋，同时口头提示学生前臂更牢固地扎根，以此在头部下方创造更多空间。

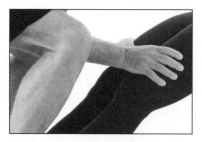

语言提示学生缓慢伸直双腿，并拢双脚，大脚趾球扎根，大腿内旋，同时保持双腿完全地伸展和激活。在学生大腿中段使用扣紧旋转提示内旋。

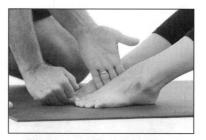

用你的脚趾或轻触强调大脚趾球的扎根，用弹指强调脚的收束。

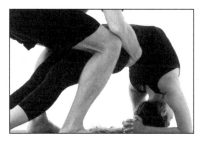

在学生的腰部和骶骨使用张开手掌把压力引向脚跟，为腰部创造更多空间。

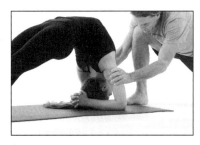

用轻触进一步提示手肘与肩膀对齐，位于其正下方，扣紧旋转学生上臂再次提示外旋。

简化版

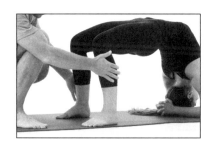

在准备进入更完全的体式时，提示学生保持膝盖弯曲，并对齐脚跟正上方，双膝与髋同宽。

变　体

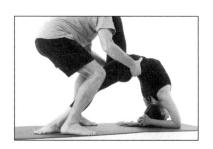

如果学生感觉稳定且舒适，那么语言提示逐渐把一只脚抬离地面，然后抬起膝盖，最终向上伸直腿进入单腿变体。在骨盆后方使用扶髋手势或者轻触以增加稳定性。

进一步探索

《瑜伽教学》第 205 页（第 191 页）

《瑜伽序列》第 449 页

瑜伽教学资源中心 www.markstephensyoga.com/resources

舞王式

从山式开始，屈右膝，右脚向上朝向右髋。右手抓住右脚，向内、向上转动右手肘，同时右腿从髋开始向上伸展。左臂举过头顶，屈左肘，抓住右脚。保持站立脚的收束帮助稳定脚和脚踝。保持站立腿伸直、强壮有力，同时注意不要锁住膝盖。尽量保持骨盆水平，为脊柱的完全伸展建立一个对称的根基。尾骨向后、向下推，展开胸，肩胛骨下端向前、向上推以打开胸口。如果学生感觉稳定且舒适的话，那么头顶向后落向脚底，手肘并拢。呼吸！

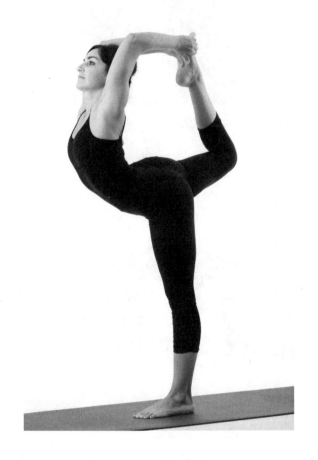

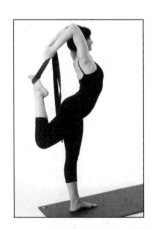

在山式中，口头提示并镜像演示如何把瑜伽伸展带套到脚掌上，然后屈膝，把这只脚的脚跟向髋收拢，同时双手在头顶拉住瑜伽伸展带。

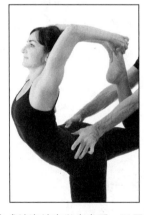

以山式站姿站在学生身后，运用扶髋手势辅助学生平衡的同时提示髋保持水平，配合扣紧旋转提示骨盆前旋。

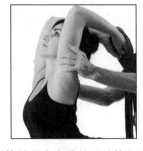

扣紧旋转学生上臂提示外旋和屈曲；在学生双手借助瑜伽伸展带拉动脚的时候，也可使用这个手法点明胸骨抬高而非躯干折叠向前。

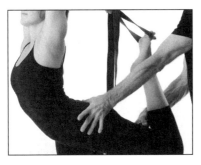 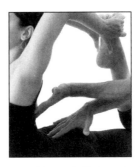 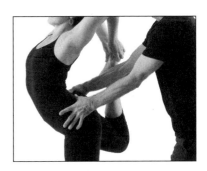

在学生抬起的腿那侧的髋外侧张开手掌帮助稳定，同时用另一只手提示抬起的腿内旋。

如果学生能够用手抓住脚，则用扶髋手势再次提示髋的水平，然后一只手在脊柱中段轻触提示抬高胸，由此把脊柱的曲线整体上提。

退出时，站到学生旁边一些，用轻触或者扶髋手势帮助学生自如地回到双脚站立。

简化版

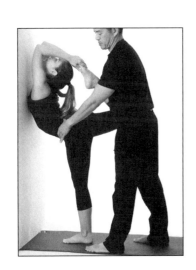

探索靠墙练习以增加稳定性。尝试胸抵住墙辅助胸的抬高，而不是往下落向地面。

进一步探索

《瑜伽教学》第 207 页（第 192 页）

《瑜伽序列》第 400 页

瑜伽教学资源中心 www.markstephensyoga.com/resources

鱼 式

从上胎儿式开始，慢慢地让脊柱落地，抓住脚拉动，以杠杆作用让胸抬起、头顶着地。或者从莲花式开始，手肘支撑向后仰卧，抓住脚拉动，然后让头轻轻落地，同时把胸推向天空。膝盖压向地面，同时拉动双脚加深脊柱的弯曲。

直接转入拱背伸腿式。

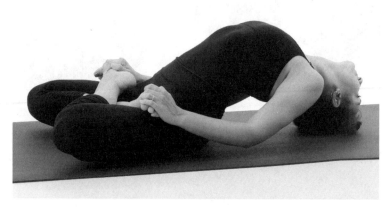

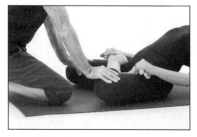

用轻触向地面按压学生膝盖。还要收紧学生膝盖内侧周围的肌肉，从而把大腿推向小腿，以此减少膝盖的压力。

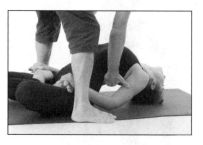

以马步站姿跨立在学生之上，手放在学生肩胛骨下方提示将胸抬向天空。

简化版

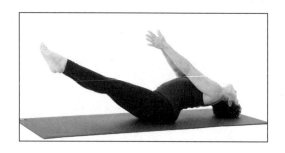

语言提示学生直接转入拱背伸腿式。

进一步探索

《瑜伽教学》第 208 页（第 193 页）

《瑜伽序列》第 400 页

瑜伽教学资源中心 www.markstephensyoga.com/resources

拱背伸腿式/飞鱼式

仰卧，手指指尖稍稍置于髋下方，手肘支撑抬起躯干，并发力向上推起胸。头向下落时要关注颈部。在完全体式中，抬起双腿离地面大约 30 厘米，保持双腿伸直有力；头顶落地，双掌合十举高，角度与双腿一致。大腿内旋，尾骨推向脚跟，肩胛骨下端收向胸，能量通过手臂和指尖向外辐射，凝视鼻尖。

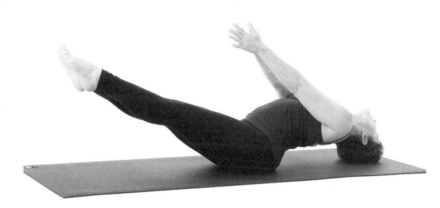

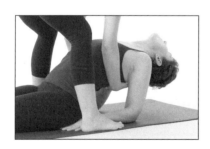

在准备进入体式时，口头提示学生把手放到髋部下方，手肘向下扎根并向上抬起胸，然后让头舒适地后仰。跨立学生之上，张开手掌扶住学生的肩胛骨，强调胸打开、伸展。

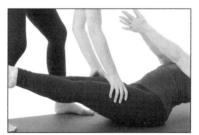

如果学生的颈部和腰部情况良好，就让头舒适着地，同时语言提示学生双腿抬离地面。老师向后退一步轻触学生大腿，并考虑用扣紧旋转提示大腿内旋，同时语言提示学生通过腿和脚强力向外、向下辐射能量。

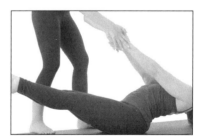

提示学生合掌，向前、向上伸直手臂，与腿同一角度。用轻触强调手掌紧紧合拢，口头提示将脊柱上段推向胸口，同时关注颈部和腰部的感受。

简化版

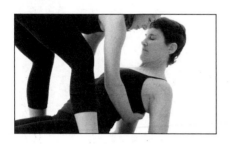

停留在准备姿势，提供下巴向胸口收回的选项以防止颈部超伸。

进一步探索

《**瑜伽教学**》第 208 页（第 194 页）

《**瑜伽序列**》第 442 页

瑜伽教学资源中心 www.markstephensyoga.com/resources

第八章
坐姿和仰卧扭转

扭转令人愉悦地深入身体核心，刺激和调理内脏，特别是肾脏和肝脏，同时让脊柱变得柔软和自由，打开胸、肩、颈和髋。主动的仰卧扭转体式，如腹部扭转式，可以强化腹内斜肌和腹外斜肌，这是参与许多扭转体式（如侧角扭转式和八字扭转式）的重要肌群。

规律的扭转练习有助于保持脊柱软组织的正常长度和韧性，以及椎间盘和关节面的健康，恢复脊柱的自然活动范围。有个充满诗意又带有讽刺的说法——我们发现在把身体扭得越来越像椒盐卷饼的过程中，身体和情绪积累的紧张更容易得到释放。伴随这些紧张的释放，扭转往往会把身心带到一个更中性、悦性（sattvic）的状态。因此，它的作用既不是单纯的加热，也不是完全的冷却，而是两者的调和——如果原本的状态相对冰冷，那它呈现的就是加热；如果原本的状态相对温暖，那它呈现的就是冷却。这些特质使我们可以将扭转安排在任何既定的体式序列中的不同位置。

一般来说，会在整个练习的热身部分以及通往顶峰之路上逐渐引入扭转体式，作为一种减少练习其他体式类别可能带来的紧张感的方式。腹部扭转式的动态扭转动作一般是暖身的，可以用来缓解练习中任何时候的紧张和保持身体的温度。通过前屈、后弯、侧弯放松躯干大肌肉的外层，让脊柱深层的小肌肉旋转得更允分、更轻松。

作为中和体式，扭转对于平复焦虑和缓解疲乏有非常好的效果。扭转还能温和地刺激神经系统，并在深度放松的前屈和开髋体式序列后重新唤醒能量。与其他体式类别的准备热身体式搭配，扭转是后弯的极佳准备，也是后弯之后极好的初始中和（镇静）体式。在深度后弯和前屈之后扭转特别适合中和脊柱，并且可以在各种非扭转体式中创造性地探索扭转，如幻椅式、英雄式、牛面式，以及（不包含手臂动作和向前折叠的）半双角式和手抓大脚趾单腿站立伸展式。

　　轻柔的扭转动作是有冷却效果的，应该作为进入挺尸式前的整合部分进行探索。在扭转之后进入挺尸式之前，用像加强背部伸展式这样的对称前屈体式来进一步释放脊柱的紧绷，以及当扭转一侧再扭转另一侧时可能产生的任何不平衡感。练习任何扭转体式时，一定要两侧均等，促进平衡。

半鱼王式

　　从手杖式开始，双脚收回一半，将右脚跟收回放到左髋外侧下方，然后左脚踩地靠着右膝外侧。双手扣住膝盖，利用杠杆作用令骨盆前旋、脊柱拉长，同时坐骨和左脚向下压。右臂向上伸展，拉长脊柱和肩，然后将躯干中段向左旋转。可以抱住左膝，将右手肘或肩越过左膝并抵住它，利用杠杆扭转；也可以将右臂沿左小腿外侧伸出，握住左脚内侧。

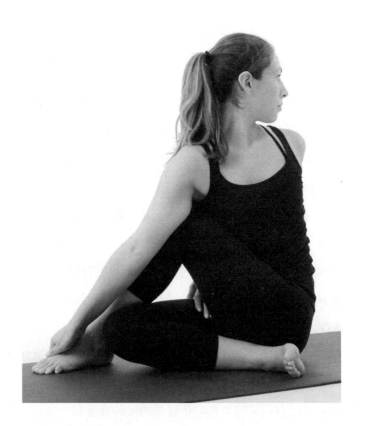

　　保持坐骨扎根，右脚下压，好像要站在右脚上一样。每次吸气时，稍微退出一点扭转，令脊柱更舒适地拉长，每次呼气时加深扭转。保持肩胛骨下沉、胸口开阔、呼吸平稳，凝视左侧。进阶学员可以通过单腿圣哲康迪亚二式过渡到四柱式。

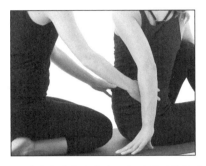

老师采取双膝跪姿或套索坐姿，用扶髋手势配合扣紧旋转以强调学生保持髋的水平，同时坐骨向下扎根，骨盆旋至中立。

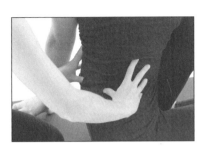

在学生骨盆以上和肋骨侧面下方以下的区域用手指展开提示拉长腰部和躯干。

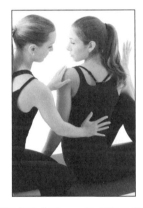

用张开手掌促进学生扭转：一只手掌放在学生扭转方向的肋骨后侧下方，另一只手掌放在对面肩顶端前侧。随着学生的吸气，用下方的手鼓励学生提起胸廓；随着呼气，双手一起辅助扭转。

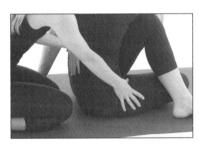

为了进一步完善动作，回到体式的根基，在学生外展（下方）的大腿顶端用扣紧旋转提示大腿外旋。尝试使用反向旋转做同样的提示，手指提示大腿外旋同时拇指沿骶骨外缘向上滑动，再次强调骨盆保持中立。

简化版

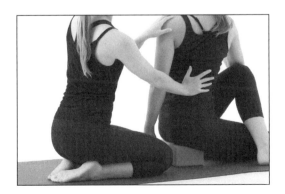

如果学生无法水平坐在坐骨上（身体没有塌陷）或者膝盖受到压迫，就提供一块瑜伽砖或其他辅具放在学生坐骨下方。

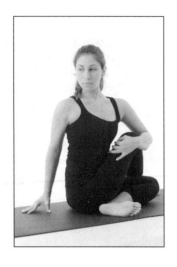

如果学生扭转幅度不足以令手肘越过膝盖，那么提示环抱膝盖作为替代。

进一步探索

《瑜伽教学》第 211 页（第 196 页）

《瑜伽序列》第 367 页

瑜伽教学资源中心 www.markstephensyoga.com/resources

圣哲玛里琪三式

从手杖式开始，屈膝、收右脚跟靠近右侧坐骨。右手着地靠近右髋，拉伸脊柱、左肩和手臂，然后向右扭转躯干，同时左手肘置于右膝外侧，抵住膝盖借助杠杆作用扭转。柔韧性较好的学生，把左臂从右大腿和小腿外侧绕过在背后握住右手腕。坐骨向下扎根，左腿强烈地激活向外伸展。

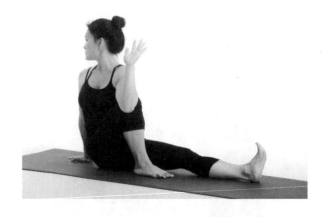

每次吸气，略退出一点扭转，令脊柱更容易拉长；每次呼气，加深扭转。保持肩胛骨下沉、胸口开阔、呼吸平稳，凝视左侧。进阶的学生可以转出到单腿起重机式，再到四柱式。

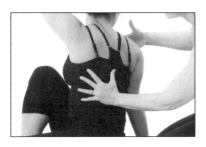

在手杖式中右脚跟收起后，口头提示并演示如何双手扣住脚跟通过杠杆作用旋转骨盆至中立位，并更多地伸展脊柱、扩展胸，然后把右手落地放在右髋旁边同时左臂向上伸直。在学生肋骨后侧两侧张开手掌，当学生把左手肘或左肩放到右膝外侧后，通过继续鼓励拉长身体左侧来辅助初始的扭转动作。

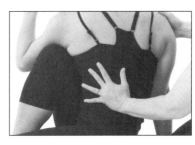

一只手张开手掌沿着学生后背左侧滑动，鼓励学生配合吸气进一步拉长躯干。

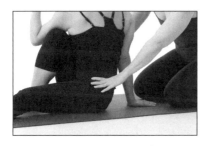

采取双膝跪姿，用扶髋手势配合扣紧旋转强调保持髋在水平位，同时坐骨扎根并保持骨盆中立。

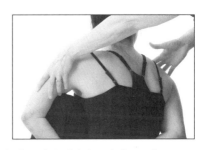

当学生探索手臂绕过大小腿在背后去握另一只手腕时，扣紧旋转学生的左上臂以辅助其内旋。

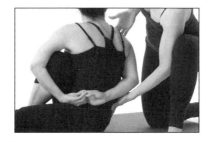

观察学生在尝试双手互握时是否出现脊柱塌陷的倾向，可以语言提示他／她退出扭转到更易做到的位置，也可以用张开手掌促进学生扭转：一只手掌放在学生扭转方向的一侧肋骨后侧之下，另一只手掌放在对面的肩顶端前侧。学生吸气时，用下方的手鼓励其挺起胸廓；呼气时，双手同时辅助扭转。

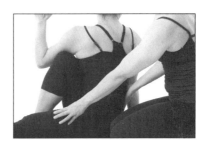

语言提示坐骨持续扎根，伸直的腿勾脚、大腿内旋、膝盖和脚趾指向上方，整条腿保持强大的能量线。用轻触提示这些正位和能量动作的要点。

简化版

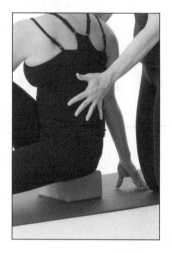

如果学生无法水平坐在坐骨上（身体没有塌陷），或者膝盖受到压迫，那么提供一块瑜伽砖或其他辅具垫在坐骨下方。

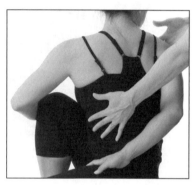

如果学生的扭转幅度不足以让肩膀放到膝盖外侧，那么提示他／她把手肘绕过膝盖，或者用手抱膝来替代，另一只手可以留在地面上辅助拉长脊柱，或者尝试从背后绕过抓住左大腿内侧。

进一步探索

《瑜伽教学》第 211 页（第 197 页）

《瑜伽序列》第 399 页

瑜伽教学资源中心 www.markstephensyoga.com/resources

头碰膝扭转前屈伸展坐式

从手杖式开始，右腿像坐角式一样向外打开，左腿像束角式一样把脚跟收回。坐骨着地，身体坐直，使右大腿坚实，躯干向左侧扭转、向右倾斜，逐步完成下列动作：第一，右手肘够右膝盖，左臂外旋垂于体侧靠近左髋，然后左臂向上举过头顶；第二，右手肘或右肩靠向右膝或地面，继续旋转

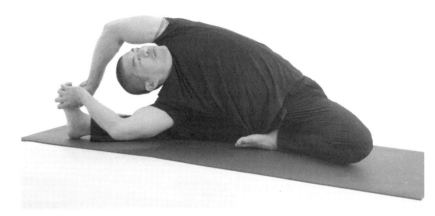

打开躯干，同时左臂从头顶绕过握住右脚。如果向上看颈部不适的话，可以垂头向下或用右手托住头。侧弯时聚焦脊柱的拉长。做侧向伸展，而不是前屈。如果双手很容易抓到右脚，那么用右手把左大腿向外、向下推，加深拉伸。

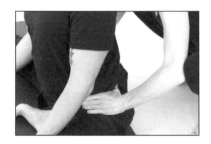

用扶髋手势配合扣紧旋转提示学生骨盆中立，如果有必要，将学生坐骨垫高，这样骨盆更易前旋。

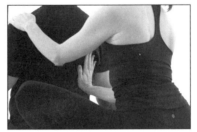

张开手掌促进学生向左侧扭转，右手掌放在肋骨后侧下端，提示（吸气时）抬起和（呼气时）旋转，左手放在左肩进一步辅助扭转动作。

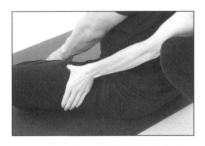

在学生左大腿上部用扣紧旋转或把一侧的膝盖放在此处给出相同的提示（扎根并外旋）。

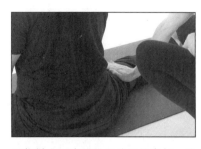 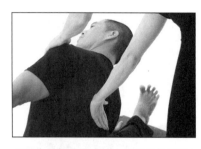 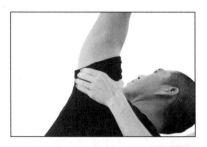

用轻触点明右腿股四头肌的参与，并提示右膝和脚趾伸直指向上方（脚踝有力地背屈）。	当学生的躯干在右腿上方向外伸展时，双手重新用张开手掌沿着学生躯干侧面提示其拉长和轻微扭转。	在学生左上臂用扣紧旋转提示其外旋，然后张开手掌置于躯干两侧再次强调其扭转和拉长。

简化版

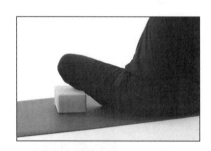

如果左膝、髋或大腿内侧受压迫，则在学生膝盖下方垫一块瑜伽砖。

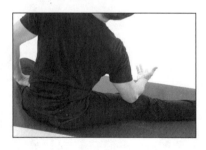

如果侧弯时脊柱严重拱起，鼓励学生把注意力集中于坐直、向左扭转、略微向右倾斜。

变　体

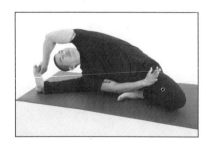

如果学生双手抓右脚很轻松，提示他们把右手放在左大腿上，把它推远（以外旋的方式）。

进一步探索

《**瑜伽教学**》第 213 页（第 198 页）

《**瑜伽序列**》第 407 页

瑜伽教学资源中心 www.markstephensyoga.com/resources

卧扭转吉祥式

从手杖式开始，口头提示并演示双脚向髋的方向收回一半，分开约 60 厘米宽，然后双膝倒向右侧，大腿和小腿成直角、小腿和脚成直角放置，接着躯干转向右髋，把双手放到右侧地面。提示学生进一步向右扭转，并逐渐将胸落地。

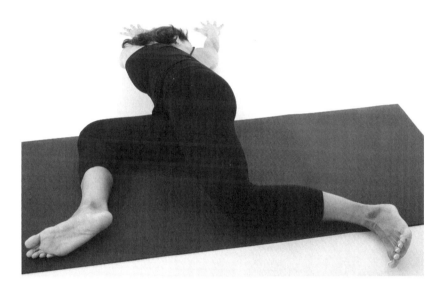

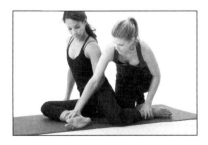

用轻触帮助学生把双腿（脚踝、膝盖和髋）摆成一系列直角。

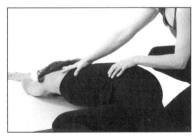

一只手在上方的髋顶端轻触，一只手在同侧肩胛骨轻触，双手彼此推开，拉长躯干并且略微加深扭转。

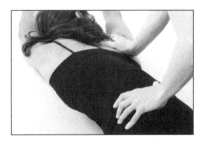

保持一只手轻触上方的髋顶端，另一只手轻触对侧肩胛骨，双手彼此推开以进一步加深扭转。

简化版

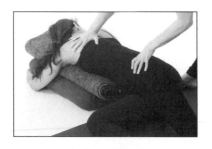

在躯干下方放置一个大抱枕以减少腰部潜在的压力，并令整个姿势更放松。

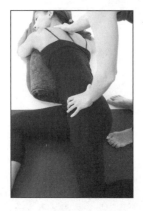

把头转向膝盖的方向，从而减少颈部潜在的压力。

变　体

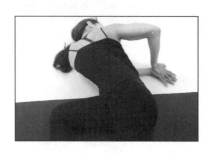

把下方的手臂横向滑动并探索双手祈祷式的扭转，手掌合十，手肘分开。

进一步探索

《瑜伽序列》第 241 页

瑜伽教学资源中心 www.markstephensyoga.com/resources

巴拉瓦伽一式 / 简单套索一式

从手杖式开始，躯干向左倾斜，屈双膝以向右收脚跟，把左脚踝置于右大腿下。向左扭转，右手扶左膝，左手在背后绕过抓住衣服或右大腿内侧。坐骨扎根，随着每次吸气拉长脊柱，每次呼气利用双手的抓握形成的杠杆作用进行扭转。创造一种把脊柱上段拉向胸口的感觉，肩胛骨下沉，展开锁骨。躯干向左扭转，头转向右侧，下巴微微收向右肩的方向。

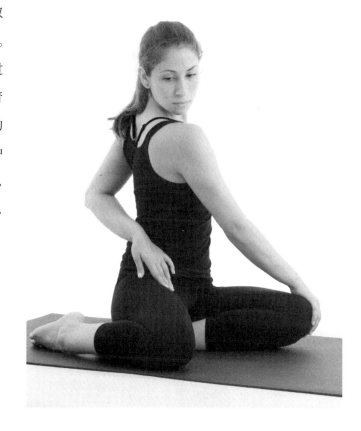

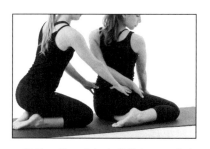

用扶髋手势配合扣紧旋转提示学生坐骨扎根和骨盆中立，如果有需要，则垫高坐骨，令骨盆更易前旋。

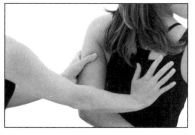

扣紧旋转绕过背后的上臂，提示其内旋，让手臂在背后的动作更自如，便于学生抓到右大腿内侧或衣服。

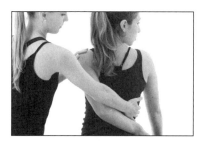

张开手掌鼓励扭转，右手掌在肋骨后侧下方提示（吸气时）抬起和（呼气时）旋转，左手在左肩进一步辅助扭转动作。

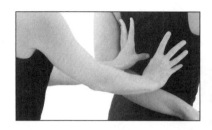

用手指收拢提示肩胛骨下沉贴向肋骨后侧。

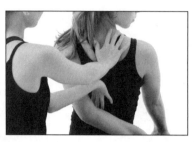

如果学生胸部塌陷，在肩胛骨下方用轻触进一步提示脊柱抬高，口头提示在抬高胸骨时有把脊柱拉向胸口的感觉。

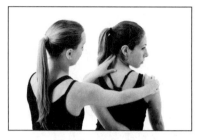

口头提示把头转向躯干扭转的反方向，沿颈后侧用轻微的手指展开提示下巴与地面平行或微微内收（格外关注颈部承受的压力）。

简化版

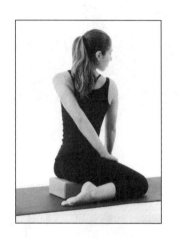

如果学生坐在坐骨之上无法避免身体塌陷，则在两侧坐骨下横放一块瑜伽砖。

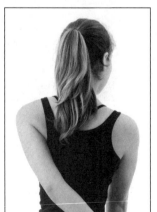

如果学生颈部有问题，则要保持头部水平，尽量减少颈部的扭转。

变　体

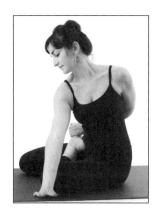

　　如果学生可以轻松完成体式并且膝盖健康，则探索巴拉瓦伽二式。

进一步探索

《瑜伽教学》第 212 页（第 197 页）

《瑜伽序列》第 372 页

瑜伽教学资源中心 www.markstephensyoga.com/resources

巴拉瓦伽二式 ／ 简单套索二式

　　练习过程中要格外关注膝盖的感受。像巴拉瓦伽一式一样开始，但是右脚跟以英雄式拉近右髋，左脚成半莲花。向左扭转，右手扶左膝，同时左手绕过背后抓住衣服、右大腿内侧或成半莲花的脚。尝试把左手掌放在左膝下方的地面，指向左脚跟。坐骨扎根，每次吸气拉长脊柱，每次呼气用手抓握的杠杆作用来扭转。造成一种把脊柱上段拉向胸口的感觉，肩胛骨下沉，展开锁骨。躯干向左扭转，头向右转，下巴微微收向右肩的方向。

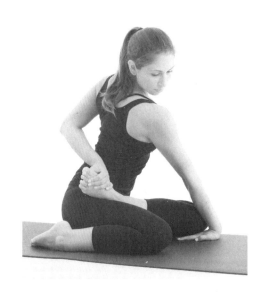

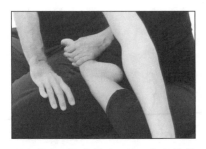

要完善右腿的英雄式，就用扣紧旋转来辅助学生大腿内旋。

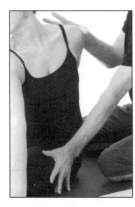

在学生左大腿上部用扣紧旋转提示成半莲花的腿外旋。

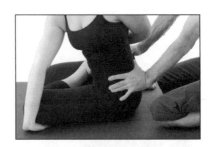

使用扶髋手势配合扣紧旋转提示坐骨扎根和骨盆中立，有需要的话可垫高坐骨让骨盆更易前旋。

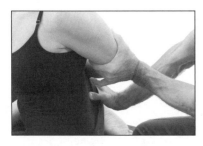

在左上臂用扣紧旋转提示其内旋，以此让绕过背后的手臂更容易抓住成半莲花的脚、右大腿内侧或衣服。

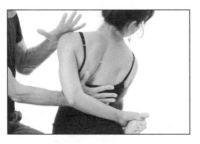

张开手掌鼓励学生向左扭转，右手掌放在肋骨后侧下部提示（吸气时）抬高和（呼气时）旋转，左手放在左肩进一步辅助扭转动作。

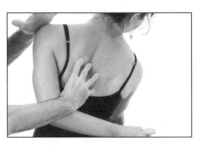

用手指收拢提示肩胛骨下沉贴向肋骨后侧。

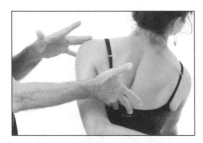

如果学生胸塌陷，在肩胛骨下方用轻触进一步提示脊柱抬高，口头提示胸骨抬高时有把脊柱拉向胸口的感觉。

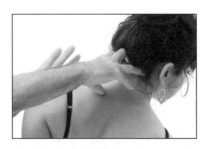

口头提示把头转向躯干扭转的反方向，沿颈部后侧用轻微的手指展开提示下巴与地面平行或微微内收（格外关注颈部承受的压力）。

简化版

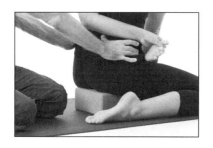

如果学生坐在坐骨之上无法避免身体塌陷，那么在两侧坐骨下方横放一块瑜伽砖。如果学生颈部有问题，那么保持头部水平，尽量减少颈部的扭转。

进一步探索

《瑜伽教学》第 212 页（第 197 页）

《瑜伽序列》第 373 页

瑜伽教学资源中心 www.markstephensyoga.com/resources

卧扭转放松式

仰卧，像膝到胸式一样将双膝收向胸，手臂外展，掌心向下。凝视右手，膝盖倒向左侧。另一种方式是保持左腿伸直留在地面，右膝拉向左侧。双膝弯曲的姿势对腰部来说更为轻松。在保持扭转时，鼓励学生更多地关注让肩留在地面，而不是让膝盖着地，借此让扭转发生在胸椎，而不是腰椎。在

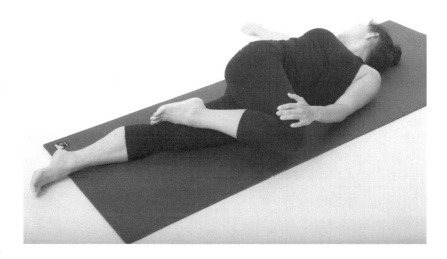

核心练习中，肩和手掌下压，同时移动双腿，吸气时双腿移向一侧，呼气时回到中心。

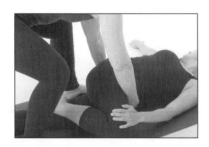

辅助难以把下方的髋移到中心的学生，把他们的髋抬起，然后重新摆放骨盆。做这个调整时要屈膝，同时小心你自己的腰部。

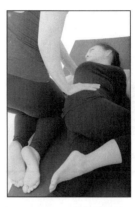

以双膝跪姿坐在学生弯曲的膝盖的反面，张开手掌放在学生上方的髋顶端和肩膀上，把髋向脚的方向推（腰部拉长，不是扭转），同时轻轻把肩压向地面。

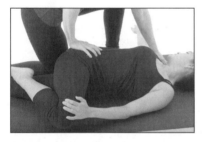

采取单膝跪姿进行同样的基础调整。

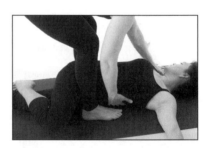

提供一种截然不同的方法：以山式站姿跨立在学生腹部之上，弯曲你的膝盖把脚跟向后滑动，然后轻微但稳定地将你的膝盖夹紧，同时把你的小腿向后抵住学生大腿和骨盆，并在学生躯干和肩膀张开手掌鼓励扭转。

简化版

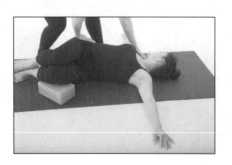

如果学生的腰部有问题，提示他们保持双膝弯曲并在下方的膝盖下垫一块瑜伽砖，并且 / 或者在双膝间夹一块瑜伽砖。张开手掌轻柔地鼓励肩落向地面。

变　体

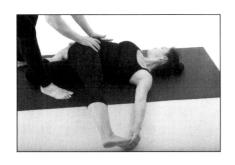

口头提示将伸直的腿膝盖弯曲，用对侧的手抓住这只脚，同时另一条弯曲的腿完全伸直，用另一只手抓住那条腿或那只脚，也可以抓住套在那只脚上的瑜伽伸展带，由此造成一种偏向自我调整的扭转，并令阔筋膜张肌和髂胫束更深度地拉伸。

进一步探索

《瑜伽教学》第 212 页（第 198 页）

《瑜伽序列》第 75—77 页

瑜伽教学资源中心 www.markstephensyoga.com/resources

第九章
坐姿前屈、仰卧前屈和开髋

前屈和开髋体式是深度平静的体式，能将我们引向生命的内在奥秘和动态。[1] 经典的坐姿前屈体式（也是开髋体式）Paschimottanasana 从梵文翻译过来是"西方伸展式"，代表着传统上练习的收尾阶段是从面向太阳升起的方向开始的。在这个阶段，当我们折叠自己的身体时，这个体式很自然地带我们进入深层的自我反思，这可能滋养人的情绪，也可能令人难受，取决于心中浮现的事物。其他的前屈体式（如婴儿式）则是对人深层的滋养，我们在九个月的妊娠期中，就处于这个姿势，并自然而然地回到这个胎儿的姿势来滋养或保护自己。

在刺激骨盆和腹腔内脏的过程中，前屈的精微能量效应集中在低层脉轮中，它往往能揭示身体深处的基本情绪。保持前屈几分钟的时间，同时改进呼吸的流动，便能让学生安全地探索这些感觉。在向前折叠的过程中，我们伸展并暴露了身体脆弱的后侧，其中大部分是我们永远不会直接看到的位置。就像在后弯（如小雷电式）中，对于落向未知的后方我们往往会有强烈的恐惧感，在前屈时我们后侧的肌肉常会绷紧。

要在前屈中完全释放，我们必须放松一整条肌肉链，这些肌肉从足底筋膜开始，经过跟腱，小腿的腓肠肌和比目鱼肌，大腿后侧和内侧的腘绳肌与内收肌，骨盆后侧的臀大肌、梨状肌、股四头肌、腰方肌进入腰部，然后是整个背部的肌肉，主要是竖脊肌、多裂肌、背阔肌（Aldous 2004，65）。这种放松需要耐心，当后背逐渐释放，前屈的安逸就会显现。若急于求成，很可能会损伤腘绳肌或腰部。有椎间盘伤病的学生在探索前屈时应该格外谨慎并保持耐心，要选择让他们可以将拉伸的重点放在腘绳肌和髋部而不是腰部的体式，如手杖式和卧手抓脚趾腿伸展式。

虽然大多数站立体式和所有前屈体式都能拉伸骨盆内部及其周围的肌肉，但更纯粹的开髋体式属于坐姿、仰卧或俯卧体式。稳定和打开的髋是我们活动的关键。然而，久坐和进行高强度的运动会与遗传因素相结合，令髋成为身体最紧绷的部位，导致活动范围受限，并有可能造成腰部损伤。打开髋是练习安全、深度的后弯和前屈体式的关键因素，也是能在莲花式或其他交叉腿的冥想姿势中毫不费力地坐下的关键因素。

在探索开髋体式时，要注意膝盖的压力，当骨盆和脚的位置固定时，大多数拉伸髋关节相关肌肉的姿势都会给膝盖带来压力，可能会扭伤膝盖韧带或拉伤附着在膝盖上和膝盖周围的肌肉。我们可以通过均衡的练习来发展和保持髋关节的健康活动范围，解决每一块相关肌肉的问题，在站立、后弯和前屈体式中享受它们的各种益处。

- **髋屈肌**：当主要的髋屈肌——髂腰肌和股直肌——紧绷的时候，骨盆会被拉至前旋，腰部往往会出现脊柱前凸。过紧的髋屈肌也会限制后弯。虽然站立的低弓步式、战士一式和战士二式在拉伸这些肌肉方面非常有效，但经典的开髋体式（如卧英雄式和单腿鸽王准备式）能够更有针对性地释放髋屈肌。

- **髋伸肌**：过紧的髋伸肌会把坐骨拉向膝盖后侧，可能导致腰部变平、胸椎后凸。过紧的髋伸肌——尤其是腘绳肌和臀大肌下部纤维——会限制前屈，这些肌肉在直腿前屈体式中能得到最直接的拉伸。

- **髋外展肌**：过紧的外展肌——尤其是臀中肌——是站立弓步体式中前膝向外张开的主要原因（其他原因还有薄弱的内收肌），是试图在鹰式和牛面式中交叉膝盖的学生的绊脚石，也是骶髂关节压力的来源。同样，由它们过紧导致活动范围最受限的体式，也最能拉伸到它们，尤其是牛面式。

- **髋内收肌**：过紧的内收肌（以及薄弱的外展肌）导致前膝在站立弓步体式中内扣，并使各种站立、手臂平衡、坐姿体式中的双腿难以分开。（相对较短的股骨头和/或髂股韧带也会限制活动范围，而这常被认为是由紧张的内收肌造成的。）坐角式和束角式是打开内收肌的经典坐姿体式。

- **内旋肌**：内旋肌过紧会导致山式站立时膝盖内扣，并限制打开髋进入莲花式和战士二式等体式。与内旋肌密切相关的是坐角式和束角式。

- **外旋肌**：臀大肌是身体中最强大的肌肉，是主要的股骨外旋肌。当它过紧或过度使用时——就像许多舞者的情况一样——膝盖和双脚常会外翻，从而导致许多站立体式的正位错误，并对骶髂关节造成压力。牛面式和上斜扭转放松式可有效拉伸这些肌肉。

手杖式

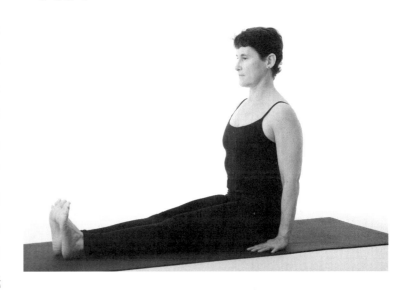

这是所有坐姿前屈的基础体式。所有坐姿前屈的主要动作都是坐骨牢固扎根。不要把身体拉离坐骨，因为这样会让腘绳肌附着的部位处于最脆弱的位置。坐直，双腿向前伸展，骨盆中立。如果骶骨向后倾斜，可坐在抱枕上，令骨盆达到中立位，并让脊柱中立伸展。坐骨扎根，勾脚，大腿稳固有力，膝勿超伸，大腿内旋，耻骨向下，骶骨微微内收，脊柱拉长，肩胛骨下沉，手掌压实，胸开阔，头顶向天空。

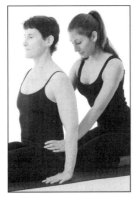

用扶髋手势让学生坐骨牢固扎根，并用扣紧旋转引导骨盆到中立位。

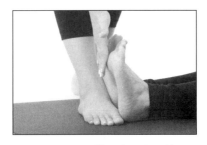

简单地把你的脚横放在学生脚前，提示强力的能量线从腿和脚跟发出。也可用你的手提示学生的脚背屈，鼓励大脚趾球朝外施加更多压力，同时小脚趾这侧向回收。

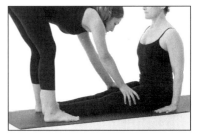

在学生大腿轻触或扣紧旋转提示内旋，以让骨盆更轻松地前旋。

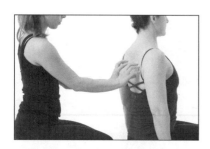 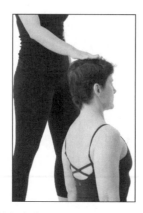 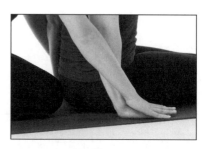

从学生肩顶端向下使用轻触提示肩胛骨下沉，同时口头提示学生抬高胸骨，并保持浮肋内收。也可以在肩胛骨用手指收拢来强调这一点。

轻触学生头顶，同时语言提示坐骨有力地扎根，同时在舒适的前提下尽量坐直。

在学生手背轻触鼓励手掌主动扎根地面。

简化版

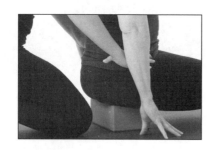

如果身体重心置于坐骨前侧（骨盆中立）时学生无法坐直，那么提供一块瑜伽砖或其他辅具垫高坐骨。

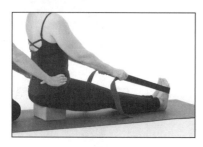

给学生一根瑜伽伸展带套在脚上，用手拉动瑜伽伸展带产生的杠杆作用来伸展腿部，令骨盆前旋多一些，脊柱更直，胸口更开阔。

进一步探索

《瑜伽教学》第 218 页（第 203 页）

《瑜伽序列》第 378 页

瑜伽教学资源中心 www.markstephensyoga.com/resources

加强背部伸展式/西方伸展式

在手杖式坐直，不要弯曲脊柱，双手尽量去抓脚。抓住脚（或用瑜伽伸展带套在脚上）用杠杆作用激活腿、拉长脊柱、前旋骨盆。通过骨盆前旋，躯干向前靠向大腿。手肘伸开彼此远离，肩胛骨下沉。再次提示坐骨稳固扎根。每次吸气拉长脊柱，每次呼气向前放下躯干。更多关注把胸口向

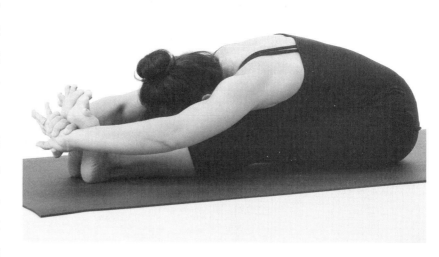

上、向前拉，而不是把脸贴到腿上。保持双腿激活，耐心地让身体后侧放开。

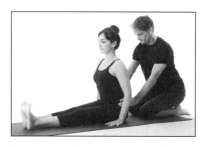

从手杖式开始，用扶髋手势让坐骨稳固扎根，用扣紧旋转促使骨盆前旋至中立。注意对许多学生而言，手杖式看起来就是加强背部伸展式，区别只是骨盆要前旋更多。

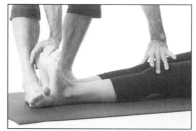

用你的脚抵住学生的脚跟，鼓励腿的参与，用轻触引导脚趾和膝盖指向上方。

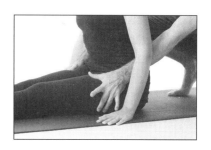

口头提示学生坐骨扎根，同时将能量沿腿和脚跟向外辐射，并提示双腿发力。用轻触提示大腿轻微内旋。

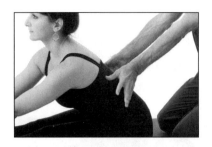 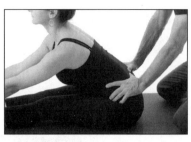 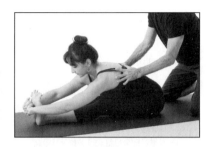

语言提示学生抓住腿两侧或脚，并用杠杆作用更充分地激活双腿，让脊柱和躯干向上伸展。在学生肋骨侧面和后侧的下方采用手指展开或在背部向上轻触，进一步提示拉长。

再次用扶髋手势配合扣紧旋转提示骨盆进一步前旋，同时语言提示保持脊柱的自然形态，学生在向前折叠时借助手抓腿或抓脚的杠杆作用让胸骨抬高。

如果学生可以旋转骨盆把躯干带到与地面成45度角的位置，那么口头提示呼气时脊柱开始折叠，吸气时回到与地面成45度角的位置，再次拉长脊柱、扩张胸口，继续这样细小的动态动作。学生吸气微向上时，在其背部弧线的顶点下方沿肋骨侧面用反向旋转进一步提示向前折叠时也要拉长脊柱的动作。

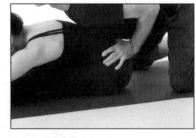 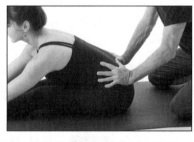

根据你与学生的关系，考虑将你的胸骨靠在脊柱弧线的顶点以下几厘米的位置，当学生吸气时沿脊柱向上滑动你的胸骨，学生呼气时向前推。做这个调整时，最好同时配合扶髋手势与扣紧旋转，或伸手向前抓住学生的脚外侧。

在你口头提示学生随着吸气从前屈中起身时，再次用扶髋手势配合强力的扣紧旋转帮学生后旋骨盆，让他/她还原向上的过程更轻松。

简化版

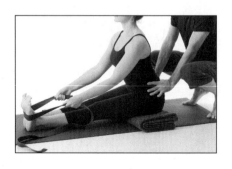

　　如果学生无法在准备姿势手杖式中坐直，就给他/她一块瑜伽砖或其他辅具垫在坐骨下方，一根瑜伽伸展带套在脚上（或提示学生抓住腿），提示双手拉动，借助杠杆作用将骨盆前旋、脊柱拉高。

进一步探索

《瑜伽教学》第 219 页（第 203 页）

《瑜伽序列》第 413 页

瑜伽教学资源中心 www.markstephensyoga.com/resources

头碰膝前屈伸展式

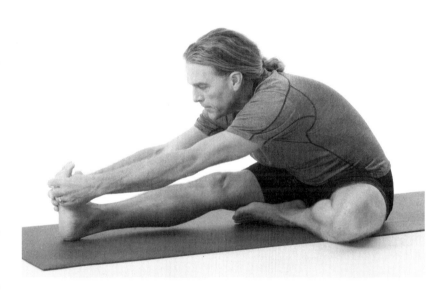

在手杖式坐直，收左脚跟到右大腿内侧靠近骨盆，膝盖放在地面上或垫在瑜伽砖上。保持坐骨水平、牢固扎根，稍微转动躯干，将胸骨指向右脚。在向前折叠时，与加强背部伸展式方式相同，同时提起腹部并把它略微拉向右大腿。继续保持坐骨扎根，左腿股四头肌稳固有力。每次吸气时略微抬起胸部，让脊柱更充分地伸展；每次呼气时更深地进入到体式中。

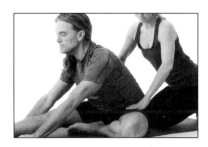

用扶髋手势将坐骨牢固扎根，并用扣紧旋转促进骨盆的前旋，与学生沟通了解弯曲的膝盖是否有压力。

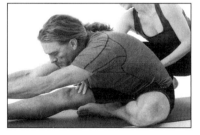

在伸直的腿大腿中段施以轻触，以点明它的激活，同时口头提示学生这侧的脚背屈并用这条腿发力。

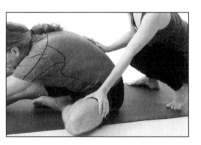

在弯曲的腿大腿上段用扣紧旋转强调其外旋。

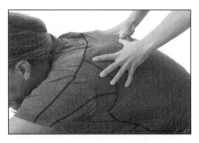

双手张开放在学生的肩胛骨上，大拇指指向内侧，用反向旋转，四指向前滑动、大拇指向下滑动，同时口头提示学生将胸骨向上、向前提，以拉长脊柱，避免胸塌陷。

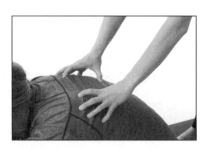

采用手指收拢进一步提示肩胛骨下沉。

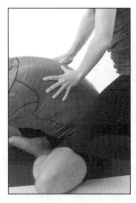

将你的膝盖放在学生弯曲的大腿外侧，提示其外旋，同时用扣紧旋转提示骨盆前旋，或沿胸廓两侧应用张开手掌提示抬高和向前拉长躯干。

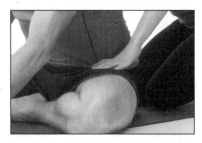

当你口头提示学生吸气从前屈起身时，再次用扶髋手势配合强力的扣紧旋转提示骨盆后旋，让还原向上的过程更轻松。

简化版

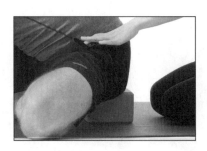

如果学生在完全坐在坐骨之上时无法避免身体塌陷，那么提供一块瑜伽砖或其他辅具来垫高坐骨。

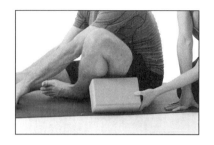

如果学生反馈弯曲的膝盖受到压迫，就提供一块砖垫在下面。

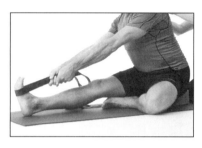

如果学生前屈时身体塌陷，就提供一条瑜伽伸展带套在脚上，并提示轻拉带子，以借助杠杆作用令骨盆前旋、躯干和胸骨抬高，同时肩胛骨下沉并扩展整个胸。

进一步探索

《瑜伽教学》第 219 页（第 204 页）

《瑜伽序列》第 390 页

瑜伽教学资源中心 www.markstephensyoga.com/resources

圣哲玛里琪一式

在手杖式坐直，左脚跟收向左侧坐骨。右手落地放在右髋旁边，躯干稍向右倾，同时左臂向上伸直。以髋为轴开始折叠，慢慢向前伸展躯干和左臂，左臂向下绕过左小腿，右臂从背后绕过抓住左手腕。吸气时抬高脊柱和胸腔，呼气时向前折叠。左脚好像要站起来一样向下蹬。每次吸气微微抬高胸部让脊柱充分伸展，每次呼气进一步深入体式。

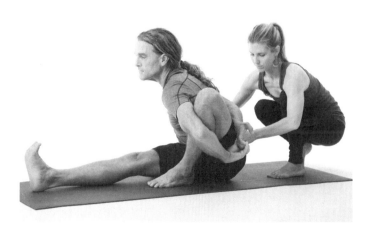

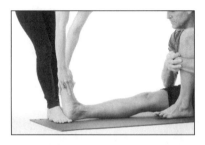

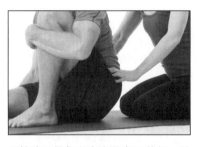

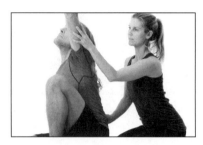

将你的脚抵住学生伸展的腿的脚跟，鼓励学生把脚跟向外推，并用轻触引导同侧脚趾和膝盖指向上方，进一步提示通过大腿轻微内旋来正位。

用扶髋手势将学生坐骨牢固扎根，并用扣紧旋转促进骨盆前旋。

口头提示学生把手臂伸向天空，沿学生这侧身体轻触向上滑到肩膀，鼓励这侧的躯干、肩和手臂更大程度地伸展。

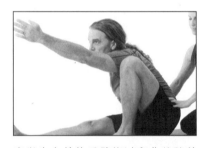

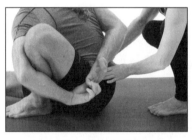

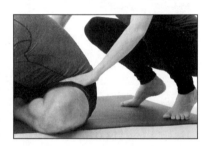

当学生向前伸手臂绕过弯曲的膝盖时，再次用扶髋手势配合扣紧旋转提示保持坐骨扎根和骨盆的最大前旋，以此作为向前折叠的动力（而不是先拱起脊柱）。

一旦学生双手在背后相扣，继续用扶髋手势配合扣紧旋转像之前一样提示，同时口头提示学生在吸气时抬高脊柱。

当你口头提示学生吸气从前屈起身时，再次用扶髋手势配合强力的扣紧旋转提示骨盆后旋，让还原向上的过程更轻松。

简化版

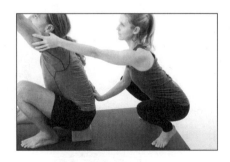

如果学生完全坐在坐骨之上时无法避免身体塌陷，那么提供一块瑜伽砖或其他辅具来垫高坐骨。

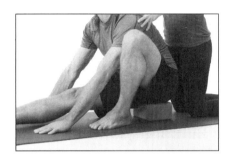

如果学生无法握住双手，就提示他／她可以把双手留在地面，同时让坐骨有力地扎根，坐直，尝试进一步前旋骨盆，也可以把瑜伽伸展带套在脚上做同样的尝试。

进一步探索

《瑜伽教学》第 220 页（第 204 页）

《瑜伽序列》第 398 页

瑜伽教学资源中心 www.markstephensyoga.com/resources

拉弓式

与圣哲玛里琪一式一样准备，一只脚靠近坐骨，抓住两个大脚趾，同时坐骨扎根、抬高脊柱。慢慢地抬起弯曲的腿，往后拉向耳朵。强调手杖式的要素：伸展的腿主动激活，骨盆前旋，延伸脊柱，打开胸口，稳定呼吸。

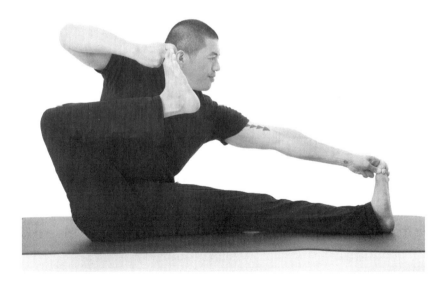

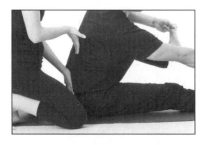

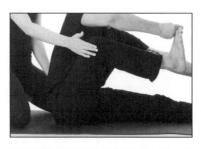

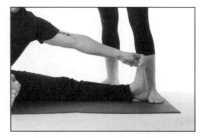

把弯曲的腿脚抬起来时，身体容易塌陷。一只手张开手掌放在学生骶骨提示骨盆前旋，同时另一只手轻触背部向上滑动，鼓励躯干抬高。

张开手掌的那只手留在骶骨，另一只手轻触抬起的膝盖，鼓励向肩膀或耳朵方向靠拢（因为这个膝盖容易向外打开）。

用你的脚抵住学生的脚跟，口头提示勾脚同时把能量沿这条腿辐射出去。

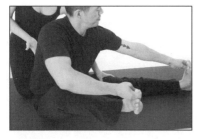

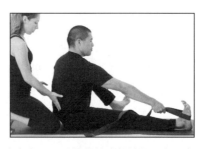

一只手张开手掌压在学生大腿以鼓励其扎根，同时用另一只手继续提示学生骨盆前旋、脊柱直立。

从学生肩向下用手指收拢或轻触提示肩远离耳朵。

简化版

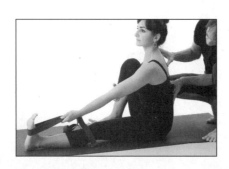

如果学生无法避免身体塌陷，那么提供一条瑜伽伸展带套在伸展的腿的脚上，并建议学生抓住膝盖而不是大脚趾。

进一步探索

《瑜伽教学》第 226 页（第 210 页）

《瑜伽序列》第 362 页

瑜伽教学资源中心 www.markstephensyoga.com/resources

婴儿式

从四脚板凳式开始，髋向后落向（或落到）脚跟，双臂沿腿侧拖动到地面。双膝分开宽一些，让髋更易下沉，缓解腰部和膝盖的压力。婴儿式是最放松的体式，能让身体放松和内心平静。鼓励学生保持呼吸，同时完全地释放，让深层内在得到放松。

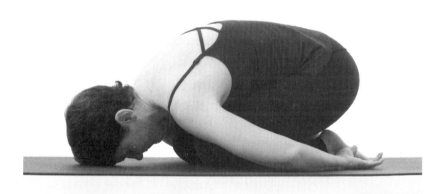

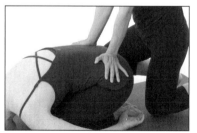

在学生骶骨张开手掌向下、向外滑动，以减少骶髂关节的压力。

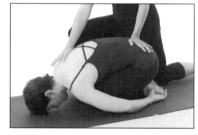

一只手张开手掌放在学生一侧骨盆上方，另一只手张开手掌放在对侧的肩胛骨下方，然后双手推动远离彼此。

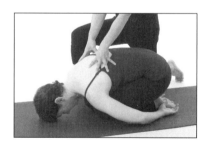

在学生肩胛骨用手指收拢提示为颈部创造更多的空间。

简化版

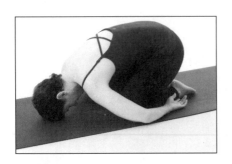

如果学生的髋碰不到脚跟，那么建议他／她分开膝盖从而令髋更容易放开，以减少腰部和膝盖的压力。

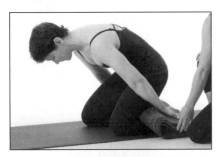

如果学生反馈膝盖受到压迫，那么尝试膝盖分开的姿势，也可以折叠一张毯子（厚度在十几厘米之内）放在膝盖后侧。

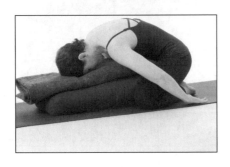

如果学生膝盖分开后躯干能够完全向前折叠，那么提供一叠抱枕放在大腿间让身体倚靠休息。

进一步探索

《瑜伽教学》第 217 页（第 201 页）

《瑜伽序列》第 372 页

瑜伽教学资源中心 www.markstephensyoga.com/resources

英雄式

　　跪立，双脚放平向后伸展，大拇指在膝盖后侧按压小腿中间的肌肉。大拇指从肌肉中间向下滑动，把肌肉分开，同时坐骨落地位于脚跟之间（或坐在瑜伽砖或抱枕上）。扶着膝盖，坐骨扎根，股骨内旋，骨盆前旋至中立位，同时脊柱直立、肩胛骨下沉、胸开阔。保持坐骨扎根，每次呼气微提会阴，练习会阴收束，同时能量通过脊柱向上。让头立于脊柱顶端，稳定地深呼吸。这是一个练习所有呼吸控制法的极佳体式。

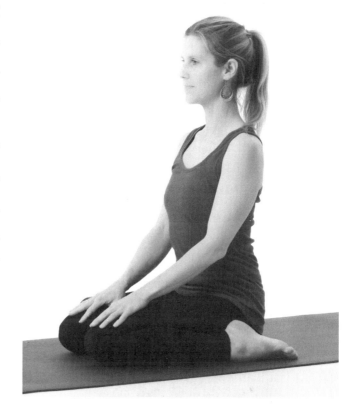

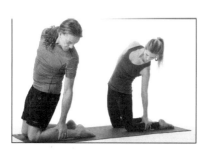

语言提示并演示双膝跪立，大拇指尖放到小腿肌肉的中心往下推，同时坐骨位于脚跟之间以减少膝盖的压力。不要把小腿肌肉往外推向两边，因为这会引起膝盖的扭转。

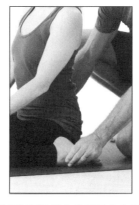

用轻触辅助学生的脚伸直向后。

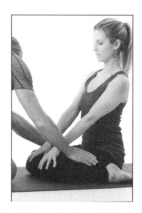

用扣紧旋转辅助学生的大腿内旋。

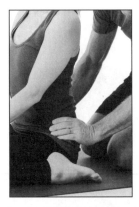 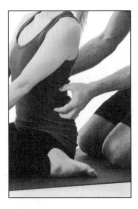 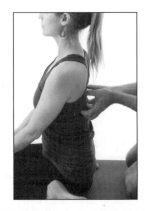

用扶髋手势让髋扎根并引导学生骨盆到中立位。

在学生肋骨侧面下方的空间用手指展开来促进脊柱直立。

在学生肩胛骨下部用手指收拢提示肩胛骨下沉，同时语言提示学生保持浮肋内收。

简化版

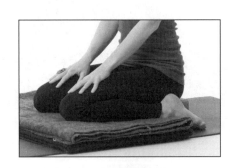

如果学生脚跖屈时不舒服（或者无法完全跖屈），在小腿下方放一张折叠的毯子，脚踝放在毯子边缘，脚背落在毯子上。

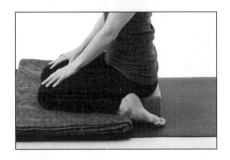

如果学生感到膝盖有压力、身体塌陷或无法把身体重心放到坐骨前侧，那么提供一块瑜伽砖放在脚跟之间。

进一步探索

《瑜伽教学》第 223 页（第 207 页）

《瑜伽序列》第 453 页

瑜伽教学资源中心 www.markstephensyoga.com/resources

半英雄面碰膝加强背部伸展式

从手杖式开始，向右倾斜让左腿更容易折叠成英雄式的姿势。尽量让坐骨对称扎根。像头碰膝前屈伸展式一样向前折叠。尽量让左侧坐骨更牢固地扎根，左大腿内旋，同时骨盆前旋作为向前折叠的动力。

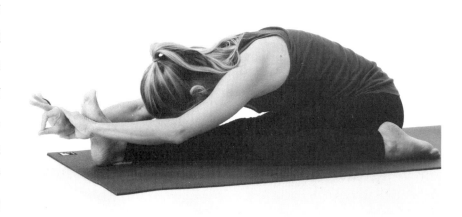

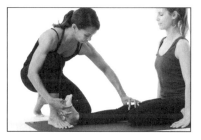

用你的脚抵住学生的右脚跟以鼓励学生这个脚跟向外推，用轻触提示右脚趾和右膝指向上方，通过微微内旋右大腿进一步提示这个正位。

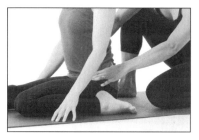

用扶髋手势让坐骨牢牢扎根，并用扣紧旋转鼓励骨盆前旋，同时口头提示学生胸骨朝向右脚的方向（不是直接向前）。

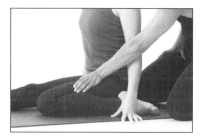

用扣紧旋转提示左大腿内旋。

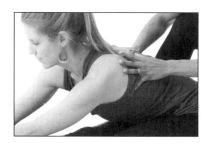

双手展开宽一些放在学生的肩胛骨上，拇指向内，用反向旋转的手法四指向前滑而拇指向后滑，同时口头提示学生的胸骨向前、向上抬以拉长脊柱，避免胸塌陷。

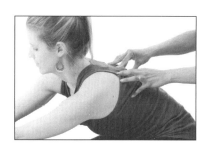

采用手指收拢进一步提示肩胛骨下沉。

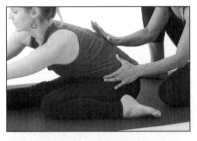

一只手用扶髋手势在成英雄式一侧的髋下压，另一只手张开手掌从背部弧线顶点的下方沿学生背部向上滑。

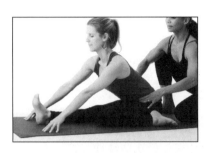

随着你口头提示学生吸气时从前屈中起身，再次用扶髋手势配合强力的扣紧旋转让骨盆后旋，令起身的过程更自如。

简化版

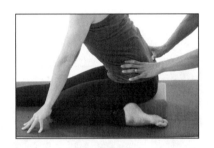

如果学生完全坐在坐骨上无法避免身体塌陷，那么提供一块瑜伽砖或其他辅具垫在坐骨下方。

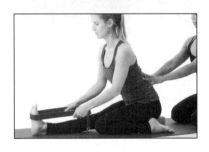

如果学生手抓右脚时无法避免曲背，那么提供一根瑜伽伸展带套在脚上。

变 体

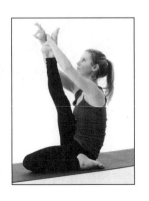

直接从这个体式转入苍鹭式。

进一步探索

《瑜伽序列》第 431 页

瑜伽教学资源中心 www.markstephensyoga.com/resources

坐角式

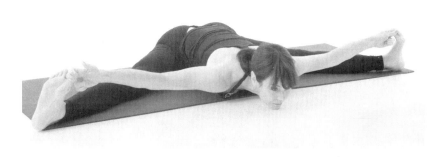

从手杖式开始，双腿向外展开伸直。如果需要，使用辅具帮助骨盆中立。稳定大腿，同时脚趾和膝盖指向上方，拉长脊柱，扩展胸口。手推髋后侧的地面帮助骨盆前旋。如果能在坐骨上坐直，双手离地，手臂向前伸展，手放在地面帮助向前拉身躯干。保持坐骨扎根，双腿激活，髌骨指向上方，随呼吸而动，通过骨盆前旋来前屈，最终让胸腔落地、双手抓脚。更多关注拉长脊柱和打开胸，而不是折叠向下。凝视下方或水平方向。

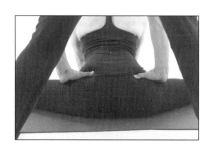

学生在准备姿势坐直后，用扶髋手势配合扣紧旋转让其坐骨扎根并鼓励骨盆前旋。

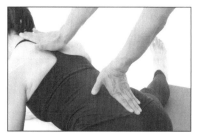

当学生前移时，身体容易塌陷。语言提示保持胸骨抬高，同时一只手轻触从学生背的中部向上，另一只手轻触从肩膀顶端向下，以增加触觉提示。

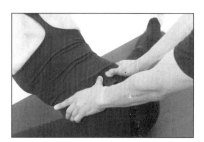

在学生大腿上部使用扣紧旋转提示大腿留在原位，而且如果你的手足够大，把大拇指尽量靠近骶骨。扣紧旋转变成了反向旋转。

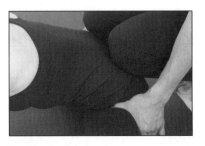

当你的手在学生大腿上部扣紧旋转时，进入膝盖抬起的跪姿，你的膝盖沿学生脊柱两侧（不要触碰脊柱）向上滑动以进一步提示骨盆前旋和腰部的空间。

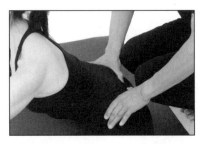

当学生吸气起身时，大拇指下滑到骶骨，用扶髋手势帮助学生更容易地起身坐直。

简化版

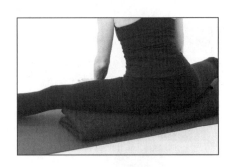

如果学生无法在坐骨上坐直，那么给他/她提供一块瑜伽砖或其他支撑。

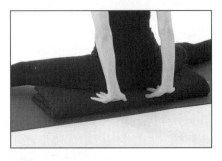

如果学生能坐直但不能前旋骨盆，语言提示他/她把手放在背后地面辅助脊柱抬高，同时尝试前旋骨盆。

变体

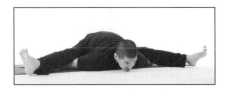

当学生能完全进入坐角式时，把学生引入龟式。

进一步探索

《瑜伽教学》第 220 页（第 205 页）

《瑜伽序列》第 434 页

瑜伽教学资源中心 www.markstephensyoga.com/resources

龟　式

从坐角式开始，双腿稍微收得近一点，抬起膝盖给手臂一些空间，使其伸直从下方穿过。尽量把双腿靠近，最后到肩膀。坐骨扎根，腿伸直，脚

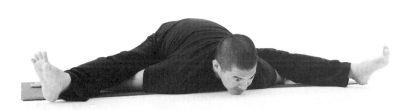

趾分开，凝视水平方向。专注坐骨扎根以及脊柱和腿的伸展。最终双腿在背后交叉进入双腿绕头合十式，通过萤火虫式、起重机式和四柱式转出。

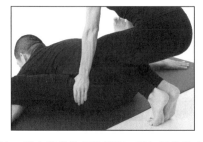

踮起脚尖，进入膝盖抬起的跪姿，用扣紧旋转来保持学生大腿的中立旋转，同时把你的膝盖从学生骨盆上方一点沿腰方肌慢慢向上滑到肋骨后侧下部。

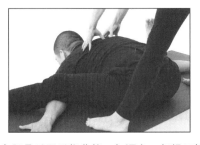

在学生肩胛骨采用手指收拢，与语言一起提示抬起胸，把胸骨向前拉至水平方向。

简化版

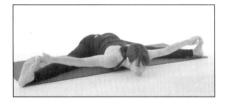

如果学生做不到的话，与其改变龟式，不如继续练习坐角式。

进一步探索

《瑜伽教学》第 221 页（第 205 页）

《瑜伽序列》第 394 页

瑜伽教学资源中心 www.markstephensyoga.com/resources

束角式/鞋匠式

从坐角式的准备姿势开始，屈膝并拢双脚。每侧膝盖下方垫一块瑜伽砖，以减少膝关节的压力。双手推髋后侧地面帮助骨盆前旋。如果可以在坐骨上坐直，双手离地，握住双脚像翻书一样打开，脚跟互相推动，同时膝盖向外、朝地面伸展。骨盆前旋，把胸口拉向水平方向。一种变

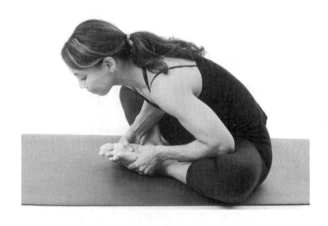

体是让学生把手臂向前伸展，手掌推地，可以用这个姿势以杠杆作用推起胸口，拉长脊柱，加深骨盆前旋。保持骨盆扎根、脚跟互相推动、肩胛骨下沉、胸口打开，随呼吸拉长脊柱同时从髋向前折叠。用手肘将大腿向后推，膝盖向外、胸向前。造成一种把肚脐带向脚趾，胸骨送向水平方向的感觉。提示这个动作能够促进学生减少弯腰，还能减少腰部和颈部的压力。如果学生反馈膝盖内侧或腹股沟疼痛，可让他们在膝盖下方垫瑜伽砖。

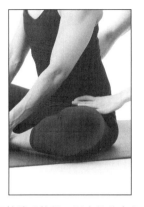

用扶髋手势提示学生骨盆中立。

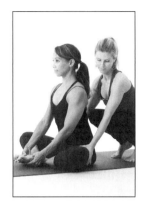

在学生大腿上部运用扣紧旋转辅助其外旋。反复询问学生膝盖的压力，如果学生反馈膝盖受压迫的话，停止这个调整。

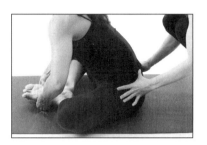

如果你的手足够大，反向旋转以四指提示大腿外旋，大拇指从骶骨向上滑动提示骨盆前旋。

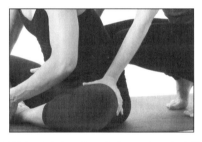

进入膝盖抬起的跪姿，在学生大腿上部用扣紧旋转，同时你的膝盖从学生骨盆后侧上缘向上滑动至肋骨后侧下端（你的膝盖要在脊柱两侧，一定不要触及脊柱）。

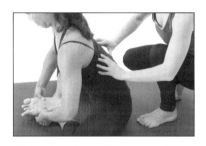

如果学生曲背，鼓励他们从前屈退回一些，用手指按压或手指收拢来提示他们抬高胸骨时肩胛骨下沉。

简化版

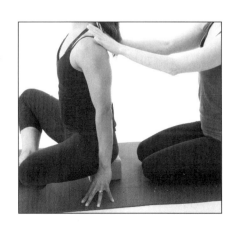

如果学生无法在坐骨上坐直，或者膝盖高于髋，那么提供一块瑜伽砖或其他辅具放在坐骨下，然后用扶髋手势引导学生骨盆到中立位。

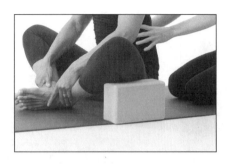

如果学生反馈膝盖内侧不适或受压迫，那么提供瑜伽砖或其他牢固的支撑放在膝盖下，然后再集中提示骨盆中立、脊柱直立、胸口打开。

进一步探索

《瑜伽教学》第 222 页（第 206 页）

《瑜伽序列》第 370 页

瑜伽教学资源中心 www.markstephensyoga.com/resources

仰卧束角式

从束角式的准备（直立）姿势开始，语言提示学生双手在身体后侧地面支撑，背向后倾斜，然后继续向下、用手肘支撑，最后

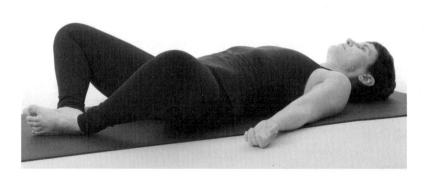

完全躺在地面上。根据如下情况提供辅具：如果膝盖内侧或大腿有明显的压力，那么在膝盖下方垫瑜伽砖；如果腰部或颈部有明显的压力，那么在背后和头下方垫一个抱枕。

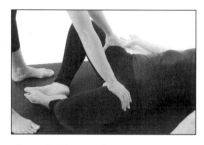

在学生的大腿用轻触促进外旋和外展，同时要关注膝盖的压力。

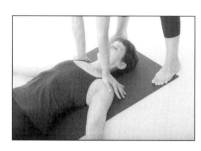

用轻触鼓励学生把肩膀沉向地面，让胸口自然展开。

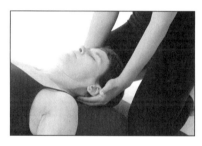

把你的指尖放在学生枕脊轻轻提拉，同时把颈部再拉长一点。

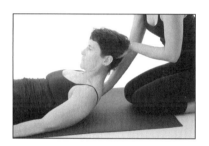

在学生背部轻触让向上的过程更容易。

简化版

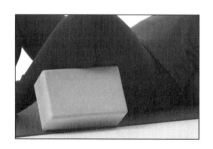

如果学生反馈膝盖和大腿内侧不适或过紧，把瑜伽砖垫在膝盖下。

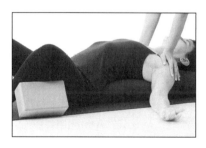

如果学生直接仰卧在地面时膝盖和腰部过紧，给他们一个（或几个）抱枕垫在背下。

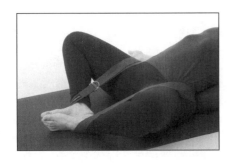

如果学生放开背部的时候膝盖过紧，则提供瑜伽伸展带绕过骨盆上缘、大腿和脚踝，套在脚下方，拉紧瑜伽伸展带后再提示学生向后倾斜。

进一步探索

《瑜伽教学》第 326—329 页（第 299—302 页）

《瑜伽序列》第 428 页

瑜伽教学资源中心 www.markstephensyoga.com/resources

直立手抓脚伸展式

从手杖式坐姿开始，口头提示并演示屈膝用食指和中指抓住大脚趾，然后慢慢伸直双腿，同时用手指拉动的杠杆作用让骨盆前旋，令脊柱中立伸展、抬高。接着提示学生慢慢屈肘，把胸骨向脚趾方向拉动。

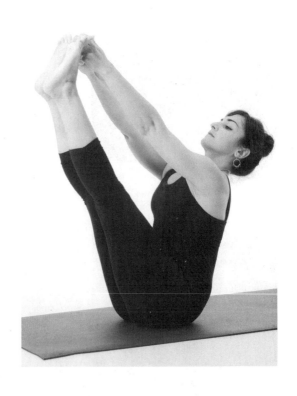

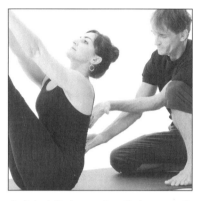

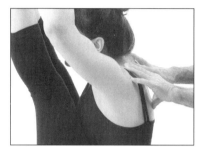

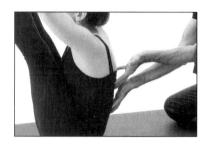

在准备姿势中，学生抓住大脚趾并伸展腿、脊柱和手臂。大部分学生身体容易塌陷。用一只手轻触提示学生把骶骨向内收（骨盆前旋），另一只手轻触沿胸椎向上滑动提示胸骨抬高。

口头提示学生屈肘同时把胸骨送向脚趾，在学生肩的顶端用轻触提示肩下沉、远离耳朵。

当学生把躯干靠向双腿时，会容易塌陷。再次在骶骨轻触，但更有力地向上推，以对抗塌陷的趋势。

简化版

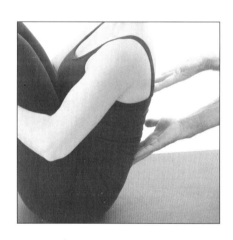

如果学生只有弯曲膝盖或曲背才能抓住大脚趾的话，口头提示其屈膝、从后侧抱膝，同时在骶骨用轻触提示骨盆前旋。

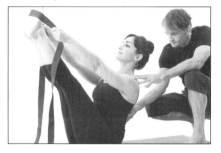

当腘绳肌过紧的学生尝试抱膝的动作时，提供一根瑜伽伸展带套在脚上，然后使用相同的触碰提示。

进一步探索

《瑜伽序列》第 433 页

瑜伽教学资源中心 www.markstephensyoga.com/resources

脸朝上加强背部伸展式

口头提示并演示像直立手抓脚伸展式一样准备，但不是抓住大脚趾，而是抓住脚的两侧或抓住一只手腕绕过双脚。然后像直立手抓脚伸展式一样进行。

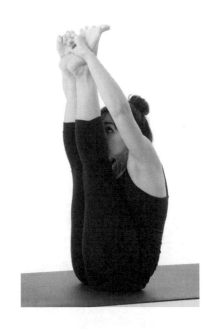

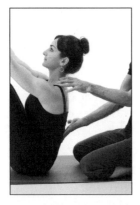

用一只手轻触提示学生骶骨内收（骨盆前旋），同时另一只手轻触沿着胸椎向上滑动提示胸骨抬高。

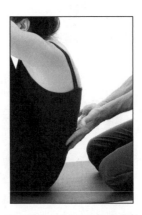

口头提示学生屈肘同时将胸骨拉向脚趾，在肩的顶部轻触提示肩下沉、远离耳朵。

简化版

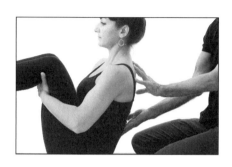

如果学生只有屈膝或曲背才能用手指抓住脚或用手腕绕过脚，那么口头提示其屈膝并抱膝，同时在骶骨上轻触提示骨盆的前旋。

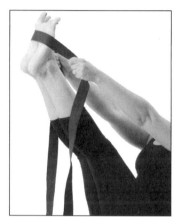

当腘绳肌过紧的学生做抱膝的动作时，提供一根瑜伽伸展带套在脚上，并给出同样的触碰提示。

进一步探索

《瑜伽序列》第 438 页

瑜伽教学资源中心 www.markstephensyoga.com/resources

仰卧手抓大脚趾一式和二式

仰卧，像桥式肩倒立一样收回脚，抓住右脚并伸直右腿（必要时用瑜伽伸展带）。左腿在地面伸直，脚跟向外推同时内旋大腿，保持膝盖和脚趾指向上方。呼气时下巴靠向小腿，同时保持双腿伸直有力。尽量向前、向下转动耻骨，同时抬起胸骨远离腹部。背部落地，转头向左，慢慢外展右腿向右伸直，转入二式。更多地关注左侧臀部贴地，而非右腿伸得更远。

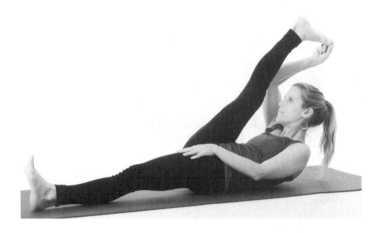

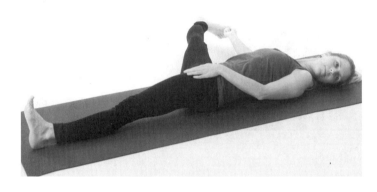

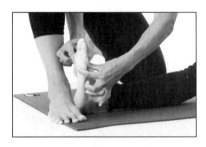

一只脚抵住学生的左脚跟提示学生将这个脚跟向外推，用轻触引导学生左脚趾和膝盖指向上方，通过轻轻内旋学生大腿进一步提示这种正位。

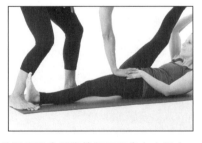

当你口头提示学生呼气抬起下巴靠向小腿（一式）时，继续用脚抵住学生脚跟，张开手掌下压左大腿。口头鼓励学生在这个姿势保持五个呼吸，然后再慢慢落下，为二式做准备。

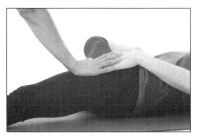

口头提示学生感受左臀落到地面上并保持扎根的状态，同时在左臀根基不变的前提下向右伸展右腿。张开手掌按在学生的大腿或髋部协助维持这个扎根动作。

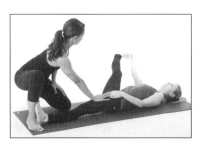

口头提示学生右腿向右伸展再回到起始位置，做五次，然后再提示学生将腿伸出、保持外展的姿势。

简化版

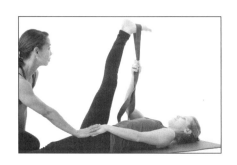

如果学生无法在肩不离地时抓住右大脚趾并完全伸直右腿，则提供一条瑜伽伸展带套在脚上，继续给出同样的语言和触碰提示。

变　体

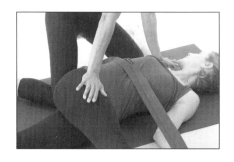

保持二式五个呼吸后，将右腿拉向左边，右臂向右落到地面上，同时用左手把右腿向左拉，形成一个简单的扭转拉伸右腿的外侧。

进一步探索

《瑜伽教学》第 217 页（第 202 页）

《瑜伽序列》第 429 页

瑜伽教学资源中心 www.markstephensyoga.com/resources

膝到胸式/祛风式

仰卧，轻柔地抱住双膝拉向胸部。吸气时微微松开膝盖远离胸部，呼气时向胸抱膝。虽然看起来很简单，但还是要提醒学生放松腰部。身体左右摇动或双膝画圈来探索释放腰部的压力。

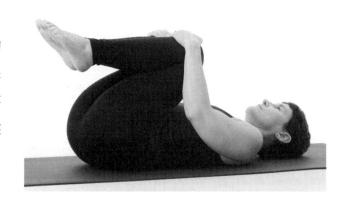

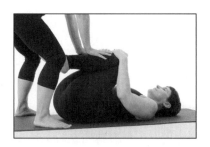

在这个体式中老师几乎没有什么触碰提示可用。可用轻触鼓励学生将大腿拉近胸。

进一步探索

《瑜伽教学》第 216 页（第 201 页）

瑜伽教学资源中心 www.markstephensyoga.com/resources

牛面式

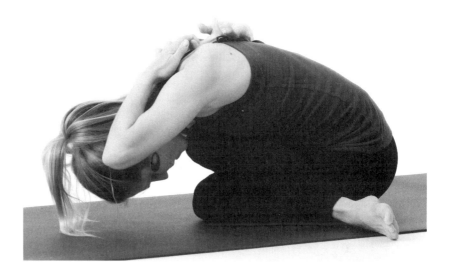

　　像半鱼王式一样准备，然后把上方的膝盖交叠在下方膝盖上，脚跟靠近髋。如果不能完全交叉膝盖，那么起身进入四脚板凳式做交叉，在坐骨下放一块瑜伽砖做好准备。右膝在上，左臂向上举过头顶，再屈肘在后背往下拉手，同时右臂在背后绕过向上去抓左手的手指（如有必要，使用瑜伽伸展带）。坐骨扎根、吸气、抬高脊柱和胸，呼气、向前折叠。像所有的坐姿前屈体式一样，保持坐骨扎根同时拉长脊柱向前折叠。关注膝盖、腰部和肩膀的感受。让胸口打开，呼吸稳定。换另一侧时，可以简单地重新交叉双腿，旋转 360 度；或者进入支撑头倒立二式，在头顶重新交叉双腿。

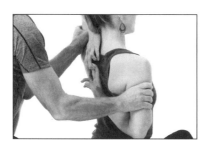

辅助学生手臂姿势时，在上臂用扣紧旋转促进手臂旋转：上举的手臂向外旋转，另一只手臂向内旋转。

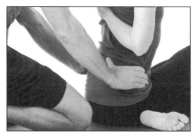

用扶髋手势配合扣紧旋转提示学生的骨盆扎根和前旋，以此作为向前折叠的动力。

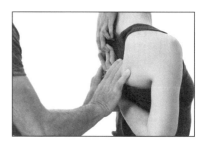

如果学生还没准备好前屈，在肩胛骨采用手指收拢提示肩下沉、远离耳朵。

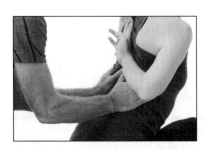

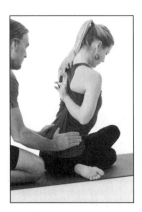

如果学生无法前屈，则沿肋骨侧面和后侧用反向旋转提示抬高胸和拉长脊柱。

再次用扶髋手势配合反向扣紧旋转帮助学生坐直。

简化版

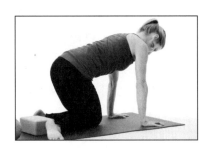

如果学生无法在坐骨上坐直或双膝无法交叠，那么提示他们双手落地，重心前移到手上，这样交叉膝盖会容易许多。给学生一块瑜伽砖放在脚跟之间，这样向后坐下时双膝仍可保持交叠，也不会在尾骨扎根时身体塌陷。

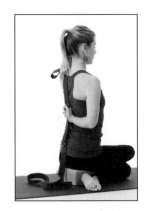

如果学生无法在背后抓住手指，那么提供一根瑜伽伸展带连接双手。

变　体

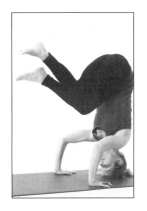

通过头倒立二式来过渡到另一侧的练习。

进一步探索

《瑜伽教学》第 224 页（第 208 页）

《瑜伽序列》第 387 页

瑜伽教学资源中心 www.markstephensyoga.com/resources

半莲花加强背部伸展式

从手杖式开始，指导学生把左腿盘成半莲花的姿势，然后左臂从背后绕过抓住左脚。坐骨扎根并保持伸直的腿激活、内旋。吸气时抬高脊柱和胸口，呼气时向前折叠。如果弯曲的膝盖离开地面，鼓励学生保持身体直立直到髋打开。提示学生在体式的不对称中寻找对称感。

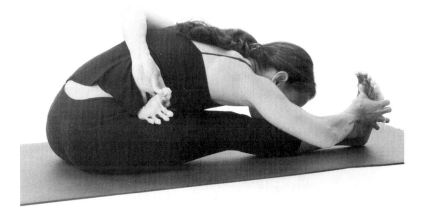

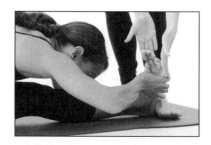 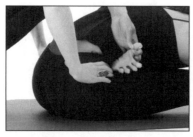 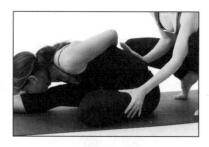

把你的脚抵住学生右脚跟以鼓励学生向外推脚跟，用轻触手法引导右脚脚趾和右膝指向上方，通过微微内旋学生右大腿来进一步提示正位。

用扶髋手势让学生坐骨牢固扎根，并用扣紧旋转鼓励骨盆前旋，同时口头提示学生胸骨的方向朝向右脚（并非直接向前）。

在左大腿上部扣紧旋转以支持这条腿的外旋，同时用手指按压学生的腰部以鼓励抬高腰部。

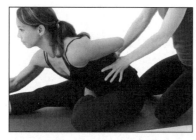 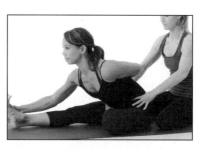

如果学生能够旋转骨盆把躯干带到与地面成45度角的位置，口头提示随呼气脊柱开始向前折叠，随吸气向上回到45度角的位置，再次拉长脊柱、扩张胸口，继续以这样的动态方式更小幅度地运动。当学生吸气微微向上时，在其背部弧线的顶点下方沿肋骨侧面用反向旋转提示，进一步传达即使在向前折叠的过程中也要拉长脊柱。

随着你口头提示学生吸气时从前屈中起身，再次用扶髋手势配合强力的扣紧旋转让骨盆后旋，使向上的过程更自如。

简化版

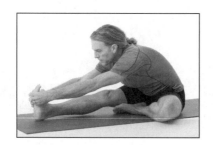

如果腿无法盘成半莲花，那么指导学生留在头碰膝前屈伸展式练习，继续打开内旋肌和内收肌。

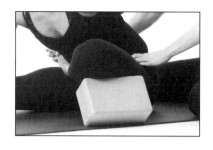

如果学生右腿的膝盖离开地面，那么给他们辅具放在膝盖下，不要以任何方式向下压膝盖，那可能会增加膝盖的压力。

进一步探索

《瑜伽教学》第 225 页（第 209 页）

瑜伽教学资源中心 www.markstephensyoga.com/resources

单盘前屈伸展式/原木式/双脚鸽王式

从简单的双腿交叉姿势开始，把双手放在髋后侧的地面上，向后倾斜同时把脚跟向前滑动让小腿平行。逐渐向前旋转骨盆坐直。一旦能够双手离地坐直，就把小腿像原木一样上下叠放，脚

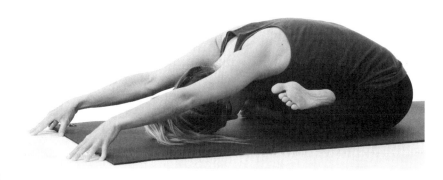

踝与另一条腿的膝盖对齐。前屈。保持双脚强力勾脚，同时启动膝盖周围的肌肉和韧带，帮助保护膝盖和加强髋关节的拉伸。

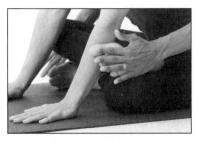

采用轻触推学生的脚使其完全背屈，同时口头提示脚踝保持这个动作。

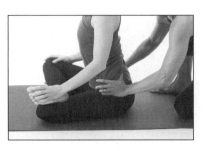

口头提示学生坐骨扎根，同时向前旋转骨盆，然后用扶髋手势配合扣紧旋转以辅助这些动作，同时询问学生膝盖是否有任何压力或剧烈疼痛（如果有，退出动作）。

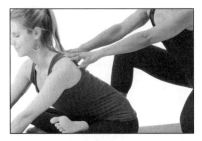

当学生向前旋转骨盆时，采用手指收拢或轻触提示肩胛骨下沉，同时语言提示学生抬高胸骨。

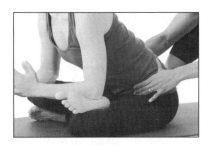

如果学生能够向前折叠并把手肘落在膝盖上，那么当你再次用扶髋手势配合扣紧旋转进一步鼓励骨盆前旋时，口头提示学生更用力地下压双膝用杠杆作用抬高胸骨。

简化版

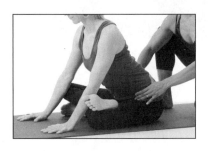

如果学生能够向前折叠并且双手落在腿前方的地面上，就口头提示他们指尖向回拉以持续用杠杆作用抬高胸骨，同时专注于髋关节的向前折叠。你继续用扶髋手势配合扣紧旋转，双手反向运动，帮助学生起身。

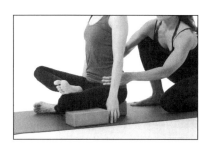

　　如果学生腿交叉后无法把脚跟放在另一侧膝盖上，那么指导学生留在其他腿交叉的开髋体式，特别是针眼式。如果学生无法在坐骨上坐直，也给他们一块瑜伽砖垫高坐骨。

进一步探索

《瑜伽教学》第 227 页（第 211 页）

《瑜伽序列》第 362 页

瑜伽教学资源中心 www.markstephensyoga.com/resources

单腿鸽王一式

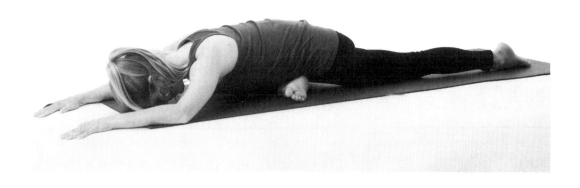

　　这个开髋体式是同名后弯体式的准备姿势，它应该称为一式而不是二式。从下犬式开始，右膝带到右手外侧，同时左髋和左腿落地。根据需要垫高右侧坐骨从而确保：第一，坐骨得到坚实的支撑；第二，髋保持水平；第三，右膝内侧没有压力。慢慢向前、向下折叠。

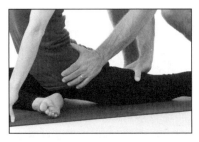

用轻触帮助学生把腿从髋向后伸直，膝盖向下。然后口头提示这侧的脚扎根，用杠杆作用让大腿内旋，在大腿用扣紧旋转来辅助这个动作。

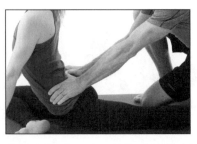

用扶髋手势帮助学生摆正髋，令其两侧对称水平，然后把你的大拇指沿骶骨向下压，为学生腰部创造更多空间。

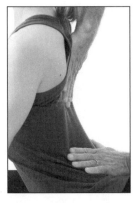

一只手张开手掌放在学生骶骨，向脚跟方向推，同时另一只手张开手掌沿背部向上滑动，鼓励沿髋、脊柱和躯干向上更深地释放。

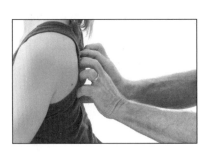

用手指收拢提示学生的肩胛骨下沉。

简化版

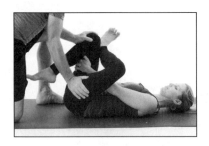

如果学生反馈膝盖前侧过紧或者髋离地面的距离超过 15 厘米，鼓励他们继续练习针眼式直到髋打开更多。

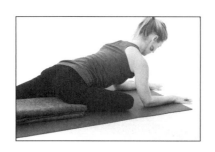

如果学生的骨盆无法水平着地，提供一块瑜伽砖或一张折叠的毯子放在弯曲的腿坐骨下方，以减少那侧膝盖和骶髂关节的压力。

进一步探索

《瑜伽教学》第 206 页（第 192 页）

《瑜伽序列》第 383 页

瑜伽教学资源中心 www.markstephensyoga.com/resources

单腿绕头式

在手杖式中，收回左脚，抱住膝盖借助杠杆作用让骨盆前旋并伸展脊柱。按照八字扭转式准备动作的前三步来做，然后把左小腿绕过背后放到左肩后方。坐直、双手合十，然后像头碰膝前屈伸展式一样向前折叠。强行做这个体式会拉伤左膝、颈部和腰部。保持左脚有力地回勾以稳定膝盖。利用躯干的提升、脊柱的拉长和锁骨的舒展来加深髋的打开。

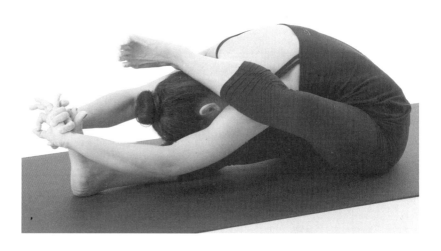

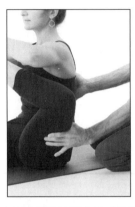

在学生尝试把腿绕到背后时用轻触辅助。在那条大腿上用扣紧旋转来强调髋的外旋，从而减少膝的压力。如果学生的腿搭在颈部（而不是贴住后背），鼓励他们继续打开髋，然后再尝试这个体式。

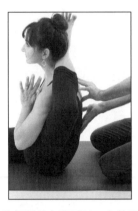

当学生把腿放在背后时，在其腰和肩之间用轻触鼓励学生脊柱和躯干直立。

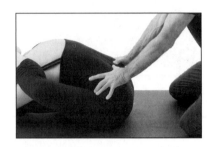

用扶髋手势提示学生的骨盆前旋，以此作为向前折叠的动力。

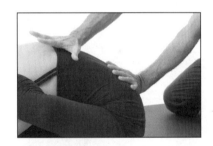

如果学生前屈的幅度超过45度，一只手张开手掌在骶骨向下按压，同时另一只手张开手掌在背部弧线顶点下方向上滑动。

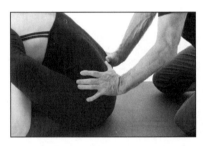

再次用扶髋手势配合反向扣紧旋转来帮助学生自如地起身。

变 体

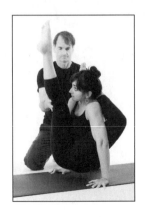

给学生提供一个手臂支撑的变体，提示他们将躯干向后、向上拉，双手向下推，伸直手臂将臀抬离地面，把伸直的腿拉向下巴进入鸟式。从那个姿势可以转到四柱式，也可以转到下面要讲的体式。

进一步探索

《瑜伽教学》第 226—227 页（第 210—211 页）

《瑜伽序列》第 384 页

瑜伽教学资源中心 www.markstephensyoga.com/resources

简易坐式

从手杖式的坐姿开始，口头提示并演示弯曲腿进入双腿简单交叉的姿势。

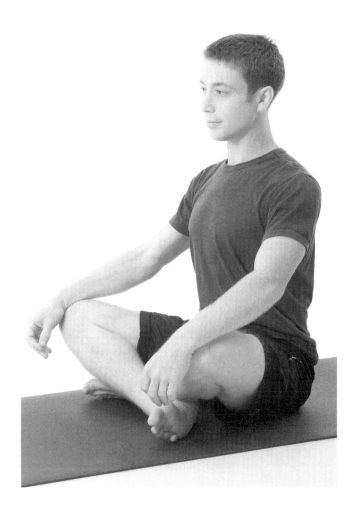

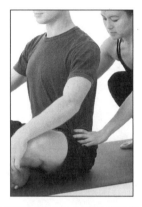

用扶髋手势配合扣紧旋转帮助学生的坐骨扎根，并鼓励他／她把重心更多地放在坐骨前侧。

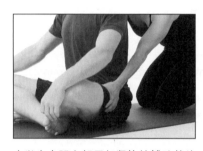

在学生大腿上部用扣紧旋转辅助其外旋和外展。反复询问学生膝盖是否有压力，一旦学生反馈膝盖受压迫，马上停止这种调整。

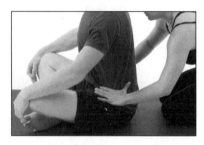

如果你的手足够大，用反向旋转，以你的四指来提示大腿外旋，拇指沿学生骶骨向上滑动提示骨盆前旋至中立位。

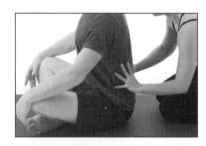

在学生骨盆上缘和肋骨下缘之间采用手指展开提示拉长腰部。

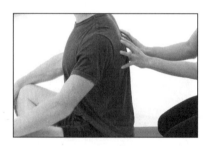

沿学生肩胛骨用手指收拢提示肩胛骨下沉，同时口头提示学生提高身体核心，避免肋骨前侧下部突出。

简化版

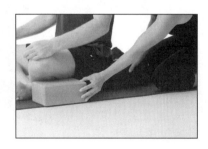

如果学生反映膝盖内侧或大腿受压迫，那么给他们提供瑜伽砖置于膝盖下方。

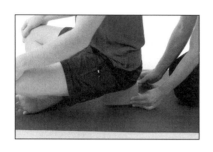

　　如果学生无法坐在坐骨上，那么给他们提供一块瑜伽砖或其他牢固的辅具。

进一步探索

瑜伽教学资源中心 www.markstephensyoga.com/resources

莲花式

　　在进行莲花式的教学时，要提示放开髋，绝对不能拉紧膝盖。坐骨扎根，坐直。从简易坐式的姿势开始，抓住右脚跟拉向左髋。放松右髋、大腿内侧和腹股沟，股骨外旋，令右膝沉向地面。用同样的方式来摆放另一条腿。坐骨扎根，保持骨盆的中立、脊柱中立伸展、胸口开阔。绝对不要强迫膝盖向下压。手扶膝盖，凝视鼻尖或地面上一点。

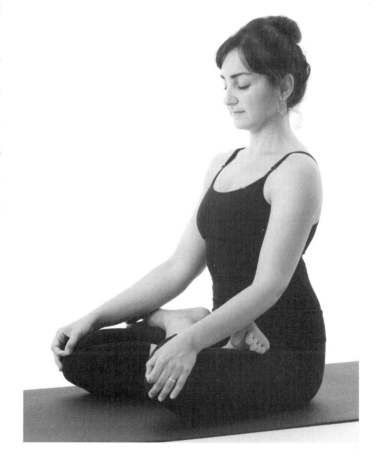

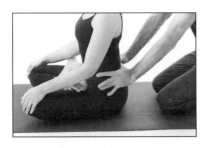 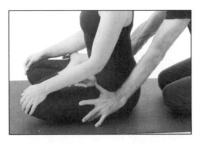 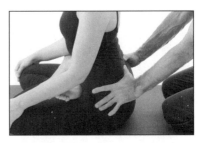

用扶髋手势配合扣紧旋转来帮助学生的坐骨扎根，并鼓励把身体重心放在坐骨前侧。

在学生大腿上部用扣紧旋转辅助外旋。反复询问学生膝盖是否有压力，一旦学生反馈膝盖受压迫，马上停止这种调整。

如果你的手足够大，用反向旋转，以你的四指提示大腿外旋，拇指沿学生骶骨向上滑动提示骨盆前旋。

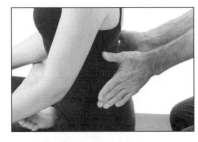 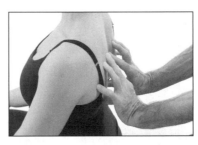

用扶髋手势配合扣紧旋转来鼓励学生骨盆在舒适范围内最大限度地前旋，以此作为向前折叠的主要动力，然后把手放在地面、瑜伽砖或墙上。

语言提示学生在半程的位置时拉长脊柱、胸骨向前送，在学生肩胛骨用反向旋转提示其下沉、胸骨远离腹部，然后提示学生进一步向下折叠。

简化版

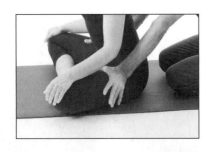

如果学生的腿不能盘成全莲花式，那么鼓励他 / 她尝试半莲花式或简易坐式。

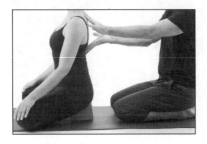

如果学生无法坐在坐骨上，那么给他们提供一块瑜伽砖或其他牢固的支撑。

进一步探索

《**瑜伽教学**》第 225 页（第 209 页）

《**瑜伽序列**》第 404 页

瑜伽教学资源中心 www.markstephensyoga.com/resources

锁莲式

从莲花式开始，双手绕过背后抓住双脚。如果抓不住脚，可手肘互握或抓住前臂。吸气时伸展脊柱，呼气时向前折叠。尽量保持十个缓慢呼吸，利用这个体式来改进呼吸，进入内在更深、更平静的空间。

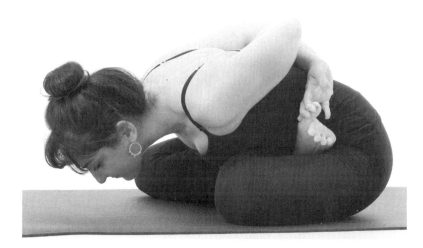

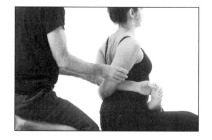

当学生把手臂伸到背后时，在学生上臂用扣紧旋转辅助内旋。

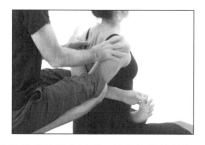

用你的膝盖轻触学生手肘，并用扣紧旋转提示于臂内旋，以帮助学生保持对脚的抓握。

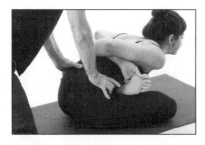

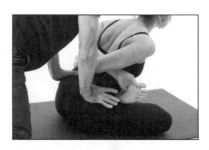

用扶髋手势配合扣紧旋转提示学生的骨盆扎根并前倾，以此作为向前折叠的动力。

再次用扶髋手势配合反向扣紧旋转，帮助学生更轻松地起身。

简化版

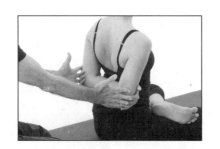

如果学生的手无法从背后绕过抓住脚，那么可以给他们瑜伽伸展带套在脚上，也可以提示学生握住手肘。

变 体

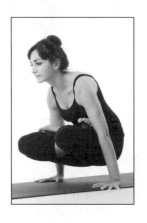

起身坐直后，把双手放在髋两侧的地面上，双手用力推起身体进入天平式练习 108 轮圣光调息。

进一步探索

《瑜伽教学》第 225 页（第 210 页）

瑜伽教学资源中心 www.markstephensyoga.com/resources

神猴哈奴曼式

从低弓步开始，手扶地面，髋向后移至后侧膝盖上方，同时伸直前腿。在这个姿势停留一两分钟。保持髋与垫子前缘平行，慢慢向前滑动前侧的脚跟，同时伸直后侧的腿。由于大部分学生都做不到这个体式的完全形式，可提供瑜伽砖放在前侧腿坐骨的下方或/和髋两侧，以支撑双手。这个体式中非

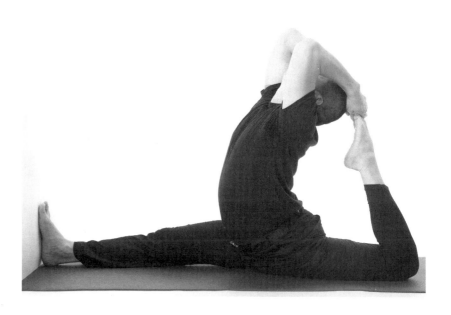

常重要的一点是髋与垫子的前缘平行，同时前侧腿坐骨牢固扎根，以此为脊柱的伸展创造一个对称的根基，并减少拉伤腰部的风险。一旦脊柱直立、姿势稳定，逐渐增加前侧脚的背屈，股四头肌发力并放松腘绳肌。在伸展时，让髋与垫子的前缘平行，后腿可以更容易地从髋向后伸直。强调后腿内旋，尤其在探索后弯的变体时。

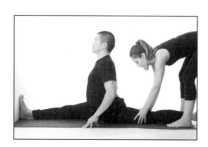

用轻触帮助学生摆正后腿，从髋直接向后伸直，膝朝下。然后口头提示学生的脚向下扎根，以杠杆作用让后大腿内旋，在那条腿用扣紧旋转辅助这一动作。

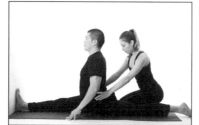

用扶髋手势帮助学生摆正髋，使其水平，然后把你的大拇指沿骶骨向下压，给腰部创造更多的空间，并提示骨盆中立。

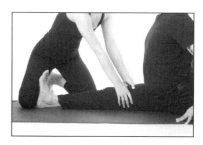

用你的膝盖或脚抵住学生前侧的脚跟，口头提示那个脚跟向外推和那条大腿内旋，在大腿扣紧旋转辅助这一动作。

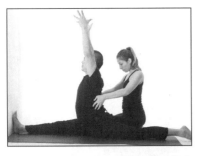

在学生身后较近的位置以套索坐姿进行辅助，在骨盆和肋骨侧面之间用手指展开提示脊柱和躯干抬高。

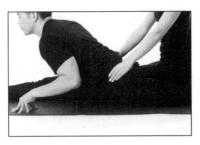

对这个体式的前屈形式，用扶髋手势提示骨盆的运动，同时保持骨盆在水平位（后侧腿那一边容易向后移动）。

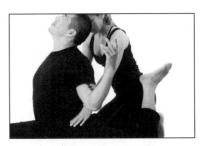

对这个体式的后弯形式，用扶髋手势来稳定学生的平衡，然后引导学生的手去抓抬起的脚。

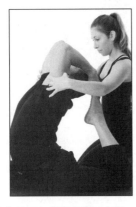

在后弯中，在上臂用扣紧旋转辅助外旋，并在学生的头向后落向脚时帮助他们把手肘靠拢。

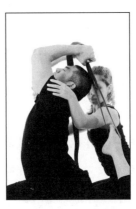

在学生缓慢从后弯中退出时，用扶髋手势帮助学生稳定横向的平衡。

简化版

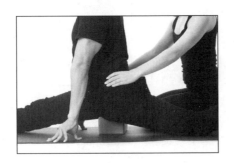

如果学生的坐骨着地时无法保持骨盆水平，那么给他们提供瑜伽砖垫在前腿坐骨下方。

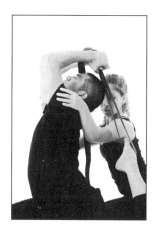

如果学生双手抓不住脚，给他们提供瑜伽伸展带套在抬起的脚上，双手举过头顶拉住带子。

进一步探索

《瑜伽教学》第 221 页（第 206 页）

《瑜伽序列》第 389 页

瑜伽教学资源中心 www.markstephensyoga.com/resources

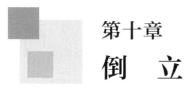

第十章
倒　立

当我们倒立时，整个世界看起来是颠倒的。这时，即使最简单的动作也会让人困惑，因为我们体验着与重力相反的、陌生的关系。这种视角和神经肌肉感觉的转变，创造了一个机会，让我们在翻转重力对身体影响的同时，进一步扩展在世界中的存在感。大脑被滋养的血液冲刷，头脑清醒、神经平息，一切似乎变得更为安静而又清醒，为冥想提供了一个优雅的途径。经过练习，即使开始时最具挑战性的倒立——支撑头倒立式——也会变得和它的反体式——山式——一般稳定，每次练习时让学生在这个体式中保持几分钟的时间。无论是在头倒立式还是在支撑肩倒立式中，学生都会发展更细微的肌肉协调能力，这能增加各种其他体式的稳定性和舒适性，包括流畅地进入和退出手倒立式。

倒立中身体风险最大的是颈部（倒箭式除外）。给学生明确、有条理的指导让他们在倒立时把这种风险降到最低至关重要。建议有颈椎问题的学生不要练习任何可能进一步损伤颈部的体式。

倒立和月经

对于女性在经期是否应该练习完全的倒立体式，瑜伽老师们存在着相当大的困惑和分歧。有些人断言倒立会使经血逆流，甚至认为这种逆流会导致子宫内膜异位症。然而，目前并没有任何医学证据表明倒立会破坏月经的自然流动。如果有这样的证据，那么即使下犬式在经期也会成为禁忌，甚至连仰卧与俯卧的影响也要被质疑，因为在这两种姿势里子宫和阴道与重力的关系是颠倒的。

让我们进一步看看月经与重力的关系问题，美国宇航局医学部发现零重力环境下的女性月经流量没有变化，并指出经血正常排出是因为阴道内蠕动肌收缩和内压，而不是重力。这也是四足哺乳动物虽然身体并未垂直于重力的方向，但月经也没有问题的原因，还是经期的女性无论仰睡或趴睡，经血都会正常地排出的原因。

资深瑜伽老师芭芭拉·贝纳格（Barbara Benagh，2003）在就月经和倒立的问题向学生提出建议时说，由于"在经期避免倒立方面没有任何研究提出令人信服的论证，而且月经对每个女性的影响都不一样，每个月经周期的影响也不同，所以我认为每个女性要根据自身情况做出决定"。

不练习头倒立式或支撑肩倒立式的学生可以在倒箭式（"上下反转的动作"）中获得完全倒立（包括下面其他倒立体式）的大部分益处，它也许是最让人平静且具有深层恢复效果的体式。这是一个适合所有学生的极佳体式，尤其是在活跃练习和紧张的一天之后，或者感觉精力不济时。

犁 式

仰卧，手掌向下压，呼气时双脚向上越过头顶落到地面（或瑜伽砖、椅子、墙面）。手指在背后交叉相扣，微微转动肩膀，把重心转移到双肩。如果颈部或脊柱上段有压力，可以从这个姿势中退出，或者在

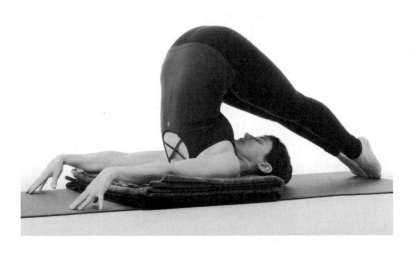

手臂和肩下方垫一两张折叠的毯子，重新进入体式。双脚用力向下压（如果可以，让脚尖向后），激活大腿并把大腿向上推，拉长脊柱让耻骨远离腹部。保持手臂和脚牢固扎根。锁骨下沉同时展开胸，把脊柱推向胸口。保持坐骨向上推，延伸脊柱。

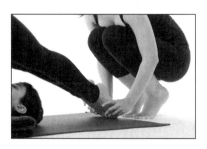

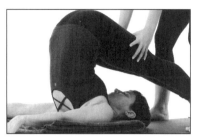

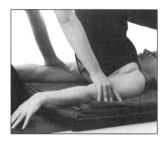

用轻触提示学生通过下压双脚的杠杆作用来完全激活并伸展双腿，口头提示学生在坐骨向肩正上方移动的过程中把耻骨向远离腹部的方向推，为腰部创造更多的空间。

在学生大腿上用扣紧旋转提示内旋，这将令骨盆进一步前旋从而更易进入中立位。

在学生的手臂用轻触鼓励双臂主动扎根。

进一步探索

《瑜伽教学》第 231 页（第 214 页）

《瑜伽序列》第 388 页

瑜伽教学资源中心 www.markstephensyoga.com/resources

支撑肩倒立式

在练习支撑肩倒立式时，大多数学生的颈部会压到地面上。随着时间的推移，上背部、肩、手臂和胸逐渐打开并且力量增强，他们的颈部便不会压到地面上了。在这之前，如果颈部有任何不适，则指导学生用折叠的毯子搭建一个平台，然后在肩离毯子边缘七八厘米处躺下。当他们的腿抬到空中时，肩应留在平台上，颈部没有阻碍，头在地面上。然后进行如下指导：

双手位于体侧，呼气时手掌下压，慢慢地把双腿抬到头上方进入犁式。如果双脚触不到地，可以用手和手肘支撑髋，做半肩倒立式，或者退出一点，用椅子或墙壁支撑双脚练习。双脚落在头前的地面上，手指在背后交叉，微微转肩将重心从颈部移到肩膀。双脚紧紧地压在地面上以激活双腿，向上推股骨顶端以帮助

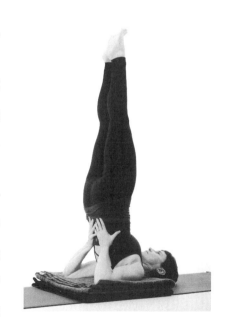

骨盆前旋，从而让腰椎拉长。如果可以的话，在做这个动作时双脚保持跖屈。如果需要的话，踮起脚趾，并考虑将脚趾放在瑜伽砖、椅子或墙上。

现在将双手放在背上支撑，尽量靠近地面，并慢慢地将双腿向天空伸展（最简单的方法是弯曲膝盖，每次只伸一条腿，然后随着时间的推移，双腿一起向上伸直）。

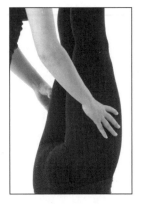

在学生的大腿上用扣紧旋转提示双腿并拢、轻微内旋。

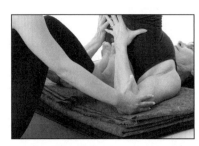

坐在学生背后的地面上，将你的脚放在学生背部位于他们双手下方，并握住学生的手肘。当你把脚慢慢沿学生背部（在脊柱两侧，不要抵住脊柱）向上滑动时，用手把学生的手肘带到与肩对齐的位置。

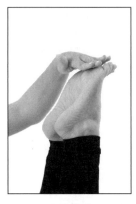

先口头提示学生脚踝背屈，在脚跟处用轻触配合口头提示把脚跟向外推，再轻弹提示展开脚趾，同时口头提示大脚趾球更多地向外推。

简化版

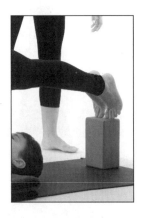

如果学生无法把双脚举过头顶落在地面进入犁式，让他们靠墙练习，可以把脚放到墙上（或给他们提供椅子、瑜伽砖或其他牢固的支撑放在脚下）。

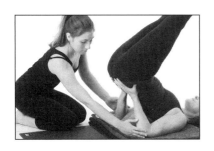

如果学生无法把双脚落在头前的地面进入犁式，也没有使用墙面、椅子或瑜伽砖来支撑双脚，提示他们用手托住髋进入半肩倒立式。

进一步探索

《瑜伽教学》第 232 页（第 215 页）

《瑜伽序列》第 422 页

瑜伽教学资源中心 www.markstephensyoga.com/resources

膝碰耳犁式

从犁式开始，提示学生把膝盖收向双耳，同时手臂向下推地面、双膝向耳朵夹，倾听内在的呼吸。鼓励学生保持完整的呼吸，关注颈部和腰部是否承受过大压力。

在这个体式里，与其给予触碰提示，不如专注整体的语言提示。

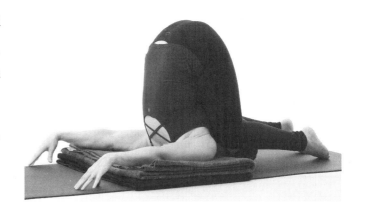

进一步探索

《瑜伽教学》第 232 页（第 215 页）

《瑜伽序列》第 392 页

瑜伽教学资源中心 www.markstephensyoga.com/resources

上莲花式

从肩倒立式开始探索，双腿盘成莲花式，如果必要的话，每次用一只手来辅助。向上伸展呈莲花式的双膝，然后一只手臂向上伸直，将同侧的膝盖落到这只手上，然后另一侧膝盖和手也放在一起。专注于肩的扎根、胸的扩展、脊柱的伸展、整体的稳定，顺畅舒展地呼吸。启动会阴收束并凝视鼻子或腹部。

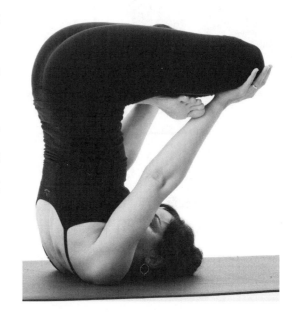

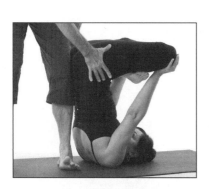

当学生初次探索这个体式时，侧身站立，用你一只腿的侧面抵住他／她的背，用扶髋手势辅助他／她在肩和头上找到平衡。保持你的腿抵住学生背部，当他／她逐渐自己控制平衡时，尽量减少你辅助的力量，沿着学生大腿（靠近膝盖的位置）用轻触帮助他／她把手更端正地放在膝盖下。

变　体

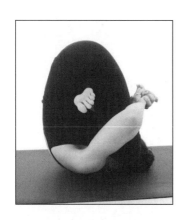

探索更深地折叠，进入上胎儿式。

进一步探索

《瑜伽教学》第 232 页（第 216 页）

《瑜伽序列》第 440 页

瑜伽教学资源中心 www.markstephensyoga.com/resources

支撑头倒立一式

如果学生是支撑头倒立一式的新手，让他／她靠墙练习。从手肘分开与肩同宽的位置开始指示两个根基：前臂和头顶。先让膝盖和前臂落地。在学生手指交叉时，指导学生保持手掌张开，手指充分放松，以便手臂尺侧从手腕到肘部能够紧贴地面扎根。头顶应直接放在地面上，大拇指根部轻轻抱住头后侧。让学生慢慢伸直双腿，同时前臂用力下压，肩胛骨下沉贴向肋骨后侧，肩远离手腕。保持这个姿势，引导学生的脚走向手肘，直到髋尽可能位于肩的正上方。鼓励学生在这个过渡中保持脊柱的长度。鼓励他／她保持稳定的乌伽依呼吸法和凝视点。学生手肘更坚定地向下扎根，让他／她试着将膝盖收向胸、脚跟收向髋，然后向上旋转骨盆，慢慢地将腿向天空伸直。进入倒立后，让学生把注意力带回前臂的扎根，并提示他／她创造一种手肘彼此拉近的感觉，但实际上手肘不动，这将展开肩膀、激活背阔肌、增加稳定性。

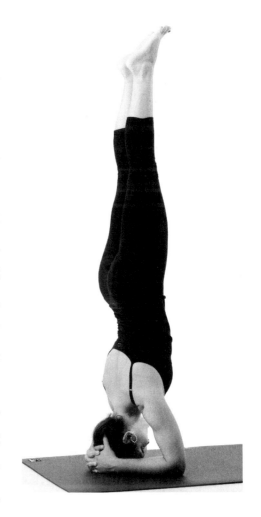

现在强调另一个根基。头顶牢牢地下压，从而触发扎根-延伸效应，激活靠近脊柱的竖脊肌和多裂肌。这将缓解颈部的压力，拉长整个脊柱，创造一种稳定的轻盈感。最后，指导学生将脚踝并拢，用力（脚趾向小腿）勾脚，脚跟有力地伸展，然后脚趾像莲花花瓣一样展开。从支撑头倒立一式退出时，最简单的方法是屈膝收向胸，慢慢落下进入婴儿式。

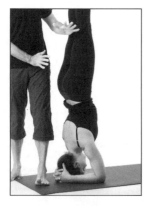

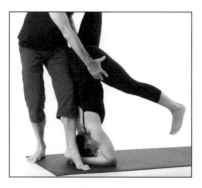

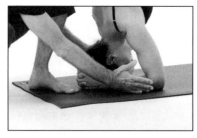

用轻触提示手肘相互拉近的能量动作
（手肘实际不发生移动）。

对于支撑头倒立一式的新手，当他/她
离开墙面练习时，你只要站在他/她背
后确保他/她不要向后倒下即可。

帮助学生向上进入支撑头倒立一式，
侧身站在他/她背后，让你的大腿或
膝盖外侧能够抵住学生背部起稳定作
用，然后当学生的脚走向手时进一步
辅助平衡，用你的手帮助学生把双腿
抬起立于头部之上。

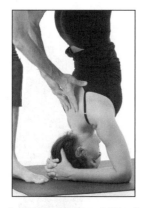

在学生颈部下方用手指收拢提示肩膀远离手腕，在颈部
周围创造更多空间。

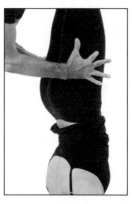

扣紧旋转学生的髋让骨盆进入相对于脊柱中立的位置。

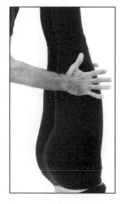

沿学生的腿张开手掌提示正位。

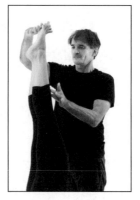

先口头提示学生脚踝背屈，在脚跟处用轻触配合语言提
示脚跟向外推，再轻弹提示展开脚趾，同时口头提示大
脚趾球更多地向外推。

进一步探索

《瑜伽教学》第 233 页（第 216 页）

《瑜伽序列》第 422 页

瑜伽教学资源中心 www.markstephensyoga.com/resources

支撑头倒立二式

　　从四脚板凳式开始，提示头顶和双手落地，头顶与手腕形成一个三角形。保持手腕位于肘部正下方与肩对齐，同时肩胛骨下沉贴向肋骨后侧。卷脚趾，伸直腿，慢慢把脚带向手肘，让髋抬高位于肩正上方。头和手牢牢地下压，双腿在头之上伸展。像支撑头倒立一式一样，头顶扎根拉长脊柱。避免手肘向外张开，同时保持肩胛骨紧贴肋骨后侧。像支撑头倒立一式一样激活双腿。当这个体式稳定、自如后，可把它当作探索其他各种手臂平衡体式的基础。

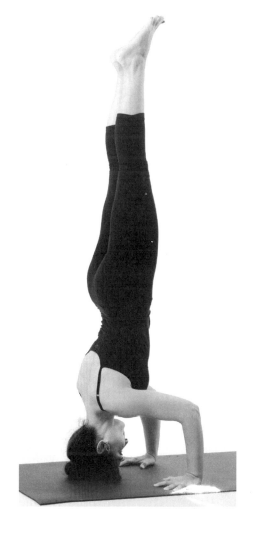

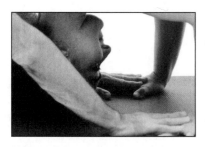

轻触学生的双手提示其平衡地扎根。

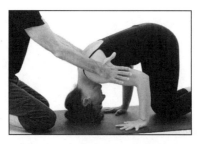

轻触学生的手肘提示其与肩膀对齐。

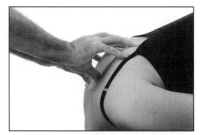

在学生的肩胛骨处用手指收拢提示其下沉贴向肋骨后侧，从而减少颈部的压力。

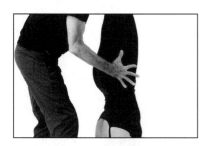

扣紧旋转学生的髋，将髋放在相对于脊柱中立的位置。

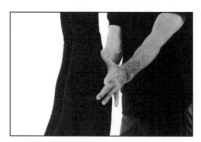

沿学生双腿张开手掌提示其正位。

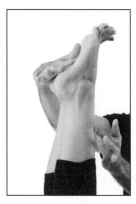

先口头提示学生脚踝背屈，轻触脚跟配合语言提示脚跟向外推，再轻弹提示展开脚趾，同时口头提示脚掌更多地向外推。

进一步探索

《瑜伽教学》第 234 页（第 217 页）

《瑜伽序列》第 423 页

瑜伽教学资源中心 www.markstephensyoga.com/resources

倒箭式

侧身坐在墙边，慢慢地向后倾斜，同时将臀部转向墙面，双腿沿墙面向上伸展。如果臀部贴墙时，过紧的腘绳肌令双腿无法伸展，那么将臀部滑离墙壁一些。在腰下垫一张折叠的毯子，让腰部和骶骨更舒适。手掌可以放在腹部和胸口，或者将手臂落到地上，掌心向上。腿部可以用瑜伽伸展带固定在一起，并在脚上放置一个沙袋以保持稳定。还可以尝试不同的腿部姿势，如束角式或坐角式。

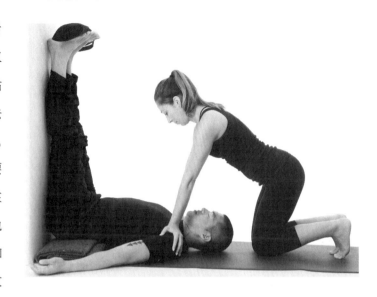

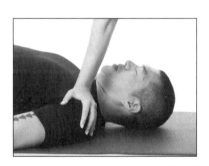

轻触学生的肩提示横向展开锁骨并放松整个胸。

简化版

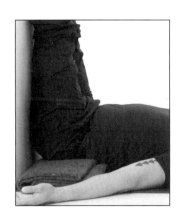

如果学生无法做到臀部贴墙、腿沿墙面伸直向上的姿势，用抱枕垫高骨盆，并尝试在骨盆离开墙面几厘米或更远的位置进行练习。

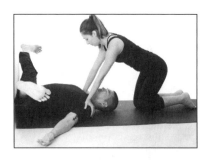

提供双腿坐角式的选择。

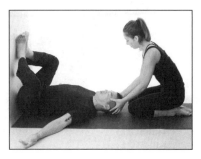

提供双腿束角式的选择。

进一步探索

《瑜伽教学》第 231 页（第 214 页）

《瑜伽序列》第 450 页

瑜伽教学资源中心 www.markstephensyoga.com/resources

挺尸式

挺尸式（Savasana，来自 sava，意为"尸体"）是练习其他体式和呼吸控制法之后的终极整合体式。要求学生仰卧，舒展开来，双手落在地面，掌心向上。如果他们感到腰部有任何不适，建议学生卷一张毯

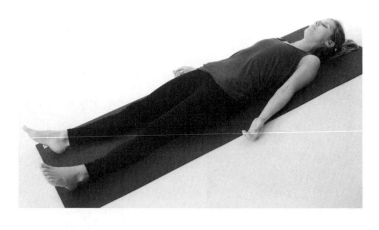

子放在膝盖下。胸提起一点让肩胛骨放松，彼此稍微靠近，再躺平，保持胸口开阔。最后一次深吸气，然后随着呼气放下一切，让呼吸自然流动。以最精简的方式引导学生检视和释放全身的紧张。终于肌肉完全不需要做功了。鼓励学生简简单单地观察正在发生的事。引导他们感受所有的骨骼和肌肉彼此松开，获得一种超脱身体的感觉。念头也自然地生灭，鼓励学生让思想流动，保持专注但不执着，随着轻盈的呼吸变得更静止、平静和清晰。在挺尸式至少保持 5 分钟。如果学生必须提前离开，鼓励他们在离开前自行用挺尸式休息。

　　用轻柔的声音将学生从挺尸式中唤醒，把意识带回呼吸。引导学生感受胸和腹的起伏，提示逐渐更深、更有意识地呼吸，用呼吸重新唤醒身心的觉知，同时尽可能慢地变化。建议他们微微动一下手指、手、脚趾、脚。深吸一口气，先将手臂伸向头顶，然后翻身向右，蜷缩起来，用几个呼吸滋养自己，再慢慢坐起来。现在是冥想的理想时间。

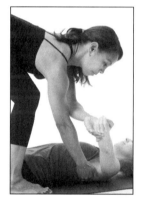

抬起学生的手臂并沿肩胛骨用轻触向下滑动，同时将学生的手臂放回地面，然后以同样的方法调整另一侧，为胸口创造更多空间。

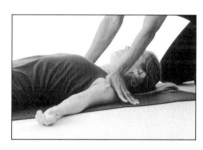

轻触学生的肩膀，轻轻下压双肩。

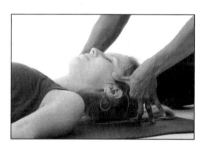

将你的拇指划过学生的太阳穴，并 /或用你的拇指指尖按压学生的第三眼几秒，然后轻轻松开。

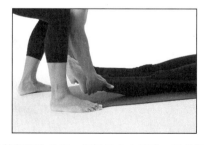

轻柔地抬起学生的腿，慢慢地左右移动，无论学生最初双腿分得有多宽，把它们轻轻地放回地面即可。

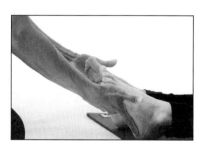

捏双脚，然后放开。

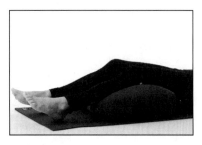

如果学生的腰部有任何不适或有伤病，给他们一个抱枕垫在膝盖下方。

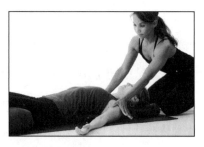

如果学生想要心和呼吸更放开的挺尸式，建议沿着脊柱下方或横过肩胛骨放置一个低的长枕或一张折叠的毯子。

进一步探索

《瑜伽教学》第 234 页（第 217）

《瑜伽序列》第 88—89，425 页

瑜伽教学资源中心 www.markstephensyoga.com/resources

第三部分
发　展

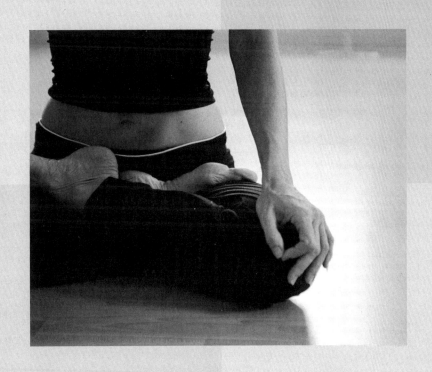

第十一章
引领21世纪的瑜伽

在本书之前的章节，我指出瑜伽在过去75年中的发展比此前的1000年还要多。这个论断值得一番解释，以便说明这对现今和未来的教师与教学有何意义。瑜伽的发展趋势是什么？瑜伽如何改变？作为瑜伽老师，我们如何预期未来几年的发展，以及在瑜伽的演进过程中我们自己处于什么位置？

几乎在人类奋斗的每一个领域，我们都能找到各种不同的观点试图定义或至少描述该领域的特点，包括它的源头和未来。就瑜伽而言，对于它如何起源、从哪儿起源、它怎么发展，有许多不同的观点。许多关于瑜伽起源和历史发展的文献和评论都基于主张或猜测，而不是谨慎的研究和对证据细致的考察。这种风气产生了那些关于瑜伽练习和教学历史的迷人故事，其中包含了许多美丽而扣人心弦的神话，对许多人来说这些神话是他们对瑜伽理解的核心。即使提出上面的问题，可能对一部分人来说也是反对瑜伽的所有意义，甚至是不敬的，因为他们对瑜伽的信仰如同信教一般坚定不移。

即使尊重最神秘或最宗教激进主义的瑜伽信仰，我们现在也可以自信地指出，对瑜伽最普遍而持久的误解是只有一种瑜伽或者某种理想化的、纯净的瑜伽形式从几千年前起以一种单线的方式演化。瑜伽学者戴维·戈登·怀特（David Gordon White）在他最近编辑的选集《实践中的瑜伽》（*Yoga in Practice*，2012）中探讨了这个浪漫化的概念，即存在"一种瑜伽"以单一方式演化。怀特和他选集的作者们注意到"人们以自己的想象'重塑'瑜伽"至少有两千年的历史，"每个时代的每个群体都创造了自己的瑜伽和自己对瑜伽的愿景"。他们挖掘历史资料，揭示了各种不同的练习方式，这些练习方式就像谚语故事里的夜

行船一样错过彼此而非交融，都是以不停中断的方式演化，更多的是不连续性而非一以贯
之的技能和目的。

以这种方式理解，瑜伽是一种纹理丰富的马赛克般的练习，可能相互重叠、相互影响，
或者以其他方式相互关联。尽管如此，怀特（2012，6—11）还是提炼出四条"经受时间洗
礼和跨越传统"的原则：

- 瑜伽是一种对完美和认知的分析；
- 瑜伽是意识的提升和扩展；
- 瑜伽是通向全知的道路；
- 瑜伽是一种获得超自然成就的技能。

既然本书的焦点是哈他瑜伽，尤其是它的体式练习，现在我们可以思考一下体式练习
的演化。怀特和其他人，包括辛格顿（Singleton 2010），都指出对体式练习的最早记录出现
在公元 1000 年，而不是数千年前。[1]然而，在当代的瑜伽文献中，我们经常看到"这个练
习"——今天我们在世界各地的瑜伽课程中所做的——与数千年前练习的瑜伽本质上相同。[2]
这种主张的代表通常声称自己的瑜伽是真正或正确的练习——辛格顿使用"正统"
（orthopraxy）这个术语——各种风格和谱系都这样宣称，以便获得更大的正统性，尤其当
这种主张宣称练习是直接传承自某支谱系、某位上师或某个神圣来源时。如果我的瑜伽有
3000 年历史，而你的只有 30 年，那么我的瑜伽就更纯粹，因为它在某种程度上与最初在
世界上出现的瑜伽原始形式有更多的联系。

这些不仅仅是学术问题（尽管在一定程度上，它们的信息来源越来越多地符合高标准
的学术研究），它们也都是深刻的实际问题，极大地影响着人们如何进行练习，如何传授他
人瑜伽。宣称自己的是原始、真实或正确的瑜伽方法的人，往往致力于保持其理想化（神
秘化）的练习形式，他们以特定的、经常是严格的方式进行师（guru）徒（disciple）传
承——这些词语意义重大，蕴含力量。这是一个非常实际的问题，因为它对学生的练习体
验起着决定性的作用。

"guru"的名词形式在梵文中的意思是"分享知识的人"，而作为形容词的意思是灵性
知识的"沉重"或"有分量"。[3]有人认为，单独的音节"gu"和"ru"指的是黑暗和光明，
上师的作用是传授超验的知识之光（Grimes 1996，133）。无论是词源还是具体含义，在上

师和弟子之间的关系中，上师是弟子学习或觉醒的终极源头。据说只有当上师真诚、弟子顺从并忠于上师的教诲时，这种关系才可行。弟子不能质疑上师的意见或方法，而只能在练习中理解吸收。

上师的关怀或其他精神指导的关怀会给人一种精神的、父母式的安慰，为日常生活中所有最基本或最深刻的问题提供答案。帕拉马汉萨·约加南达（Paramahansa Yogananda）的一位追随者在解释她追随上师获得的益处时说，当拥有一位上师时，你"不再寻找各种途径，你有了一个可以全心全意追随的目标，相信你的上师会把你带到瑜伽的终极目标"。[4]当然，这令许多人产生共鸣，尤其是那些觉得需要某条确定道路的人，在这条道路上任何难题都可以通过诉诸信仰或上师的祈祷仪式得到明确的解答。完全臣服于上师的智慧和权威，完全信服上师的教诲，从而更充分地感受到某条道路所宣称的真理，人们可能会从日常的杂念中找到解脱，以在个人修行中获得纯净。臣服于上师也可能有问题，尤其是当上师滥用权力时，一些观察者已经令人信服地论证了这是上师与弟子关系中的一种普遍风气。[5]

还有其他的道路。如上文所述，不仅有许多道路，而且即使人们非常努力去维护自认为纯粹或正确的道路，所有的道路也很可能在不断地演化。直到20世纪，瑜伽才进入西方，很快它便以超出想象的方式变得多样，快速繁衍，甚至对当时那些瑜伽练习者来说也是对他们已知的身体和精神练习的多样文化的彻底背离。让那些坚持宗教激进主义瑜伽信仰的人沮丧的是，到了20世纪20年代，开放地尝试瑜伽练习的态度已被广泛接受。近一个世纪后，这种开放的尝试正在促进瑜伽史上最伟大的创新发展。

为什么这样说呢？虽然瑜伽的真实历史是深入练习的人在创造性探索和新体验中发展而来的，但今天全世界有数千万人踏上瑜伽垫，他们的意图往往与更美好的生活有关。在每一块大陆，在几乎每一种文化中，都有人在练习瑜伽，跨越年龄、性别、种族和宗教信仰。在练习过程中，他们根据自身的现实生活——地理位置、价值观、即时需求和目标——做出选择。我们发现，本着令生活更清晰、更有意义、更幸福而努力的精神，人们会改变他们从老师、书本和其他途径学到的东西。某些情况下，这些改变是为了让练习更易行，就像蒂鲁玛莱·克里希那玛查亚（Tiramulai Krishnamacharya，他创造了阿斯汤伽瑜伽，即各种体式练习的原始综合）以及他的学生 B. K. S. 艾扬格（B. K. S. Iyengar，他发明了瑜伽的大部分辅具）的开拓性创新。许多情况下，我们发现一些创新采撷众家，包括舞蹈、杂技、体操、武术、各种宗教仪式、习俗，以及看似与瑜伽无关的东西。[6]

每当有人加入练习，他/她至少有可能促进瑜伽练习的创新发展。身为老师——与上师相反——我们最好开放自己，支持学生发展出适合自己的练习方式。我们通过设计课程序列、提供序列引导语、分享见解、引入源自世界各地的多样文化和我们自己的创造性想象的内容，为瑜伽练习广泛的发展做出贡献。虽然许多宗教激进主义者很可能会谴责这种创造力是一种亵渎，但瑜伽仍会以无数种方式发展变化。

越来越多的学生在持续发展道路上选择思想开放的老师，而不是声称传递纯粹古老教义的上师，学生对老师的整体知识和教学技巧的要求也越来越高。当代瑜伽发展的一个重要方面是对身心本质与功能理解的迅速扩展，这是老师们丰富的学习资源。瑜伽界开始朝着更健全的能力标准发展，这既受到传统既有智慧的支持，也得到如阿育吠陀（正在不断发展的替代医学）、人体运动学、心理学和神经科学等众多领域的新发现的促进。

这对 21 世纪的瑜伽老师意味着什么？正如几百页前开始本书时所言，学无止境。作为瑜伽老师群体的一员，如果我们致力于将瑜伽教师职业提升到受人尊敬的地位，我们必须继续提高自己的水平。瑜伽教师培训的 200 小时最低标准，可能逐渐会被视为教师基本能力所需的最低知识和技能的准备，现有的瑜伽联盟要求瑜伽老师每年接受 10 小时的继续教育的标准也是一样。我们可以而且应该为新老师做更多的培训、指导，以及持续的支持。我们应该要求即使是最有经验的老师也继续学习、发展他们的技能和知识，因为瑜伽的世界在不断发展，并了解人类艺术和科学的发展。确保学生拥有具备综合能力的老师，这看起来并不是一个崇高的目标，而是我们最起码的承诺。[7]

现在轮到你了。在每一次呼吸中，不管是老师、学生，还是一个人，你都拥有自我进步的机会。深深地呼吸，保持开放，接受所有的可能性，不断地向最好的老师发展，认同并支持每一个学生去发现他们所能拥有的最好的老师——那个在他们心中起舞的内在之师。

中文、梵文、英文体式名称

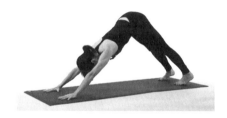

下犬式 Adho Mukha Svanasana

（*ah-doh moo-kah shah-VAHS-anna*）

Downward-Facing Dog

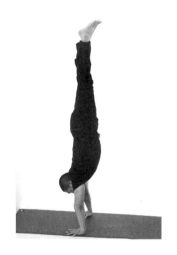

手倒立式 Adho Mukha Vrksasana

（*ah-doh moo-kah vriks-SHAHS-anna*）

Downward-Facing Tree Pose or Handstand

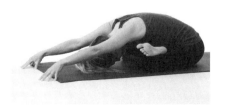

单盘前屈伸展式 / 原木式 / 双脚鸽王式

Agnistambhasana

（*ahg-nee-sham-BAHS-anna*）

Fire Log Pose or Two-Footed King Pigeon Pose

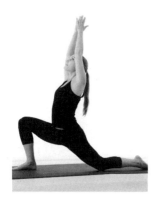

低弓步式 Anjaneyasana

（*ahn-jon-uh-YAHS-anna*）

Low Lunge Pose

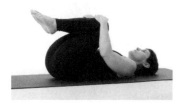

膝到胸式 / 祛风式 Apanasana

（*ah-pah-NAHS-anna*）

Knees to Chest Pose or Wind-Relieving Pose

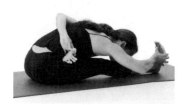

半莲花加强背部伸展式 Ardha Baddha Padma Paschimottanasana

（*are-dah BAH-dah pod-ma POSH-ee-moh-ta- NAHS-anna*）

Half Bound Lotus West Intense Stretch Pose

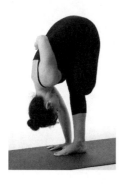

半莲花加强前屈伸展式 Ardha Baddha Padmottanasana

（*are-dah BAH-dah pod-mo-TAH-nahs-anna*）

Half Bound Lotus Intense Stretch Pose

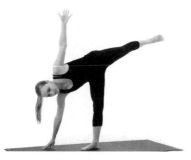

半月式 Ardha Chandrasana

（*are-dah chan-DRAHS-anna*）

Half Moon Pose

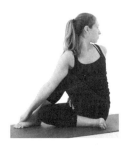

半鱼王式 Ardha Matsyendrasana

（*are-dah MOT-see-en-DRAHS-anna*）

Half Lord of the Fishes Pose

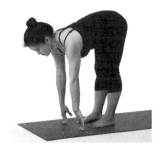

半站立前屈伸展式 Ardha Uttanasana

（*are-dah OOT-tan-AHS-anna*）

Half Standing Forward Bend Pose

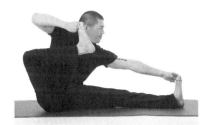

拉弓式 Akarna Dhanurasana

（*ah-KARN-uh don-your-AHS-anna*）

Shooting Bow Pose

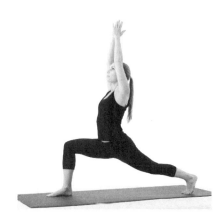

新月式 / 高弓步式 Ashta Chandrasana

（*ahsh-ta chan-DRAHS-anna*）

Crescent Pose or High Lunge Pose

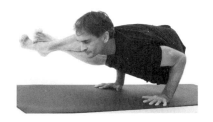

八字扭转式 Astavakrasana

（*ah-stah-vah-KRAHS-anna*）

Eight-Angle Pose

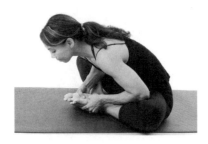

束角式 / 鞋匠式 Baddha Konasana

（*BAH-dah cone-AHS-anna*）

Bound Angle Pose or Cobbler's Pose

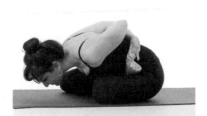

锁莲式 Baddha Padmasana

（*BAH-dah pod-MAHS-anna*）

Bound Lotus Pose

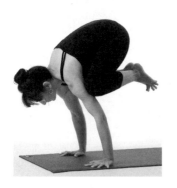

起重机式 / 鹤蝉式 Bakasana

（*bahk-AHS-anna*）

Crane Pose

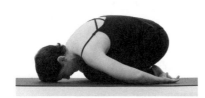

婴儿式 Balasana

（*bah-LAHS-anna*）

Child's Pose

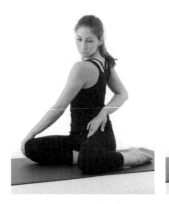
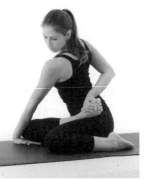

巴拉瓦伽一式、二式 / 简单套索一式、二式 Bharadvajrasana A and B

（*bah-ROD-va-JAHS-anna*）

Sage Bharadvaj's Pose or Simple Noose Pose

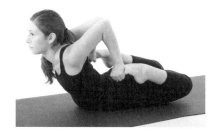

蛙式 Bhekasana

（*beh-KAS-anna*）

Frog Pose

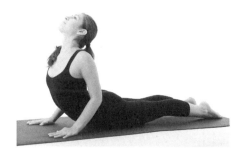

眼镜蛇式 Bhujangasana

（*boo-jang-GAHS-anna*）

Cobra Pose

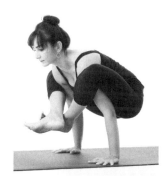

脚交叉双臂支撑式 Bhujapidasana

（*boo-jah-pee-DAHS-anna*）

Shoulder-Squeezing Pose

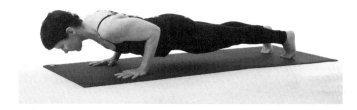

四柱式 Chaturanga Dandasana

（*chaht-uh-RON-gah don-DAHS-anna*）

Four-Limbed Staff Pose

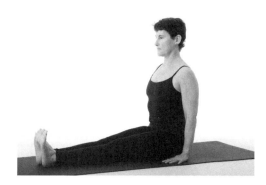

手杖式 Dandasana

（*don-DAHS-anna*）

Staff Pose

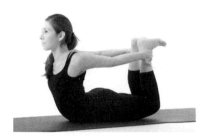

弓式 Dhanurasana

（ *don-your-AHS-anna* ）

Bow Pose

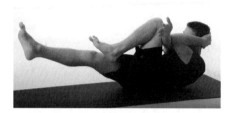

瑜伽自行车式 Dwi Chakra Vahanasana

（ *DWEE shak-rah VAH-hah-NAHS-ana* ）

Yogic Bicycles

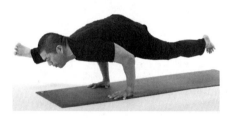

单腿圣哲康迪亚一式、二式

Eka Pada Koundinyasana A and B

（ *eh-KAH pah-DAH koon-din-YAHS-anna* ）

One-Leg Sage Koundinya's Pose

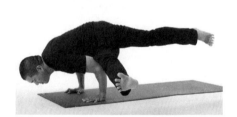

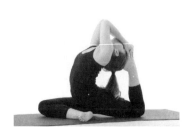

单腿鸽王一式、二式 Eka

Pada Raj Kapotasana I and II

（ *eh-KAH pah-DAH rahj cop-oh-TAHS-anna* ）

One-Leg King Pigeon Pose

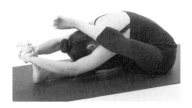

单腿绕头式 Eka Pada Sirsasana

（*eh-KAH pah-DAH shear-SHAHS-anna*）

One Leg behind Head Pose

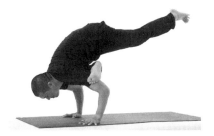

格拉威亚式 Galavasana

（*gah-LAH-vos-anna*）

Flying Crow Pose

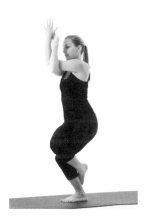

鹰式 / 鸟王式 Garudasana

（*gah-rue-DAHS-anna*）

Eagle Pose

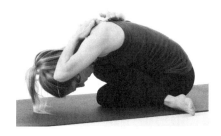

牛面式 Gomukhasana

（*go-moo-KAHS-anna*）

Cow Face Pose

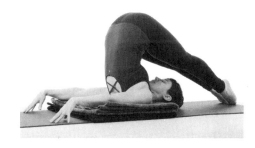

犁式 Halasana

（*hah-LAHS-anna*）

Plow Pose

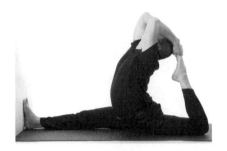

神猴哈奴曼式 **Hanumanasana**

（*hah-new-mah-NAHS-anna*）

Divine Monkey Pose

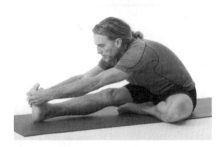

头碰膝前屈伸展式 **Janu Sirsasana**

（*JAH-new shear-SHAHS-anna*）

Head to Knee Pose

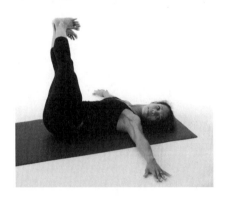

腹部扭转式 **Jathara Parivartanasana**

（*JAT-hara par-var-tan-AHS-anna*）

Revolving Twist Pose

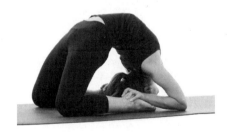

鸽子式 **Kapotasana**

（*cop-oh-TAHS-anna*）

Pigeon Pose

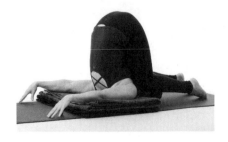

膝碰耳犁式 **Karnapidasana**

（*car-NAH-pee-DAHS-anna*）

Ear-Squeezing Pose

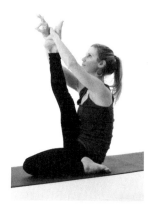

苍鹭式 Krounchasana

（*crown-CHAHS-anna*）

Heron Pose

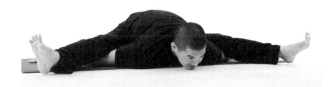

龟式 Kurmasana

（*core-MAHS-anna*）

Tortoise Pose

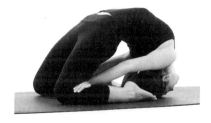

小雷电式 Laghu Vajrasana

（*lah-gu VAJ-rahs-anna*）

Little Thunderbolt Pose

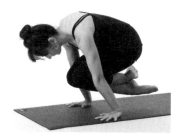

秋千式 Lolasana

（*lo-LAHS-anna*）

Dangling Earring Pose

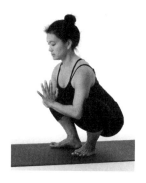

花环式 Malasana

（*mah-LAHS-ana*）

Garland Pose

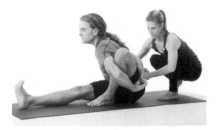

圣哲玛里琪一式、三式 Marichyasana A and C

（*mar-ee-chee-AHS-anna*）

Sage Marichi's Pose

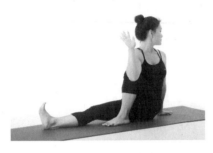

鱼式 Matsyasana

(mot-see-AHS-anna)

Fish Pose

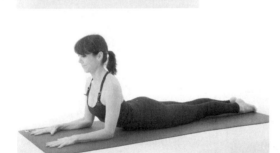

人面狮身式 Naraviralasana

（*nah-VAHS-anna*）

Sphinx Pose

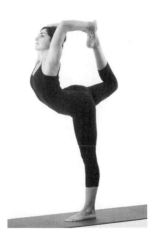

舞王式 Natarajasana

（*nah-TAR-ah-JAHS-anna*）

King Dancer Pose

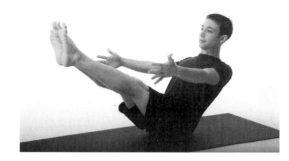

船式 Navasana

（*nah-VAHS-anna*）

Boat Pose

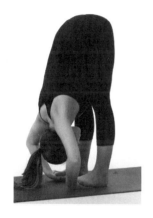

手碰脚前屈伸展式 Pada Hastasana

（*PAH-dah haas-TAHS-anna*）

Hand to Foot Pose

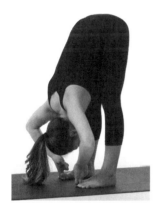

手抓大脚趾站立前屈伸展式 Padangusthasana

（*PAH-da-goo-STAHS-anna*）

Big Toe Pose

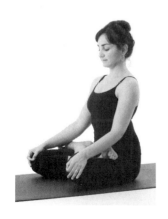

莲花式 Padmasana

（*pod-MAHS-anna*）

Lotus Pose

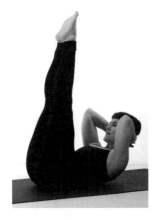

骨盆倾斜 Palavi Abhinatasana

（*paw-LAHV-ee ahb-HE-nah-tahs-anna*）

Pelvic Tilts

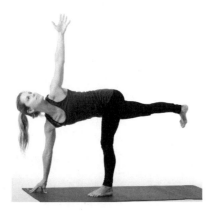

扭转半月式 Parivrtta Ardha Chandrasana

（*par-ee-vri-tah ARE-dah chan-DRAHS-anna*）

Revolved Half Moon Pose

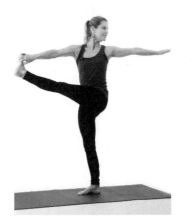

扭转手抓大脚趾单腿站立伸展式 Parivrtta Hasta Padangusthasana

（*par-ee-vri-tah HAH-stah pah-dahn-goosh-TAHS- anna*）

Revolved Hand to Big Toe Pose

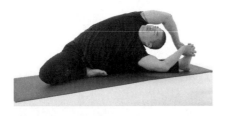

头碰膝扭转前屈伸展坐式 Parivrtta Janu Sirsasana

（*par-ee-vri-tah JAH-new shear-SHAHS-anna*）

Revolved Head to Knee Pose

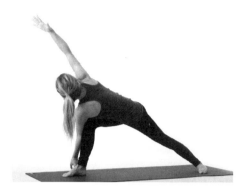

侧角扭转式 Parivrtta Parsvakonasana

（*par-ee-vri-tah pars-vah-ko-NAHS-anna*）

Revolved Extended Side Angle Pose

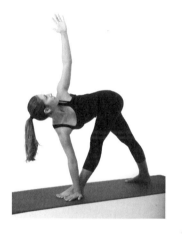

三角扭转式 Parivrtta Trikonasana

（*par-ee-vri-tah tree-ko-NAHS-anna*）

Revolved Triangle Pose

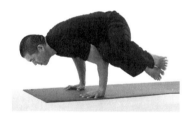

侧起重机式 Parsva Bakasana

（*pars-VAH bah-KAHS-anna*）

Side Crane Pose

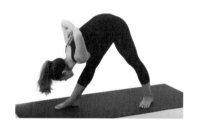

加强侧伸展式 Parsvottanasana

（*parsh-voh-tah-NAHS-anna*）

Intense Extended Side Stretch Pose

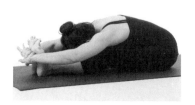

加强背部伸展式 / 西方伸展式 Paschimottanasana

（*POSH-ee-moh-ta-NAHS-anna*）

Seated Forward Fold or West Stretching Pose

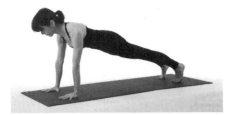

板式 Phalakasana

（*fa-la-KAHS-anna*）

Plank Pose

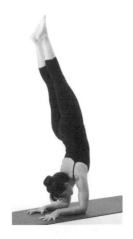

孔雀起舞式 / 前臂平衡式 Pincha Mayurasana

（*pin-cha my-yu-RAHS-anna*）

Feathered Peacock Pose or Forearm Balance

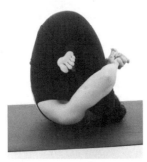

上胎儿式 Pindasana

（*pin-DAHS-anna*）

Embryo Pose

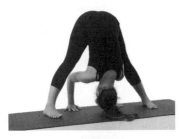

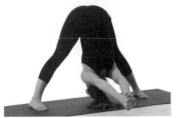

双角一式、三式 Prasarita Padottanasana A and C

（*pra-sa-REE-tah pah-doh-tah-NAHS-anna*）

Spread-Leg Forward Fold Pose

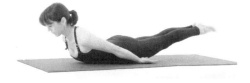

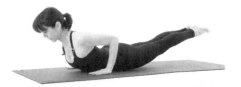

蝗虫式一、二、三式 Salabhasana A, B, and C

（*sha-la-BAHS-anna*）

Locust Pose

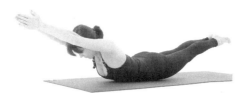

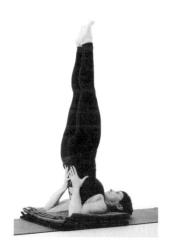

支撑肩倒立式 Salamba Sarvangasana

（*sha-LOM-bah sar-vahn-GAHS-anna*）

Supported Shoulder Stand

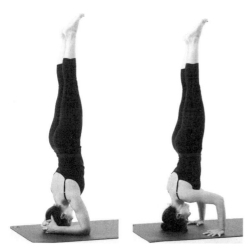

支撑头倒立一式、二式 Salamba Sirsasana I and II

（*sha-LOM-bah shear-SHAHS-anna*）

Supported Headstand I & II

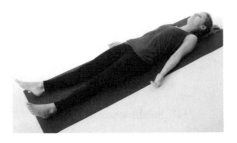

挺尸式 Savasana

（*shah-VAHS-anna*）

Corpse Pose or Final Relaxation Pose

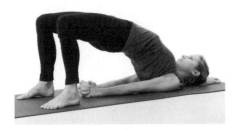

桥式肩倒立 Setu Bandha Sarvangasana

（*seh-too BAHN-dah sar-vahn-GAHS-anna*）

Bridge Pose

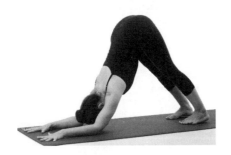

海豚式 Shishulasana

（*SHE-shu-LAHS-anna*）

Dolphin Pose

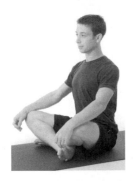

简易坐式 Sukhasana

（*su-KAHS-ana*）

Simple Pose

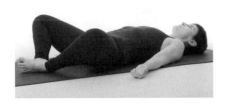

仰卧束角式 Supta Baddha Konasana

（*soup-TAH BAH-dah cone-AHS-anna*）

Reclined Bound Angle Pose

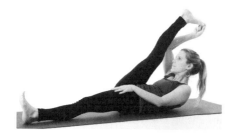

卧手抓脚趾腿伸展式 Supta Padangusthasana

（*soup-TAH PAH-dahn-goo-STAHS-anna*）

Reclined Big Toe Pose

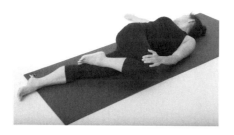

卧扭转放松式 Supta Parivartanasana

（*soup-ta par-ee-var-tan-AHS-anna*）

Reclined Revolved Pose

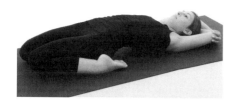

卧英雄式 Supta Virasana

（*soup-TAH veer-RAHS-anna*）

Reclined Hero Pose

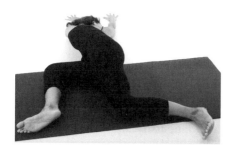

卧扭转吉祥式 Swastikasana

（*swah-sti-KAHS-anna*）

Peace Pose

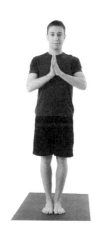

山式 Tadasana

（*tah-DAHS-anna*）

Mountain Pose

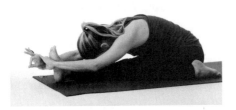

半英雄面碰膝加强背部伸展式 Tiriang Mukha Eka Pada Paschimottanasana

(tear-ee-AHNG MOO-kah eh-KAH pah-dah POSH-ee-moh-tahn-AHS-anna)

Three Limbs Facing One Foot West Stretching Pose

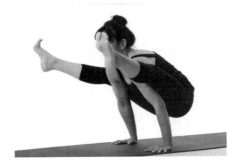

萤火虫式 Tittibhasana

（*tee-tee-BAHS-anna*）

Firefly Pose

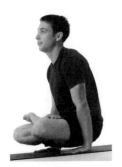

天平式 Tolasana

（*toe-LAHS-anna*）

Scales Pose

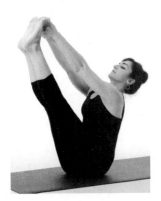

直立手抓脚伸展式 Ubhaya Padangusthasana

（*oo-HAH-ya PAH-da-goo-STAHS-anna*）

Both Big Toes Pose

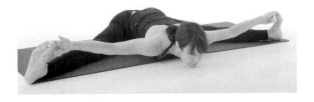

坐角式 Upavista Konasana

（*oo-pah-VEESH-tah ko-NAHS-anna*）

Wide-Angle Forward Fold Pose

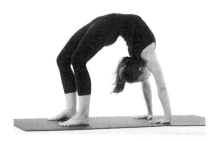

上弓式 / 轮式 Urdhva Dhanurasana

（*OORD-vah don-your-AHS-anna*）

Upward-Facing Bow Pose or Wheel Pose

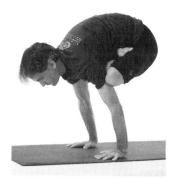

上公鸡式 Urdhva Kukkutasana

（*OORD-vah koo-koo-TAHS-anna*）

Upward Rooster Pose

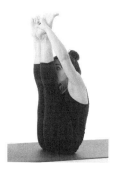

脸朝上加强背部伸展式 Urdhva Mukha Paschimottanasana

（*URD-vah MOO-kah POSH-ee-moh-ta-NAHS-anna*）

Upward-Facing West Intense Stretch Pose

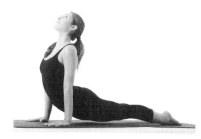

上犬式 Urdhva Mukha Svanasana

（*URD-vah MOO-kah svah-NAHS-anna*）

Upward-Facing Dog Pose

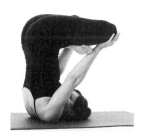

上莲花式 Urdhva Padmasana

（*OORD-vah pod-MAHS-anna*）

Upward Lotus Pose

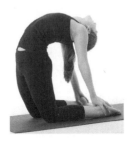

骆驼式　Ustrasana

（*oosh-TRAHS-anna*）

Camel Pose

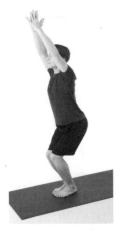

幻椅式　Utkatasana

(OOT-kah-TAHS-anna)

Chair Pose or Awkward Pose

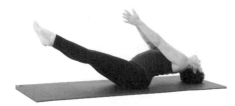

拱背伸腿式 / 飞鱼式　Uttana Padasana

（*OOT-anna pah-DAHS-anna*）

Extended Leg Pose or Flying Fish Pose

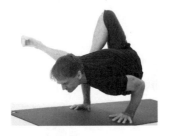

飞蜥蜴式　Uttana Prasithasana

（*OOT-anna pra-si-THAHS-anna*）

Flying Lizard Pose

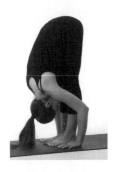

站立前屈伸展式　Uttanasana

（*OOT-ta-NAHS-anna*）

Standing Forward Bend Pose

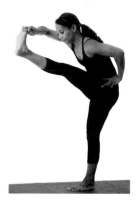

手抓大脚趾单腿站立伸展式　Utthita Hasta Padangusthasana

（*oo-TEE-tah HAH-stah pah-dahn-goosh-TAHS-anna*）

Extended Hand to Big Toe Pose

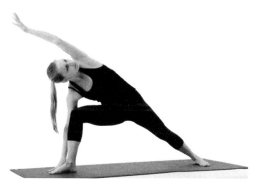

侧角伸展式　Utthita Parsvakonasana

（*oo-TEE-tah pars-vah-ko-NAHS-anna*）

Extended Side Angle Pose

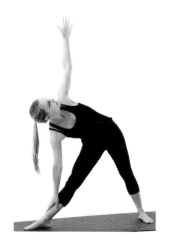

三角伸展式　Utthita Trikonasana

（*oo-TEE-tah tree-ko-NAHS-anna*）

Extended Triangle Pose

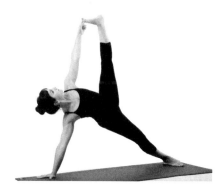

侧板式 / 侧臂平衡式　Vasisthasana

（*vah-shish-TAHS-anna*）

Side Plank Pose or Side Arm Balance

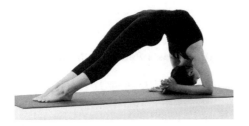

倒手杖式 Viparita Dandasana

（*vip-pah-ree-tah don-DAHS-anna*）

Inverted Staff Pose

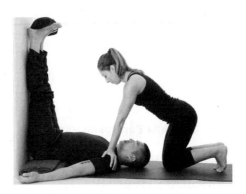

倒箭式 Viparita Karani

（*vip-pah-ree-tah kuh-RAHN-ee*）

Active Reversal Pose or Legs up the Wall Pose

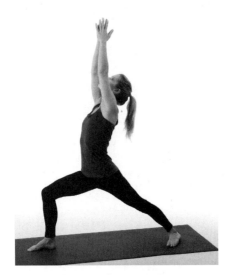

战士一式 Virabhadrasana I

（*veer-ah-bah-DRAHS-anna*）

Warrior I Pose

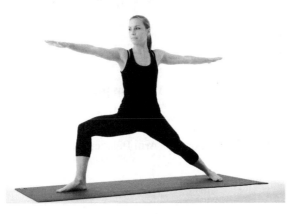

战士二式 Virabhadrasana II

（*veer-ah-bah-DRAHS-anna*）

Warrior II Pose

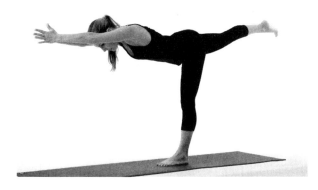

战士三式 Virabhadrasana III

（*veer-ah-bah-DRAHS-anna*）

Warrior III Pose

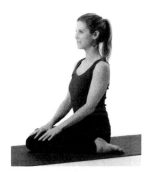

英雄式 Virasana

（*veer-RAHS-anna*）

Hero Pose

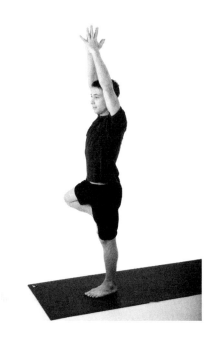

树式 Vrksasana

（*vrik-SHAHS-anna*）

Tree Pose

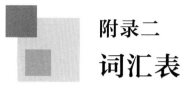

附录二
词汇表

a-：否定前缀，例如 ahimsa，意为"非暴力"。

abductor：外展肌：带动骨骼远离身体中线的肌肉。

adductor：内收肌：带动骨骼靠近身体中线的肌肉。

adho：向下。

adho mukha：面向下的。

afflictions：痛苦（kleshas）的五种形式。

agni：火。

ahimsa：非暴力；不伤害。

ajna chakra：眉心轮。

akarna：到耳朵。

anahata chakra：心轮。

ananda：狂喜；极乐；爱。

anjali mudra：合十手印，双手在胸口合掌。

Anjaneya：安迦娜：猴神。

antara：内部的。

antara kumbhaka：内屏息：吸气后屏气。

anterior：向前；在前。

anuloma：有序的，指运动或呼吸。

apana：骨盆或下腹。

Apanasana：骨盆着地式；祛风式。

apana-vayu：出息：向下运动的气（prana）。

aparigraha：不贪婪，制戒（yamas）之一。

ardha：一半。

asana：坐下；瑜伽体式；瑜伽八支分的第三支。

Astavakara：印度圣哲和梵文学者，八字扭转式是由他的名字命名。

asteya：不偷盗，制戒（yamas）之一。

atman：原人：真我；纯粹意识。

aum：初见于《奥义书》，是包罗万象的宇宙初音，也写作"om"。

avidya：无明。

ayurveda：阿育吠陀：意为"生命的科学"；印度传统医学。

baddha：捆绑的、束缚的。

bahya：外部的。

bahya kumbhaka：外屏息，完全呼气后屏息。

baka：起重机。

bandha：收束法：束缚；能量激活。

bhadra：平和的或吉祥的。

Bhagavad Gita：《薄伽梵歌》："神之歌"，史诗《摩诃婆罗多》的一章，瑜伽和灵性哲学中最有影响力的著作。

bhakti：奉爱：奉献的修习。

Bharadvaj：巴拉德瓦杰：印度圣哲。

Bharirava：陪胪：湿婆神的化身。

bhastrika：炉中用的风箱；呼吸控制法（pranayama）的一种，经由鼻孔用力地吸入、呼出气。

bhaya：害怕、恐惧。

bheka：青蛙。

bhuja：手臂或肩。

bhujanga：眼镜蛇。

bhujapida：压力在手臂或肩。

Brahma：神；至高存在；创造之神；梵天：印度教三相神之首。

brahmacharya：梵行：禁欲；正确运用性能量；是制戒（yamas）之一。

brahman：梵：无限意识。

buddhi：菩提：智性；智慧所在。

cervical spine：颈椎。

chakra：脉轮：精微能量中心。

chandra：月亮。

danda：手杖或棍子。

dhanu：弓。

dharana：专注：帕坦伽利阿斯汤伽瑜伽八支分的第六支。

dharma：达摩、法：道德责任。

dhyana：冥想。

dristi：凝视点。

dukha：苦谛：痛苦；悲伤、悲痛。

dwi：二。

eka：一。

ekagrata：精神专注于一点。

eka pada：一条腿的或一只脚的。

embody：体现：表达或赋予（一种想法、品质或感觉）有形或可见的形式。

extension：伸展：关节动作的一种，身体一部分远离另一部分。

flexion：屈曲：减少身体两点之间角度的弯曲动作。

Galava：格拉威亚：印度圣哲。

garuda：迦楼罗：鹰；鸟王之名。迦楼罗象征毗湿奴的坐骑，白色面孔、钩状喙、红翼、金身。

Gheranda：格兰达：圣哲，哈他瑜伽经典《格兰达本集》（Gheranda Samhita）的作者。

gomukha：牛面。

guna：三特质：字面意思"绳子"，指的是捆绑、束缚之物；在瑜伽中，它指的是万象中相互交织的三种基本特质——悦性（sattva）、激性（rajas）、惰性（tamas）。

guru：上师：灵性导师，指出灵性之路的人。也作"gee you are you"的首字母缩写，意为"你就是你"。

hala：犁。

Hanuman：哈奴曼：猴神，安迦娜（Anjaneya）和伐由（Vayu）之子。

hasta：手或手臂。

Hatha yoga：哈他瑜伽：字面意思是"有力的"；身体净化的修习。最早的书面记载是公元 14 世纪的《哈他瑜伽之光》（*Hatha Yoga Pradipika*）。

humerus：肱骨，位于上臂。

hyperextension：超伸：关节伸展超过 180 度。

ida：左脉：由左鼻孔开始的一条能量通道（nadi），通向头顶并向下至脊柱基底。

insertion of muscles：肌肉的止点，一块肌肉中距身体中心较远的一端。

Ishvara：自在：至高存在，梵天的有形显现。

isometric exercise：等长运动：肌肉长度不缩短的运动。

isotonic exercise：等张运动：肌肉长度缩短的运动。

jalandhara bandha：喉锁、收颌收束法：下巴收向锁骨。

janu：膝盖。

jathara：腹部。

jnana：从冥想中获得的宗教和哲学的更高真理，教导人们如何理解自我本质。

kapala：颅骨。

kapalabhati：圣光调息：净化颅骨，呼吸控制法（pranayama）技巧之一。

kapha：阿育吠陀三种体液之一。

kapota：鸽子。

karma：行动、动作。

karma yoga：业瑜伽：行为瑜伽。

karna：耳朵。

karnapida：挤压耳朵的。

klesha：烦恼：因无明、自大、欲望、憎恨和恐惧导致的痛苦。

kona：角。

Koundinya：康迪亚：圣哲。

krama：运动的序列；动作的先后；步骤。

Krishna：黑天：毗湿奴的化身，一位神。

kriya：克里亚：动作；也指各种净化练习。

krouncha：苍鹭。

kukkuta：公鸡。

kumbhaka：屏息：在完整的吸气或呼气后屏住呼吸。

kundalini：昆达里尼：生命能量，其象征为一条盘绕和沉睡的蛇，蛰伏在脊柱底部最底层的神经中枢；哈他瑜伽的一种练习形式。

kurma：龟。

kyphosis：脊柱后凸。

laghu：简单的；少的；小的；英俊的。

lateral：侧向的；远离身体中线。

lateral rotation：侧向旋转，参考外旋（external rotation）。

laya：合并、相融。

lola：摇摆或悬荡。

lordosis：脊柱前凸。

lumbar spine：腰椎。

mahabandha：大收束法。

Mahabharata：《摩诃婆罗多》：古印度主要的梵文史诗，包含了《薄伽梵歌》和印度神话的主要元素。

maha mudra：大契合法。

mala：花环，花冠。

mandala：曼荼罗：用于冥想和仪式的具有灵性意义的同心图形。

manduka：青蛙。

manipura chakra：脐轮。

manos：末那识：个体意识。

mantra：曼特罗：神圣的声音、思想或祈祷。

Marichi：摩利支：圣哲，梵天之子。

Matsyendra：鱼王：密宗高人。

mayura：孔雀。

medial：身体内侧、中间的。

medial rotation：旋内：参考内旋（internal rotation）。

moksha：解脱。

mudra：契合法：封印，手印或体式（asana）、呼吸控制法（pranayama）和收束法（bandha）的特定组合。

mukha：脸。

mula：根、基。

mula bandha：会阴收束法、根锁：能量参与、持续上提会阴和肛提肌。

muladhara chakra：海底轮。

nadi：脉：字面意思是"河流"，这里指的是能量通道。

nadi shodhana：脉（nadi）的净化或清洁；以此为目的的一种呼吸控制法（pranayama）。

nakra：鳄鱼。

namaskara：致敬、问候。

nara：人。

naravirala：人面狮身。

Nataraja：舞蹈的湿婆神。

nauli：瑙利：剧烈搅动腹部的身体净化技巧。

nava：船。

nidra：睡眠。

niyama：帕坦伽利瑜伽八支分中的第二支，包括净化（saucha）、满足（santosa）、苦行（tapas）、自我研习（svadhyaya）、臣服于神（ishvarapranidhana）。

Oringin of a muscle：肌肉起点，骨骼肌靠近身体中心的附着点。

pada：脚或腿。

pada hasta：手到脚。

padangustha：大脚趾。

padma：莲花。

Parigha：大门。

parigraha：囤积的、贮藏的。

parinamavada：变化的恒常性。

paripurna：完全的。

parivrtta：交叉的；带扭转的。

parsva：侧面的；侧向的。

paschimo：西方；身体后侧。

phalaka：木板。

pincha：下巴；羽毛。

pinda：胎儿或胚胎；身体。

pingala：右脉：由右鼻孔开始的一条能量通道（nadi），通向头顶并向下至脊柱的基底。

pitta：阿育吠陀三种体液之一，有时译为"胆汁"。

posterior：向后、后侧，与向前（anterior）相反。

prakriti：本性：自然；物质世界的本源，由纯质（sattva）、激质（rajas）和暗质（tamas）组成。

prana：普拉纳：生命能量；有时指呼吸。

pranayama：呼吸控制法；呼吸的扩张；阿斯汤伽瑜伽八支分的第四支。

prasarana：挥动手臂的动作。

prasarita：伸开；展开。

prasvasa：呼气。

pratikriyasana：反体式。

pratiloma：违反天性；背道而驰。

pratyahara：制感：精神脱离感官刺激；阿斯汤伽瑜伽八支分的第五支。

prishta：后背。

puraka：吸气。

purna：完全的。

pursvo：东方；身体前侧。

purvottana：身体前侧的强烈伸展。

raga：爱；慈悲；愤怒。

raja：王者；统治者。

raja kapota：鸽王。

rajas：冲动或混沌的思想；自然的运动性；是三特质之一。

rechaka：呼气；清空肺。

sadhana：修行。

sahasrara chakra：顶轮：千瓣莲花之脉轮，位于颅腔。

sahita：辅助的。

sahita-kumbhaka：有意识地屏住呼吸。

salabha：蝗虫。

salamba：有支撑。

sama：相等、相同。

samadhana：精神平和。

samadhi：三摩地：极乐；冥想专注。

samasthihi：平衡的状态。

samskara：潜意识的印迹。

samyama：专注（dharana）、冥想（dhyana）和三摩地（samadhi）的结合应用。

santosa：满足、满意。

sarvanga：全身。

sattva：纯质：光亮或秩序；本性（prakriti）三元素之一。

sattya：真实：制戒（yamas）之一。

saucha：纯净；清洁。

sava：尸体。

setu bandha：桥。

Shakti：生命能量，普拉纳（prana）；湿婆神的配偶。

shishula：海豚。

Shiva：湿婆：印度教的神，幻象的毁灭者。

simha：狮子。

sirsa：头。

sitali：一种清凉呼吸控制法（pranayama）。

slumpasana：习惯性的胸口塌陷，与脊柱和躯干的松弛下垂有关。

sukham：舒适；轻松；愉快。

supta：仰卧、睡觉。

surya：太阳。

sushumna：中脉：中心能量通道，位于脊柱。

svadhisthana chakra：生殖轮：生命力之所在，位于生殖器官之上。

svana：狗。

svasa：吸气。

Swatmarama：斯瓦特玛拉玛：哈他瑜伽典籍《哈他瑜伽之光》(*Hatha Yoga Pradipika*) 的作者。

tada：山。

tamas：迟钝；惰性；无知；是三特质之一。

tantra：怛特罗，运用所有能量，包括世俗的能量，以唤起灵性的觉醒。

tapa：苦行。

tapas：热度；加热，包括净化、自律和苦行的锤炼。

thoracic spine：胸椎。

tibia：胫骨。

tiriang mukha：向后。

tittibha：萤火虫。

tola：平衡；天平。

tri：三。

trikona：三角形。

ubhaya：两者都。

udana：上息：一种气。

uddiyana：向上飞；一种收束法。

uddiyana bandha：腹锁、收腹收束法：将下腹核心向内、向上提。

ujjayi：胜利。

ujjayi pranayama：基础的瑜伽呼吸。

Upanishad：近坐；《奥义书》，古老的哲学文献，被认为是印度教最早的来源。

upavista：双腿打开坐下。

urdhva：向上。

ustra：骆驼。

utkara：笨拙的；有力量的；猛烈的。

utputahi：抬起或提升。

uttana：直立强烈伸展。

Uttanasana：前屈。

utthita：伸展的。

vajra：雷电。

vakra：弯曲的。

Vasistha：一位吠陀圣人。

vata：阿育吠陀三种体液之一，有时译为"风"。

vayu：气：风；生命气流。

Vedanta：吠檀多：字面意思为"吠陀的终极"；主要的印度哲学传统。

Vedas：吠陀：人类最早的神圣文献。

vidya：知识；学习；学识；科学。

viloma：违反天性；违背规律。

vinyasa：以特殊方式放置；呼吸与动作有意识的连接。

viparita：倒转的；颠倒的。

vira：英雄；勇敢的。

Virabhadra：战士。

Vishnu：毗湿奴：印度教的三相神之一，掌管维护、平衡和持久。

vishuddha chakra：喉轮：位于咽部；纯净。

vrksa：树。

vrschika：蝎子。

vyana：周遍息：一种气。

yama：制戒：克制、自制；阿斯汤伽瑜伽八支分的第一支，包括非暴力（ahimsa）、真实（satya）、梵行（brahmacharya）、不贪婪（aparigraha）和不偷盗（asteya）。

yoga：瑜伽：来自词根"yuj"，意为"加入""使结合""使完整"。

yoga-robics：利用瑜伽体式进行纯粹体能锻炼的一套练习动作。

注 释

前 言

1. 参见 www.cpsc.gov/Research—Statistics/NEISS-Injury-Data。

2. 参见 "In Over Their Heads," *Los Angeles Times*, August 13, 2001；Paul, "When Yoga Hurts," *Time*, October 4, 2007；Y. J. Krucoff (2003)；Fishman and Saltonstall (2008)；Bertschinger et al. (2007)。在我给布罗德（Broad）的书面回复中，我强调瑜伽并不能给你什么（一种让瑜伽具体化的表达），相反，它是一种实践，其效果取决于一个人的状况和所作所为。参见 Stephens (2012a)。

第一章 瑜伽调整的理论和感悟

1. 身（body）与心（mind）是一个整体，不可分离，感知这个整体性是瑜伽练习的核心，本书使用"身心（bodymind）"这个新词与这一观点保持一致。这个观点构成了本书的中心议题，与东西方哲学中占主导地位的二元论形成鲜明对比。书中围绕这个观点为学生提供指导，不管他们练习瑜伽的动机是什么，都能够帮助他们培养清晰的整体意识。这一点稍后将在本章中进一步讨论。

2. 瑜伽起源于多元的思想和文化背景，最重要的是与印度教相关的信仰，包括数论派哲学，但也不能因此将其简化为或归为任何一种信仰或宗教。这些关联是选择问题。欲进一步了解可参见 Devi (1960)、Eliade (1969)、Feuerstein (2001)、Freeman (2012)、Gates (2006)、B. K. S. Iyengar (1966)、Kempton (2013)、Kramer and Alstad (1993)、Rea (2013)、Rosen (2012)、Stephens (2010)、Stryker (2011)、David Gordon White (2011)、Ganga White (2007)。

3. 有些人可能反对将西方哲学传统的思想应用于主要源于东方哲学和形而上学的实践。在这里，我们认为即使我们可能不同意某些概念、主张或观点，也应该考虑任何来源的见解。因此，本书纳入了各种不同的见解，有的甚至来自瑜伽的常规或传统范围之外。

4. 更多瑜伽教学的基础知识，请参见 Cope (2006)、Farhi (2006)、B. K. S. Iyengar (2009)、Lasater (2009)、Stephens (2010 and 2012a)、Ganga White (2007)、Yogananda (1946)。

5. 比克拉姆·乔杜里（Bikram Choudhury）引领着竞技瑜伽的发展，包括正在尝试的将瑜伽列为奥运会项目的努力。这不足为奇，他的瑜伽风格来源于印度的竞技健美文化，但他声称自己的瑜伽风格——并且只有他的瑜伽——才是帕坦伽利瑜伽哲学和方法的综合体现，对此他要么缺乏理解，要么故意扭曲。参见 Choudhury (2000)。关于自我矛盾的竞技瑜伽，参见 Lorr (2012) 和国际瑜伽运动联盟（http://yogasportsfederation.org）。关于竞技瑜伽中损伤的扩散，参见 Broad (2013)。

6. 哈他瑜伽是一切所谓的瑜伽"方式""谱系"和类型的总称，从阿斯汤伽瑜伽、比克拉姆瑜伽到艾扬格瑜伽、力量瑜伽，以及其他数百种瑜伽，其中不可或缺的元素都是体式练习。请注意，"哈他"一词的意思是"有力的"，指的是一个人为"转变"而做出的刻意努力（Rosen 2012, 7–8）。更多现代体式练习的起源和历史发展，参见 Rosen（2012）、Singleton（2010）、David Gordon White（1996, 2003, 2011）。有一项反对这一学术研究的运动，其特点是缺乏真实性的标准，充满未经证实的断言，甚至连一幅略带暗示性的古代图像都被认为是三千多年前瑜伽体式练习的起源并由此延续的证据。这样的论证通常是为了支持某种正统仪轨或瑜伽神学的观念，以证明某个瑜伽类型、谱系或练习方式比其他瑜伽更优越、更正统。

7. 当然，体式练习为洞悉个人存在的真相创造了一个入口，因此它本身就是一种潜在的冥想练习，而且绝对为坐姿冥想提供了稳定与舒适。

8. Ganga White (2007) 和 Schiffmann (1996) 对这种方法进行了更深入细致的解释。关于在瑜伽教学中应用这一技巧，参见 Stephens (2010)。

9. 关于当今课堂上这一缺陷的深入讨论，参见 Rosen (2012)。注意《哈他瑜伽之光》主要讨论的是呼吸控制法，而不是仅占其十分之一篇幅的体式。

10. 关于按序列介绍和传授呼吸控制法的内容，参见 Holleman and Sen-Gupta (1999, 267–92)、B. K. S. Iyengar (1985)、Rosen (2002 and 2006)、Stephens (2010, 237–62)。

11. 要了解更多，参见 Stephens (2012b) 关于序列编排的哲学、原则和技巧。

12. 对触觉、觉知、意义、情感发展、认知发展、意识之间的关系有广泛的研究。迪堡大学的马修·赫滕斯坦（Matthew Hertenstein）触觉和情感实验室（Touch and Emotion Lab）的成果和作品是探索这一主题不错的起点。关于成年人触觉的交流功能，参见 Hertenstein (2011)。关于对儿童和情感创伤人群的触碰，参见 Field et al. (1997，65–69)、Field (2003)、Levine (2010)。

13. 根据一个人对瑜伽、教学、学习、教学法、上师的普遍看法，老师的角色会有很大的不同。关于瑜伽教学，参见 Lasater (2000)，Farhi (2006)、Stephens (2010)。关于教学法，见 Bruner (1960) 和 Freire (1970)。关于上师，参见 Cope (1999)、Kramer and Alstad (1993) 和 Yogananda (1946)。

14. 这与朱迪斯·拉萨特（Judith Lasater，2000）的观点不谋而合，对于瑜伽教师来说，"最重要的要求"之一是我们教的是人，而不是体式，"每个人都是需要接受指导的个体，而不是被纠正的'姿势'"。

15. Levine (2010), Emerson and Hopper (2011).

16. 《博伽梵歌》的上乘翻译和阐释有很多。我最喜欢的基础译本是 Prabhavananda and Isherwood (1944)。关于如何在当代把《博伽梵歌》的寓意融入实际生活，Cope (2012) 是卓越的作品。

17. 参见 Diogenes (2000，91，95)。

18. 当然，笛卡尔、康德和黑格尔的哲学二元论保证了宗教教条和社会力量的权威，而它们通常贬低身体，就像原教旨瑜伽的弃绝一样。

19. Shusterman (2008) 对杜威如何通过正念和身体美学的原则将分析哲学和现象学从二元论中拯救出来进行了大有见地的讨论。关于具身化的习惯及其对姿势、情感和思想的影响和在其中的表达的精彩讨论，参见具有开创性的作品 Todd (1937)。

20. 米哈伊·奇克森特米哈伊（Mihaly Csikszentmihalki 1990 and 1997）揭示了这些在日常参与生命流动的品质是如何通过有意识的挑战产生更深层次的幸福感的。

21. 有关身心学的综合介绍，参见 Hanna (2004)；有关具体练习，参见 Don Hanlon Johnson (1995)；关于身体、呼吸和意识的文集，参见 Macnaughton (2004)，也见 Lakoff and Johnson (1999)。

22. 《帕坦伽利瑜伽经》大约出现在公元 200 年，有许多相互矛盾的翻译和解读。关于哈他瑜伽的最早著作可以追溯到一千多年后。Bouanchaud (1999)、B. K. S. Iyengar (2001)、Kissiah (2011)、Remski (2012) 和 Satchidananda (1978) 的解释。

23. 关于社会文化的塑造作用，参见 Durkheim (1912)、Geertz (1973)、George Herbert Mead (1934)。

24. 本体感觉和运动觉是体式练习的核心。我们的本体感觉是通过肌纤维的感觉神经元（肌梭神经）和内耳之间的对话而产生的，创造我们对平衡和空间位置的感知。我们的运动觉源自本体感觉，当我们有意识地在空间中运动时便会显现出来。我们在体式练习中进行的许多精细的改进，都会令这些特质得到发展和完善。

25. 正如 Hertenstein（2011）所讨论的，触摸在当代社会的很多地方都是禁忌，对我们的生活有不利影响。

26. 关于瑜伽中的创伤、触碰和康复，参见 Emerson and Hopper (2011)，也见 Cope (2006)。关于瑜伽疗法和更普遍的康复，参见 Kraftsow (1995)、Lasater (1995)、McCall (2007)、Mohan and Mohan (2004)。关于通用的触碰伦理，参见 Benjamin and Sohnen-Moe (2003)。

第二章　手法教学的七大原则

1. 从 Kapit and Elson (2001) 开始，学习功能解剖学。进一步学习，参见 Aldous (2004)、Calais-Germain (1991)、Kaminoff and Matthews (2011)、Lasater (2009)、Long (2009 and 2010)、Moore and Dalley (1999)、Netter (1997)。

2. 关于在跨文化互动中应注重的敏感地带，Diversity Council (2008) 提供了有用的指南。关于性别和地位的模式，参见 Major et al. (1990, 634–43) 和 Margaret Mead (1935)。关于触碰的遗传效应，参见 Schanberg (1995, 211–29)。关于触碰的一般介绍，参见 Ackerman (1990)、Field (2001)、Montagu (1986)。关于跨物种接触，参见 Haraway (2008)，她对人际交往也具有深刻了解。

3. 参见 Lasater (2009)，了解瑜伽体式中的主动关节运动和被动关节运动的综合讨论。拉萨特（Lasater）通常不提倡被动关节运动。

4. 关于生物力学和结构运动学，参见 Floyd (2006)。

5. 参见 Stephens (2010, 157–235)，了解 108 个体式的基本正位和能量动作。

第九章　坐姿前屈、仰卧前屈和开髋

1. 所有的前屈体式都是开髋体式，许多开髋体式也是前屈体式。因此有些体式的分类是比较随意的。例如，坐角式明显是开髋前屈，也是前屈开髋体式。在这我们把它们看作同一类别。

第十一章　引领 21 世纪的瑜伽

1. 要探索针对这些问题的学术文献，可以考虑从 Feuerstein (2001)、Rosen (2012)、Singleton (2010)、Sjoman (1996)、David Gordon White (1996, 2000, 2003, 2011) 开始。

2. 瑜伽大师们讲述的幻想历史中有瑜伽创造神话的明确例子，比如，阿斯汤伽瑜伽有各种故事，包括 9 世纪圣哲纳撒穆尼（Nathamuni）在 20 世纪 10 年代直接传授给蒂鲁玛莱·克里斯纳玛查里亚（Tiramulai Krishnamacharya）；比克拉姆说他教的体式是"四千多年前帕坦伽利定下的"；三瑜伽的创始人凯莉·蕾（Kali Ray）声称她的学说来自古代昆达里尼的西迪人（siddis）的直接传授；寰宇瑜伽的安德雷·拉帕（Andrey Lappa）声称他直接师承湿婆神；以及其他许多人。参见 Desikachar (1995，80–82)、Choudhury (2000，xi)、Ray (2013)、Lappa (2013)。

3. Varene (1977, 226), Lowitz (2004, 85), Barnhart (1988, 447).

4. 本篇和其他来自各大师弟子的证言都发布在 www.writespirit.net/spirituality/gurus/benefits-guru。

5. 欲进一步探索，参见 Kramer and Alstad (1993)、Preece (2010)、Krishnamurti (1987)。

6. 我们目前看到的瑜伽界的演变，涉及人类经验的几乎每一个方面。一些更具创新性和相关性的例子，参见 Horton and Harvey (2012)，以及与斯蒂芬·科普（Stephen Cope）的位于克里帕鲁瑜伽与健康中心（Kripalu Center for Yoga and Health）的非凡生活研究所（Institute for Extraordinary Living）共同进行的各种研究（www.kripalu.org）。

7. 在本书付梓之际，作者正与其他 8 位来自北美各地的瑜伽联盟标准工作组的成员合作，制定更清晰、更坚实、更负责的标准。要了解这项工作的更多信息，请访问 www.yogaalliance.org。

参考文献

Ackerman, Diane. 1990. A Natural History of the Senses. New York: Random House.

Aldous, Susi Hately. 2004. Anatomy and Asana: Preventing Yoga Injuries. Calgary: Functional Synergy.

Alter, Michael J. 1996. Science of Flexibility, 2nd ed. Champaign, IL: Human Kinetics.

Avalon, Arthur. 1974. The Serpent Power: Being the Sat-Cakra-Nirupana and Paduka-Pancaka. New York: Dover.

Balaskas, Janet. 1994. Preparing for Birth with Yoga. Boston: Element.

Bandy, William D., and Jean M. Irion. 1994. "The Effect of Time on Static Stretch on the Flexibility of the Hamstring Muscles." Physical Therapy 74(9): 845–50.

Baptiste, Baron. 2003. Journey into Power: How to Sculpt Your Ideal Body, Free Your True Self, and Transform Your Life with Yoga. New York: Fireside.

Barnhart, Robert K. 1988. The Barnhart Dictionary of Etymology. New York: H. W. Wilson Co.

Benagh, Barbara. 2003. "Inversions and Menstruation." Yoga Journal, http://yogajour-nal.com/practice/546_1.cfm.

Benjamin, Ben E., and Cherie Sohnen- Moe. 2003. The Ethics of Touch: The Hands- On

Practitioner's Guide to Creating a Professional, Safe and Enduring Practice. Tuscon: SMA Inc.

Bertschinger, Dimiter Robert, Efstratios Mendrinos, and André Dosso. 2007. "Yoga Can Be Dangerous– Glaucomatous Visual Field Defect Worsening Due to Postural Yoga." British Journal of Ophthalmology 91(1):1413–14, http://www.ncbi.nlm.nih.gov/pmc/articles/PMC2000997/.

Birch, Beryl Bender. 1995. Power Yoga: The Total Strength and Flexibility Workout. New York: Fireside.

Birch, Beryl Bender. 2000. Beyond Power Yoga: 8 Levels of Practice for Body and Soul. New York: Fireside.

Bouanchaud, Bernard. 1999. The Essence of Yoga: Reflections on the Yoga Sutras of Patanjali. New York: Sterling.

Briggs, Tony. 2001. "The Gift of Assisting." Yoga Journal, www.yogajournal.com/for_teachers/1024.

Broad, William J. 2013. The Science of Yoga: The Risks and the Rewards. New York: Simon and Schuster.

Bruner, Jerome. 1960. The Process of Education. Boston: Harvard University Press.

Calais-Germain, Blandine. 1991. Anatomy of Movement. Seattle: Eastland.

Calais-Germain, Blandine. 2003. The Female Pelvis: Anatomy and Exercises. Seattle: Eastland.

Calais-Germain, Blandine. 2005. Anatomy of Breathing. Seattle: Eastland.

Campbell, Joseph. 1949. The Hero with a Thousand Faces. New York: Pantheon.

Chinmayananda, Swami. 1987. Glory of Ganesha. Bombay: Central Chinmaya Mission Trust.

Choudhury, Bikram. 2000. Bikram's Beginning Yoga Class. New York: Penguin Putnam.

Clennell, Bobby. 2007. The Woman's Yoga Book: Asana and Pranayama for All Phases of the Menstrual Cycle.

Berkeley, CA: Rodmell.

Cole, Roger. 2005. "With a Twist."Yoga Journal (November 2005).

Cole, Roger. 2006."Protect the Knees in Lotus and Related Postures."Yoga Journal, www.yogajournal.com/for_
teachers/978.

Cope, Stephen. 1999. Yoga and the Quest for the True Self. New York: Bantam.

Cope, Stephen. 2006. The Wisdom of Yoga: A Seeker's Guide to Extraordinary Living. New York: Bantam- Bell.

Cope, Stephen. 2012. The Great Work of Your Life: A Guide for the Journey to Your True Calling. New York:
Bantam.

Csikszentmihalki, Mihaly. 1990. Flow: The Psychology of Optimal Experience. New York: Harper and Row.

Csikszentmihalki, Mihaly. 1997. Creativity: Flow and the Psychology of Discovery and Invention. New York:
Harper Collins.

Desikachar, T. K. V. 1995. The Heart of Yoga: Developing a Personal Practice. Rochester, VT: Inner Traditions.

Desikachar, T. K. V. 1998. Health, Healing, and Beyond: Yoga and the Living Tradition of Krishnamacharya. New
York: Aperture.

Devereux, Godfrey. 1998. Dynamic Yoga: The Ultimate Workout That Chills Your Mind as It Charges Your Body.
New York: Thorsons.

Devi, Indra. 1960. Yoga and You: A Complete 6 Weeks' Course for Home Practice. Preston, UK: A. Thomas & Co.

Dewey, John, and Jo Ann Boydston. 2008a. The Later Works, 1925–1953. Carbondale, IL: Southern Illinois
University Press.

Dewey, John, and Jo Ann Boydston. 2008b. The Middle Works, 1899–1924. Carbondale, IL: Southern Illinois
University Press.

Diogenes Laertius. 2000. Lives of Eminent Philosophers, Vol. 1. Boston: Loeb Classical Library.

Diversity Council. 2008. Cross- Cultural Communication: Translating Nonverbal Cues, www.diversitycouncil.org/
toolkit/Resources _TipSheet_NonverbalCrossCulturalCOmmunication.pdf.

Durkheim, Émile. 1912. The Elementary Forms of the Religious Life. London: G. Allen and Unwin.

Eliade, Mircea. 1969. Yoga: Immortality and Freedom. New York: Pantheon.

Emerson, David, and Elizabeth Hopper. 2011. Overcoming Trauma through Yoga. Berkeley, CA: North Atlantic
Books.

Espinoza, Fernando. 2005. "An Analysis of the Historical Development of Ideas about Motion and Its Implications
for Teaching." Physical Education 40(2).

Farhi, Donna. 1996. The Breathing Book: Good Health and Vitality through Essential Breath Work. New York:
Henry Holt.

Farhi, Donna. 2006. Teaching yoga: Exploring the Teacher- Student Relationship. Berkeley, CA: Rodmell Press.

Feuerstein, Georg. 2001. The Yoga Tradition: Its History, Literature, Philosophy and Practice. Prescott, AZ: Hohm
Press.

Field, Tiffany. 2001. Touch. Cambridge, MA: MIT Press.

Field, Tiffany. 2003. Touch Therapy. Philadelphia: Churchill Livingstone.

Field, Tiffany, Maria Hernandez- Reif, Sybil Hart, Olga Quintino, Levelle A. Drose, and Tory Field. 1997. "Effects
of Sexual Abuse Are Lessened by Massage Therapy." Journal of Bodywork and Movement Therapies 1:2, 65–69.

Finger, Alan. 2005. Chakra Yoga: Balancing Energy for Physical, Spiritual, and Mental Well- Being. Boston:

Shambhala.

Fishman, Loren, and Ellen Saltonstall. 2008. Yoga for Arthritis. New York: W. W. Norton.

Fishman, Loren, and Ellen Saltonstall. 2010. Yoga for Osteoporosis. New York: W. W. Norton.

Floyd, R. T. 2006. Manual of Structural Kinesiology, 17th ed. New York: McGraw- Hill.

Frawley, David. 1999. Yoga and Ayurveda: Self- Healing and Self- Realization. Twin Lakes, WI: Lotus.

Freedman, Françoise Barbira. 2004. Yoga for Pregnancy, Birth and Beyond. New York: Dorling Kindersley.

Freeman, Richard. 2012. The Mirror of Yoga: Awakening the Intelligence of Body and Mind. Boston: Shambhala.

Freire, Paulo. 1970. Pedagogy of the Oppressed. New York: Herder and Herder.

French, Roger Kenneth. 2003. Medicine before Science: The Rational and Learned Doctor from the Middle Ages to
    the Enlightenment. Cambridge, UK: Cambridge University Press.

Friend, John. 2006. Anusara Yoga Teacher Training Manual, 9th ed. Woodlands, TX: Anusara.

Gambhirananda, Swami. 1989. Taittiriya Upanishad. Calcutta: Advaita Ashram.

Gannon, Sharon, and David Life. 2013. Yoga Assisting: A Complete Visual and Inspirational Guide to Yoga Asana
    Assists. Self- published: Premier Digital Publishing.

Gardner, Howard. 1993. Frames of Mind: The Theory of Multiple Intelligences. New York: Basic.

Gaskin, Ina May. 2003. Ina May's Guide to Childbirth. New York: Bantam.

Gates, Janice. 2006. Yogini: The Power of Women in Yoga. San Rafael, CA: Mandala.

Geertz, Clifford. 1973. The Interpretation of Cultures. New York: Basic.

Grimes, John. 1996. A Concise Dictionary of Indian Philosophy: Sanskrit Terms Defined in English. New York:
    SUNY Press.

Gudmestad, Julie. 2003."Let's Twist Again."Yoga Journal (January- February 2003).

Hanna, Thomas. 2004. Somatics: Reawakening the Mind's Control of Movement, Flexibility, and Health.
    Cambridge, MA: Da Capo Press.

Haraway, Donna. 2008. When Species Meet. Minneapolis: University of Minneapolis Press.

Hardy, L., R. Lye, and A. Heathcote. 1983. "Active Versus Passive Warm- Up Regimes and Flexibility." Research
    Papers in Physical Education 1:5, 23–30.

Hertenstein, Matthew, ed. 2011 The Handbook of Touch: Neuroscience, Behavioral, and Health Perspectives. New
    York: Springer.

Hirschi, Gertrud. 2000. Mudras: Yoga in Your Hands. Boston: Weiser.

Hittleman, Richard. 1982. Richard Hittleman's Yoga: 28- Day Exercise Plan. New York: Bantam.

Holleman, Dona, and Orit Sen- Gupta. 1999. Dancing the Body Light: The Future of Yoga. Amsterdam: Pandion.

Horton, Carol, and Roseanne Harvey, eds. 2012. 21st- Century Yoga: Culture, Politics, and Practice. Chicago: Kleio.

Iyengar, B. K. S. 1966. Light on Yoga. New York: Schockten.

Iyengar, B. K. S. 1985. Light on Pranayama: The Yogic Art of Breathing. New York: Crossroad.

Iyengar, B. K. S. 1988. The Tree of Yoga. Boston: Shambhala.

Iyengar, B. K. S. 2001. Yoga: The Path to Holistic Health. London: Dorling Kindersley.

Iyengar, B. K. S. 2009. Yoga Wisdom and Practice. London: Dorling Kindersley.

Iyengar, Geeta S. 1995. Yoga: A Gem for Women. Spokane: Timeless.

James, William. 1890. The Principles of Psychology. New York: H. Holt and Co.

James, William. 1976. Essays in Radical Empiricism. Cambridge, MA: Harvard University Press.

Johari, Harish. 1987. Chakras: Energy Centers of Transformation. Rochester, VT: Destiny.

Johnson, Don Hanlon, ed. 1995. Bone, Breath, and Gesture: Practices of Embodiment. Berkeley, CA: North Atlantic Books.

Johnson. Mark. 1989. The Meaning of the Body: Aesthetics of Human Understanding. Chicago: University of Chicago Press.

Johnson. Mark. 1995. The Body in the Mind: The Bodily Basis of Meaning, Imagination, and Reason. Chicago: University of Chicago Press.

Jois, Sri K. Pattabhi. 2002. Yoga Mala. New York: North Point.

Jung, Carl. 1953. "Yoga and the West." The Collected Works of Carl Jung, Vol. 1., edited by Herbert Read, Michael Fordham, and Gerard Adler. New York: Bollingen.

Kaminoff, Leslie, and Amy Matthews. 2011. Yoga Anatomy, 2nd ed. Champaign, IL: Human Kinetics.

Kapit, Wynn, and Lawrence Elson. 2001. The Anatomy Coloring Book. San Francisco: Benjamin Cummings.

Kapur, Kamla K. 2007. Ganesha Goes to Lunch: Classics from Mystic India. San Rafael, CA: Mandala.

Keedwell, Paul. 2008. How Sadness Survived: The Evolutionary Basis of Depression. Oxford, UK: Radcliffe.

Kempton, Sally. 2013. Awakening Shakti: The Transformative Power of the Goddess in Yoga. Boulder, CO: Sounds True.

Kissiah, Gary. 2011. The Yoga Sutras of Patanjali: Illuminations through Image, Commentary, and Design. Los Gatos, CA: Lilalabs.

Kraftsow, Gary. 1999. Yoga for Wellness: Healing with the Timeless Teachings of Viniyoga. New York: Penguin.

Kramer, Joel. 1977. "A New Look at Yoga: Playing the Edge of Mind and Body." Yoga Journal (January 1977).

Kramer, Joel. 1980. "Yoga as Self- Transformation." Yoga Journal (May- June 1980).

Kramer, Joel, and Diana Alstad. 1993. The Guru Papers. Berkeley, CA: North Atlantic Books.

Kramer, Joel, and Diana Alstad. 2009. The Passionate Mind Revisited: Expanding Personal and Social Awareness. Berkeley, CA: North Atlantic Books.

Krishnamurti, Jiddu. 1987. The Awakening of Intelligence. New York: HarperCollins.

Krucoff, Carol. 2003. "Insight from Injury." Yoga Journal, http://www.yogajournal .com/lifestyle/908.

Lad, Vasant. 1984. Ayurveda: The Science of Self- Healing. Twin Lakes, WI: Lotus.

Lakoff, George, and Mark Johnson. 1999. Philosophy in the Flesh: The Embodied Mind and Its Challenge to Western Thought. New York: Basic.

Lappa, Andrey. 2013. "Andrey Lappa Bio," www.universal-yoga.com/?id=14501.

Lasater, Judith. 1995. Relax and Renew: Restful Yoga for Stressful Times. Berkeley, CA: Rodmell.

Lasater, Judith. 2000. Living Your Yoga: Finding the Spiritual in Everyday Life. Berkeley, CA: Rodmell.

Lasater, Judith. 2009. Yoga Body: Anatomy, Kinesiology, and Asana. Berkeley, CA: Rodmell.

Levine, Peter. 2010. In an Unspoken Voice: How the Body Releases Trauma and Restores Goodness. Berkeley, CA: North Atlantic Books.

Long, Ray. 2009. The Key Muscles of Yoga: Scientific Keys, Vol. I. Plattsburgh, NY: Bandha Yoga.

Long, Ray. 2010. The Key Poses of Yoga: Scientific Keys, Vol. II. Plattsburgh, NY: Bandha Yoga.

Lorr, Benjamin. 2012. Hell- Bent: Obsession, pain, and the Search for Something Like Transcendence in Competitive Yoga. New York: St. Martin's Press.

Lowitz, Leza A. 2004. Sacred Sanskrit Words. Berkeley, CA: Stone Bridge.

Macnaughton, Ian. 2004. Body, Breath, and Consciousness: A Somatics Anthology. Berkeley, CA: North Atlantic Books.

Maehle, Gregor. 2006. Ashtanga Yoga: Practice and Philosophy. Novato, CA: New World Library.

Major, Brenda, Anne Marie Schmidlin, and Lynne Williams. 1990. "Gender Patterns in Social Touch: The Impact of Setting and Age." Journal of Personality and Social Psychology 58:4, 634–43.

Mallinson, James, trans. 2004. The Gheranda Samhita. Woodstock, NY: YogaVidya. com.

Manchester, Frederick. 2002. The Upanishads: Breath of the Eternal. New York: Signet Classics.

McCall, Timothy, 2007. Yoga as Medicine: The Yogic Prescription for Health and Healing. New York: Bantam Dell.

Mead, George Herbert. 1934. Mind, Self, and Society: From the Standpoint of a Social Behaviorist. Chicago: University of Chicago Press.

Mead, Margaret. 1935. Sex and Temperament in Three Primitive Societies. New York: Harper.

Merleau- Ponty, Maurice. 1958. Phenomenology of Perception. London: Routledge.

Miller, Elise Browning. 2003. Yoga for Scoliosis. Menlo Park, CA: self-published.

Mittelmark, Raul Artal, Robert A. Wiswell, and Barbara L. Drinkwater, eds. 1991. Exercise in Pregnancy, 2nd ed. Baltimore: Williams & Wilkins.

Mohan, A. G. 1993. Yoga for Body, Breath, and Mind: A Guide to Personal Reintegration. Portland, OR: Rudra.

Mohan, A. G., and Indra Mohan. 2004. Yoga Therapy: A Guide to the Therapeutic Use of Yoga and Ayurveda for Health and Fitness. Boston: Shambhala.

Montagu, Ashley. 1986. Touching: The Human Significance of Skin. New York: William Morrow.

Moore, Keith L., and Arthur F. Dalley. 1999. Clinically Oriented Anatomy, 4th ed. Baltimore: Lippincott Williams & Wilkins.

Muktibodhananda Saraswati. 1985. Hatha Yoga Pradipika: The Light on Hatha Yoga. Munger, India: Bihar School of Yoga.

Myers, Esther. 2002. Hands- On Assisting: A Guide for Yoga Teachers. Toronto: Explorations in Yoga.

Netter, Frank H. 1997. Atlas of Human Anatomy, 2nd ed. East Hanover, NJ: Novartis.

Pappas, Stephanie. 2006. Yoga Posture Adjustments and Assisting: An Insightful Guide for Yoga Teachers and Students. Somerset, NJ: Trafford.

Prabhavananda, Swami, and Christopher Isherwood, trans. 1944. Bhagavad Gita. Los Angeles: The Vedanta Society.

Preece, Rob. 2010. The Wisdom of Imperfection: The Challenge of Individuation in Buddhist Life. Ithaca, NY: Snow Lion.

Ray, Kali. 2013. "Yogini Kaliji, Founder of TriYoga," www.triyoga.com/Kali_Ray/kali _ray_founder_of_triyoga.php.

Rea, Shiva. 1997. Hatha Yoga as a Practice of Embodiment. Master's thesis, University of California, Los Angeles, World Arts and Cultures (Dance) Department.

Rea, Shiva. 2013. Tending the Heart Fire: Living in the Flow with the Pulse of Life. Boulder, CO: Sounds True.

Remski, Matthew. 2012. Threads of Yoga: A Remix of Patanjali's Sutras with Commentary and Reverie. Self-published.

Rosen, Richard. 2002. The Yoga of Breath: A Step- by- Step Guide to Pranayama. Boston: Shambhala.

Rosen, Richard. 2006. Pranayama Beyond the Fundamentals: An In- Depth Guide to Yogic Breathing. Boston: Shambhala.

Rosen, Richard. 2012. Original Yoga: Rediscovering Original Practices of Hatha Yoga. Boston: Shambhala.

Satchidananda, Swami. 1970. Integral Hatha Yoga. Austin: Holt, Rinehart and Winston.

Satchidananda, Swami, trans. 1978. The Yoga Sutras of Patanjali. Buckingham, VA: Integral Yoga.

Scaravelli, Vanda. 1991. Awakening the Spine: The Stress- Free New Yoga That Works with the Body to Restore Health, Vitality and Energy. New York: HarperCollins.

Schanberg, Saul. 1995. "Genetic Basis for Touch Effects." In Touch in Early Development, T. Field, ed. Mahwah, NJ: Lawrence Erlbaum Associates, 211–29.

Schatz, Mary Pullig. 2002. "A Woman's Balance: Inversions and Menstruation,"www.iyengar.ch/Deutsch/text_menstruation.htm.

Schiffmann, Erich. 1996. Yoga: The Spirit and Practice of Moving into Stillness. New York: Pocket.

Shrier, Ian, and Kav Gossal. 2000. "The Myths and Truths of Stretching: Individualized Recommendations for Healthy Muscles." Physician and Sportsmedicine 28:8.

Shusterman, Richard. 2008. Body Consciousness: A Philosophy of Mindfulness and Somaesthetics. New York: Cambridge University Press.

Shusterman, Richard. 2012. Thinking Through the Body: Essays in Somaesthetics. New York: Cambridge University Press.Singer, Charles A. 1957. A Short History of Anatomy and Physiology from the Greeks to Harvey. New York: Dover.

Singleton, Mark. 2010. Yoga Body: The Origins of Modern Postural Practice. New York: Oxford University Press.

Sjoman, N. E. 1996. The Yoga Tradition of the Mysore Palace. New Delhi: Abhinav.

Stenhouse, Janita. 2001. Sun Yoga: The Book of Surya Namaskar. St- Christophe, France: Innerspace.

Stephens, Mark. 2010. Teaching Yoga: Essential Foundations and Techniques. Berkeley, CA: North Atlantic Books.

Stephens, Mark. 2011a. "Art of Asana: Effort and Ease in Handstand." Yoga International 113.

Stephens, Mark. 2011b. "Art of Asana: Divine Expression— the Path to Natarajasana." Yoga International 114.

Stephens, Mark. 2012a. "How Yoga Will Not Wreck Your Body." Elephant Journal, www.elephantjournal.com/2012/01/how-yoga-will-not-wreck-your-body-mark-stephens/.

Stephens, Mark. 2012b. Yoga Sequencing: Designing Transformative Yoga Classes. Berkeley, CA: North Atlantic Books.

Stryker, Rod. 2011. The Four Desires: Creating a Life of Purpose, Happiness, Prosperity, and Freedom. New York: Delacorte.

Swatmarama, Swami. 2004. Hatha Yoga Pradipika. Woodstock, NY: YogaVidya.com.

Swenson, David. 1999. Ashtanga Yoga: The Practice Manual. Austin: Ashtanga Yoga Productions.

Tirtha, Swami Sada Shiva. 2006. The Ayurvedic Encyclopedia. Coconut Creek, FL: Educa.

Todd, Mabel. 1937. The Thinking Body: A Study of the Balancing Forces of Dynamic Man. Gouldsboro, ME: Gestalt Journal Press.

Varene, Jean. 1977. Yoga and the Hindu Tradition. Chicago: University of Chicago Press.

Vasu, Rai B. Chandra, trans. 2004. The Siva Samhita. New Delhi: Munshiram Manoharial.

Vaughan, Kathleen. 1951. Exercises before Childbirth. London: Faber.

Weintraub, Amy. 2004. Yoga for Depression: A Compassionate Guide to Relieve Suffering through Yoga. New York: Broadway.

White, David Gordon. 1996. The Alchemical Body: Siddha Traditions in Medieval India. Chicago: University of

Chicago Press.

White, David Gordon, ed. 2000. Tantra in Practice. Princeton, NJ: Princeton University Press.

White, David Gordon. 2003. Kiss of the Yogini: "Tantric Sex" in Its South Asian Contexts. Chicago: University of Chicago Press.

White, David Gordon. 2009. Sinister Yogis. Chicago: University of Chicago Press.

White, David Gordon, ed. 2011. Yoga in Practice. Princeton, NJ: Princeton University Press.

White, Ganga. 2007. Yoga beyond Belief: Insights to Awaken and Deepen Your Practice. Berkeley, CA: North Atlantic Books.

Woolery, Allison, H. Myers, B. Sternlieb, and L. Zelter. 2004. "A Yoga Intervention for Young Adults with Elevated Symptoms of Depression." Alternative Therapies in Health and Medicine 10:2, 60–63.

Yogananda, Paramhansa. 1946. Autobiography of a Yogi. Los Angeles: Self-Realization Fellowship.

图书在版编目（CIP）数据

瑜伽调整：基本理论和技巧 / (美) 马克·斯蒂芬斯著；矫吉榕译. -- 北京：九州出版社，2023.3
ISBN 978-7-5225-1640-0

Ⅰ.①瑜… Ⅱ.①马… ②矫… Ⅲ.①瑜伽 Ⅳ.①R161.1

中国国家版本馆CIP数据核字(2023)第025569号

Yoga Adjustments: Philosophy, Principles, and Techniques
Copyright © 2014 by Mark Stephens. All rights reserved.
Published by North Atlantic Books
Berkeley, California

著作权合同登记号：图字01-2023-0185

瑜伽调整：基本理论和技巧

作　　者	［美］马克·斯蒂芬斯 著　矫吉榕 译	
责任编辑	张艳玲　李　品	
出版发行	九州出版社	
地　　址	北京市西城区阜外大街甲35号（100037）	
发行电话	（010）68992190/3/5/6	
网　　址	www.jiuzhoupress.com	
印　　刷	天津中印联印务有限公司	
开　　本	889毫米×1194毫米　　16开	
印　　张	22.5	
字　　数	300千字	
版　　次	2023年3月第1版	
印　　次	2023年8月第1次印刷	
书　　号	ISBN 978-7-5225-1640-0	
定　　价	92.00元	

★ 版权所有　侵权必究 ★